临床药学前沿研究系列

精准药学服务与临床合理用药

主编 袁海玲 徐丽婷

编者 田春艳 史金平

U0200962

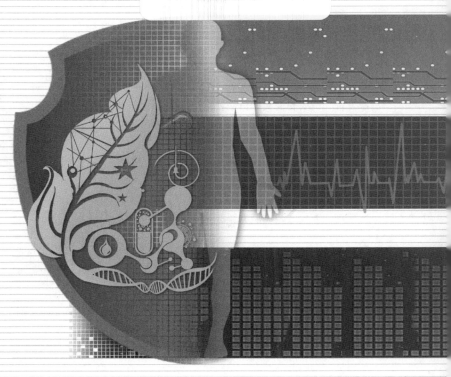

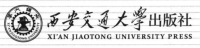

西安交通大学出版社

XI'AN JIAOTONG UNIVERSITY PRESS

图书在版编目(CIP)数据

精准药学服务与临床合理用药 / 袁海玲,徐丽婷主
编. -- 西安 : 西安交通大学出版社,2024.10.
ISBN 978 - 7 - 5693 - 1396 - 3

Ⅰ. R9;R452

中国国家版本馆 CIP 数据核字第 2024099KZ5 号

书　　名	精准药学服务与临床合理用药	
主　　编	袁海玲　　徐丽婷	
责任编辑	张永利	
责任校对	李　晶	
装帧设计	伍　胜	

出版发行　西安交通大学出版社
　　　　　（西安市兴庆南路 1 号　邮政编码 710048）
网　　址　http://www.xjtupress.com
电　　话　(029)82668357　82667874(市场营销中心)
　　　　　(029)82668315(总编办)
传　　真　(029)82668280
印　　刷　西安五星印刷有限公司

开　　本　787mm×1092mm　1/16　**印张** 16.25　**字数** 337 千字
版次印次　2024 年 10 月第 1 版　　2025 年 1 月第 1 次印刷
书　　号　ISBN 978 - 7 - 5693 - 1396 - 3
定　　价　98.00 元

如发现印装质量问题,请与本社市场营销中心联系。
订购热线:(029)82665248　(029)82667874
投稿热线:(029)82668803

版权所有　侵权必究

前　　言

　　2015 年，美国的"精准医学计划"将全世界带入了"精准医疗"时代。同年，我国也提出了"健康中国"的概念，并将其上升为国家战略。为使这一概念尽快落地，中共中央、国务院联合发布了《"健康中国 2030"规划纲要》，科技部组织成立国家精准医疗战略专家委员会，研讨该计划的实施原则、目标及重点内容，这标志着规范模板治疗的"大众医疗"时代结束，个性化治疗时代即将到来。精准医疗是以个体化医疗为基础，伴随着基因组测序、生物信息和大数据等技术交叉应用而发展起来的新型医学概念与医疗模式。基于精准诊疗过程的精准药学服务是利用药物基因组学和治疗药物监测技术，分析药物基因多态性、测定体内药物暴露或者药效学生物标志物，结合药物的有效性、安全性，根据临床诊断、药代动力学、药效动力学及遗传药理学特征，制订适合患者个体的用药方案，控制患者体内药物暴露达到适宜治疗范围，有效地发挥药物的治疗作用，避免或减少毒副作用的发生，为患者提供全新的高质量药学服务。

　　为实现临床精准用药，在充分考虑患者基因多态性等个体差异情况以及同时服用其他药物等综合情况的基础上制订安全、合理、有效、经济的药物治疗方案，我们编撰了这本《精准药学服务与临床合理用药》。全书共包括 10 章，较系统地介绍了临床常见疾病常用药物的精准药学服务与临床合理用药相关内容，以药物基因组学和治疗药物监测为基点，编写了目前我国已上市的精准治疗药物中临床常用药物与患者基因多态性相关信息及常用监测药物信息，包括临床常用药物特点、合并用药时药物相互作用、药物常见不良反应、药物治疗浓度监测、药物基因组学信息及临床用药指导等内容。

　　本书基于临床常见疾病常用药物基因组学和治疗药物监测编写，可为临床实践精准药学服务提供参考。虽然编写过程中几易书稿，不断完善，但书中仍可能存在不足甚至错误之处，恳请广大读者和专家给予指正。

编者

2024 年 1 月

目　　录

第一章　精准药学服务基础与进展

第一节　精准医疗与精准药学服务

精准医疗是以基因组信息为基础的个体化治疗，其本质是通过蛋白组学、基因组学、代谢组学等前沿技术对大样本人群和特定疾病类型进行生物标志物的分析与鉴定、验证与应用，从而找出疾病的病因和治疗的靶点，并对一种疾病的不同状态以及过程进行精确分类，最终达到对疾病和特定患者进行个性化精准的预防、诊断和治疗的目的。

精准化药物治疗是精准医疗的核心组成部分。精准化药物治疗需要诊断学、药物治疗学、临床药理学、药物基因组学、细胞生物学及免疫学等多学科知识，基于临床循证依据制订适合患者个体的给药方案，达到"量体裁衣"的精准治疗目的，使药物治疗效果最大化，并尽可能避免或减少不良反应的发生，提高临床合理用药水平。

随着精准医疗的发展和医疗模式的转变，根据患者实际情况而进行精准化药物治疗也逐渐被人们所重视。目前，以基因检测、血药浓度监测及群体药代动力学等为主要技术手段的精准药学服务已经在各大医疗机构开展，并显现出巨大的发展潜力。

一、精准医疗的概念及演进

精准医疗（precision medicine）是建立在了解个体基因变异性、环境及生活方式，科学认知人体机能和疾病本质的基础上，更可预测、更安全、成本效益更高的疾病治疗和预防方法，以获取个体和社会健康效益最大化的新型医疗模式。

1960 年发现的费城染色体融合基因，开启了精准医疗的医学模式，针对该基因的靶向药物研究为后续的研发设计确立了基础。个性化、预测性、精确性都曾被用来描述"精准医疗"这一新型的医学模式。个性化医疗最早出现于 1999 年，其阐述了新技术在预测健康风险、跟踪疾病的发展，以及预测治疗反应等方面实现了定制化治疗的可能性。2001 年，人类基因组计划完成时提出了精准医疗的概念，通过基因测序得到的遗传标记来判断患者对药物的应答，以便针对患者进行个体化治疗。随着时间的推移，医学期刊大多使用精准医疗来表述这一新型的医学模式。2011 年，美国国家研究委员会发布的关于"迈向精准医学：构建生物医学研究知识网络和新的疾病分类体系"的研究报告中对于精准医疗的概念和措施做了系统论述。该报告指出，精准医疗是在个体的分子和细胞而非症状水平上来理解个体内疾病的发生和发展过程，能够为其制订适合自身的诊断、治疗及预防方法。精准医疗是在传统的疾病症候之外通过潜在的分子以及其他因素来区分疾病，并提出建立新的数据网络，将治疗过程中获得的患者临床数据和生物医学研究相结合的诊疗模式。精准医疗的理念是将临床病理指标与分子效能分析进行精确匹配，为患者制订符合需要的诊断、治疗和预防策略。美国国立卫生研究院将"精准医疗"定义为建立在个体基因变异性、社会生活方式以及环境基础上的新型的疾病预防和诊疗方法。2017 年，美国学者提出"高清医疗"的概念，指出"高清医疗"是由数据驱动的医学实践，以最基本单位(或接近最基本单位)动态评估、管理人们的健康，依据高度具体的、纵向的、多维度的随着时空变化而变化的个体与环境、社会、经济文化等动态数据，判断健康与否，制订相关的健康促进措施，来改变疾病风险因素，以达到早期发现疾病，精确、动态调整干预疾病的目的，并从真实世界的结果中确定预防和治疗疾病的有效干预措施。

精准医疗主要包括精准预防、精准诊断、精准治疗、精准药物与精准护理。精准预防利用生物学、流行病学、行为学、社会经济学等数据来制订和实施适合特定个体或群体的策略；精准诊断借助基因测序平台、电子病历等系统收集患者的分子和临床信息，利用生物信息学分析工具对信息进行编辑、处理、整合及应用，进而形成临床诊断报告，帮助医生精确地预测疾病情况；精准治疗指基于患者的诊断结果，合理选择分子生物信息对其进行精确的个体化治疗；精准药物是指依据疾病类型和基因特征研发靶向特异性药物，并参考患者个体差异指导用药；精准护理通过收集与患者健康状况相关的数据信息，分析患者个人主观性陈述的需求或偏好，实现以患者需求为中心的护理服务。

随着精准医疗目标的提出，医学诊疗由依靠循证医学标准化诊断和治疗开始向个性诊疗发展。近年来，全球多个国家和地区开展和制定了各自的精准医疗计划，在精准医疗数据库建设、相关数据库共享平台搭建以及共享政策的推动和制定等领域都取得了卓有成效的成果。随着基因检测、生物标志物发现和靶向治疗等新技术的突破，以及国家有关精准医疗相关政策的密集发布，我国精准医疗逐渐形成了自己的发展路径。通过国家重点基础研究发展计划、国家高技术研究发展计划、支撑计划、科技重大专项、行业专项等科研项目支持，我国在基因组测序技术、临床疾病分子分型与诊治标志物、疾病发病机制、药物设计靶点、临床队列与生物医学大数据等方面的积累与发展，为我国开展精准医疗的研究与应用奠定了人才、技术基础。

二、精准药学服务的概念及演进

早在精准医疗的概念出现之前，就有研究者提出精准用药(precision of dosage)的问题。精准用药可以追溯到 1986 年，直到 2010 年，美国首次提出了"精准医学"的概念。"精准医学"项目的短期目标是为癌症患者找到更优、更多的治疗手段，长期目标则是为实现多种疾病的治愈提供有价值的信息。2016 年，我国学者刘昌孝院士在总结和回顾"精准医学"发展过程的基础上，提出"精准药学"的概念，指出"精准药学"包含两个方面的科学问题：一是药物研发，从靶点验证与治疗适应证关联、新药来源优化确认、临床前与临床试验关联、产品设计与产业化等全过程精准监管，达到药物精准研发的目的，提供精准、安全有效的信息，达到安全有效的目的；二是临床用药实现精准用药，对特定患者、特定疾病进行正确的诊断，在充分考虑患者的基因等个体情况以及正在服用的其他药物等综合情况的基础上制订安全、合理、有效、经济的药物治疗方案，在正确的时间给予正确的药物，使用正确剂量，达到个体化精准治疗的目的。

血药浓度监测、基因检测、医疗大数据等是精准药学的技术基础及重要组成部分。"精准药学"概念的提出和技术的兴起为医院药学的变革发展提供了契机。"精准药学"在实现"精准医疗"的过程中起着重要的作用，"精准药学"具有不同于"精准医学"的研究目标和研究特征，需要诊断学、临床药理学、药物治疗学、药物基因组学、免疫学及细胞生物学等多学科知识，基于临床循证依据，制订适合患者个体的给药方案。近年来，随着临床对精准用药需求的日益增长，基于定量药理学理论的"建模与模拟"方法和技术在临床实践中得到越来越广泛的重视和应用。模型引导的精准用药（model - informed precision dosing，MIPD）是通过数学建模与模拟技术，将患者、药物和疾病等相关信息进行整合，指导患者精准用药。MIPD 可定量分析个体差异对药物代谢动力学或药效动力学的影响，基于患者生理、病理、遗传等个体特征和治疗目标制订最佳的个体化给药方案，可提高药物治疗的安全性、有效性和经济性，同时也提高了患者用药的依从性。基于精准诊疗过程的精准药学服务（precision pharmaceutical services）是利用药物基因组学和治疗药物监测技术分析药物基因多态性、测定体内药物暴露（如血药浓度）或者药效学生物标志物，结合药物的有效性、安全性，根据临床诊断、药代动力学、药效动力学以及遗传药理学特征，制订适合患者个体的用药方案，控制患者体内药物暴露达到适宜治疗范围，有效地发挥药物的治疗作用，避免或减少毒副作用的发生，达到个体化精准治疗的临床药学服务。精准药学服务体系是"精准药学"的具体实践模式，涉及医学的各个方面，包括疾病发生前的预防、院内患者的诊断和治疗，以及出院后的康复。

2016 年，中共中央、国务院联合发布了《"健康中国 2030"规划纲要》，要求推进医学科技进步，加强精准医学等关键技术突破，使得精准医学成为新的医学模式。随着精准医学模式的大力推广与应用，加速了医院药学服务由"以患者为中心"的临床药学服务模式向"以个体为中心"的精准药学服务方向转型。近年来，国内开展了多模式的"精准药学服务"的探索，如以专科临床药学的精准药学服务模式的探索，结合基因组学践行精准药学的服务模式，以及基于大数据开展精准药学的数据整理等。以基因检测、血药浓度监测和群体药代动力学等技术手段开展精准药学服务，已经在医院药学中展现出了巨大的发展潜力。

第二节　治疗药物监测

治疗药物监测（therapeutic drug monitoring，TDM）是根据临床药理学、药物治疗学及生物药剂学等理论，通过对患者体内的药物暴露、生物标志物或药效指标等进行测定、分析，利用定量药理模型，结合患者病理、生理，制订或优化治疗方案，以获得最佳疗效和最小不良反应，并实现个体化治疗的技术。

患者及其疾病的药品选择和药品定量是药物治疗的基本要素，患者、药物、效果的关系问题是治疗药物监测研究的主要目标。因此，对于药物及其代谢物或药理标志物的分析、定量计算、临床干预是治疗药物监测工作的主要内容。临床上需要开展治疗药物监测的主要指征是患者存在个体差异、药物治疗窗窄、药物毒性反应难以判断以及药物暴露受多种因素影响等情况，通过治疗药物监测，能够优化药物治疗方案，提高药物疗效，降低毒副作用；同时，通过合理用药，能够最大化地节省药物治疗费用。

一、相关概念

1. 药代动力学（pharmacokinetics，PK）：简称药动学，主要研究机体对药物处置的动态变化，包括药物在机体内的吸收、分布、代谢及排泄的过程，特别是血药浓度随时间变化的动态规律。根据药动学参数，可以确定药物的给药剂量及间隔时间，指导临床合理用药。常用的药代动力学参数有：①最大血药浓度（C_{max}），指大循环中的药物最高达峰浓度；②达峰时间（t_{max}），指大循环中的药物达峰时间；③药物半衰期（$t_{1/2}$），指体内药物消除降低一半时所需要的时间；④速率常数（K），指单位时间内转运药物的单位数，其中吸收速率常数为K_a，消除速率常数为K_e；⑤表观分布容积（V_d），表示药物在体内的分布程度；⑥清除率（CL），指单位时间内清除药物的程度；⑦蛋白结合率（PB），表示与血浆蛋白结合的程度；⑧药-时曲线下面积（AUC），表示药物的体内暴露程度。

2. 药效动力学（pharmacodynamics，PD）：简称药效学，主要研究药物对机体的作用、作用原理及作用规律，是一门研究药物在机体内的药理效应、治疗作用和毒理反应的学科。

3. 定量药理学（quantitative pharmacology）：主要运用数学及统计学的方法来描述和量化药物、人体和疾病的关系，解释和预测药物在体内的药动学及药效学行为，运用数据及模型对药物开发和药物治疗做出合理决策，指导新药研发和精准化药物治疗。

4. 体内药物暴露（drug exposure）：指药物在人体内滞留的量和时间程度，通常用药动学参数"药-时曲线下面积（AUC）"表示。

5. 有效浓度范围(effective concentration range):指药物治疗中的最小有效浓度与最低中毒浓度之间的范围,也称治疗窗(therapeutic window)。

6. 生物标志物(biomarker):指可以被客观测量和评价,能够反映生理或病理过程,以及对暴露或治疗干预措施产生生物学效应的指标。生物标志物主要来源于人体的组织或者体液,能够涵盖生理、生化、细胞、免疫和分子等水平的改变。

7. 药效学生物标志物(pharmacodynamic biomarker):指能够反映患者在接受药物治疗后产生生物学应答的生物标志物。药效学生物标志物可以是因为治疗导致水平发生变化的已有生物指标,也可以是因为治疗而新产生的特异性生物标志物,它是一种动态评价指标。

二、发展历程及展望

早在 1927 年,就有科学家在临床检验工作中为精神病患者检测血清中溴化物浓度,至此开启了治疗药物监测的先河。20 世纪 60 年代,在临床药理学、药代动力学、药物分析化学基础上形成了治疗药物监测这一交叉学科;进入 70 年代后,欧美各国开始兴起治疗药物监测,随着国际治疗药物监测及毒理学会官方杂志 *Therapeutic Drug Monitoring* 的创刊,治疗药物监测逐渐被业内接受;80 年代,药物个体化治疗的深入广泛地开展更确定了"治疗药物监测"的专业术语,并逐渐发展为一门多学科交融的临床药学边缘学科。

我国治疗药物监测研究基本同期于欧美国家,20 世纪 70 年代即开始开展治疗药物监测理论研究和临床实践工作,对地高辛进行血药浓度监测是国内最早开展的治疗药物监测项目;进入 80 年代,伴随着色谱分析法和免疫分析法等测定技术的发展,建立了茶碱、抗抑郁药、抗癫痫药及氨基糖苷类抗菌药物的血药浓度检测方法及治疗窗,推动了治疗药物监测的发展;尤其是随着免疫抑制剂他克莫司和环孢素等药物的血药浓度监测的开展,充分显示出治疗药物监测对于器官移植患者临床药物治疗的重要性,同时也进一步推动了国内治疗药物监测的迅速发展和兴起。指导治疗药物监测开展的经典著作《治疗药物监测理论与实践》及《治疗药物监测》等专业书籍的出版,为我国治疗药物监测工作开展创造了理论和实践环境。开展治疗药物监测对于临床合理、安全用药具有非常重要的影响,因此,卫生部在 1989 年正式规定三甲医院必须开展治疗药物监测,并在 1993 年的三级甲等医院复审中对医院开展治疗药物监测规定了明确的检查标准和要求。2012 年和 2013 年,国家制定的新一轮医院等级评审工作标准中,进一步加大了对开展治疗药物监测的评价量值,对医院治疗药物监测发展起到了积极的推动作用。如今,以个体化治疗为核心的治疗药物监测已发展为指导临床合理用药的重要手段之一。随着临床用药需求的增加,治疗药物监测的数量逐年上升,新的用药监测品种亦会陆续出现。治疗药物监测在西药领域已得到了广泛应用。近年来,随着中药制剂的大量使用,中药治疗药物监测的研究已逐步突破理论层面,并向临床实践转型。随着"以个体为中心"的精准药学服务模式的转型，治疗药物监测在药学服务中尤其显得重要。

三、研究内容

治疗药物监测研究个体化药物治疗的机制、技术、方法和临床标准，并将研究结果转化应用于临床治疗，以达到最大化合理用药的目的。治疗药物监测运用临床药理学、生物药剂学、药代动力学的理论，通过现代化检测方法，定量分析生物样品中的药物以及代谢产物的浓度，分析研究血药浓度的相对安全范围，同时采取各种各样的药动学措施，设计科学、合理的给药方案。

四、临床应用

临床上，并不是所有的药物都需要进行治疗药物监测，当治疗药物的安全浓度范围广时，监测药物的血药浓度意义不大；当血药浓度与药物治疗效果没有明显相关性时，进行血药浓度监测则无法预测疗效，如治疗尿路感染的药物，药效仅与尿药浓度相关；当药物在临床治疗过程中具有明显疗效指标时，观察临床指标的效果优于进行血药浓度监测，如降血糖药物通过监测血糖水平就能反映治疗效果。因此，在遴选需要进行治疗药物监测的药物时，需要遵循以下原则：①有效浓度范围窄、极易中毒的药物，需要通过治疗药物监测调整剂量来确保用药安全、有效；②存在影响药物体内过程的病理情况，如患者存在肾功能受损，在使用以肾清除为主的药物时，会出现清除率下降和毒副反应风险增加的情况，需要通过治疗药物监测调整剂量，以避免药物蓄积，产生毒副反应；③需要不同的血药浓度达到不同治疗目的的药物；④长期用药后不明原因引起药物的疗效降低或毒性增加；⑤具有非线性药动学特征的药物；⑥由于遗传因素导致药物代谢存在多态性，引起药物代谢存在较大的个体差异。

第三节　药物基因组学与基因检测

药物基因组学(pharmacogenomics，PG)以药物遗传多态性为基础，从基因组整体角度研究药物与遗传的关系，是研究人类全基因组中基因影响药物反应的一门学科。药物基因组学的主要目标是研究各种基因突变与药物效应及安全性之间的关系，阐明药物反应的个体差异，从而提高药物治疗效果，降低药物不良反应。

药物基因组学通过关联基因表达或单核苷酸多态性与药物的吸收、分布、代谢、排泄过程以及药物受体靶标来研究患者携带的先天遗传或是后天获得的遗传变异对药物作用的影响，目的在于建立基于评价疾病易感性和选择个体化药物治疗的患者特征的遗传变异标志。目前，药物基因组学已经成为指导临床个体化用药、评估严重药物不良反应发生风险、指导新药研发和评价新药的重要工具。

一、相关概念

1. 遗传学（genetics）：指研究基因的结构、功能及其变异、传递和表达规律的学科。其研究范围包括遗传物质的本质、遗传物质的传递和遗传信息的实现 3 个方面，基因表达、遗传疾病、基因调控都属于此研究范畴。

2. 基因（gene）：由脱氧核苷酸构成，是染色体上具有遗传效应的脱氧核糖核酸片段，不同的核苷酸序列形成特有的生命遗传信息。

3. 基因组（genome）：指单倍体细胞核、细胞器或病毒粒子所含的全部 DNA 分子或 RNA 分子。一个基因组中包含一整套基因，即包括编码序列和非编码序列在内的全部 DNA 分子。

4. 基因组学（genomics）：研究生物基因组的组成，组内各基因的精确结构、相互关系及表达调控的学科，涉及基因作图、测序和功能分析，提供基因组信息以及相关数据的系统利用。

5. 单核苷酸多态性（single nucleotide polymorphism，SNP）：指在基因组水平上由单个核苷酸的变异所引起的 DNA 序列多态性，是人类可遗传的变异中最常见的一种，也是基因多态性的主要类别。

二、发展历程及展望

药物基因组学是基于功能基因组学与分子药理学的新兴方向。公元前 510 年，古希腊著名学者毕达哥拉斯发现一部分人吃了蚕豆之后容易出现致死性溶血性贫血。经过几个世纪的探索后，科学家们发现这一现象是由葡萄糖-6-磷酸脱氢酶的遗传缺失导致的。20 世纪 50 年代，美国学者发现了药物反应的差异有可能源于遗传基因的影响，由此创立了遗传药理学。20 世纪 60—80 年代，多项家族研究发现了多种药物反应及其遗传特征，并运用分子遗传学揭示了其中的遗传决定因素。到了 20 世纪 90 年代，随着分子生物学和分子遗传学的迅猛发展以及人类基因组计划的实施，人类基因多态性不断被发现，人们逐步认识到药物在进入人体后的所有过程都与基因有关。2001 年完成的人类基因组计划和近年来全基因组遗传变异查询技术的进步，加速了药物基因组学的发展，同时也将药物基因组学推向了临床应用。2005 年，国际遗传药理学研究网络和药物基因组学知识库的设立，明确阐释了药物基因型与药物应答的关系。近年来，美国为了预测不同基因型患者在应用药物时的疗效和毒性，在 140 余种药物的药品标签中增加了药物基因组信息。

20 世纪 80 年代，我国周宏灏院士在世界权威杂志《新英格兰医学杂志》上首次报告了药物反应种族差异，并阐明了发生机制，由此开启了我国药物基因组学的研究。40 多年来，以周宏灏院士为代表的众多遗传药理学专家围绕药物反应个体差异、种族差异及其遗传机制进行了深入、系统的研究，建立了具有中国国家和民族特色的遗传药理学理论体系。

经过 20 余年的发展，药物基因组学在研究方法、检测技术、数据分析和临床经验等方面均推动了个体化医学的发展，在精准治疗药物治疗方案的设计、药物反应易感人群的评价等方面也积累了丰富的研究经验和临床实践证据。精准药学服务从实验室走向临床已经成为可及的现实。

三、研究内容

药物基因组学是一门研究人类基因组信息与药物反应之间关系的学科。其研究的主要内容是药物治疗特殊反应人群的功能基因、基因结构、基因表达调控及其相互关系，研究的领域涉及临床个体化药物治疗和新药的研发。

基因多态性是药物基因组学的重要研究内容，主要包括药物代谢酶、药物转运蛋白及受体遗传多态性与合理用药的关系。其涉及内容有：①遗传变异对药物反应的影响，如基因变异与药物不良反应发生的关系；②细胞色素 P450 同工酶基因多态性对药物代谢的影响，如导致用药剂量的改变；③靶分子基因变异对药动学的影响；④毒理基因组学指导临床安全用药。

四、药物治疗遗传因素的主要相关蛋白

(一)药物代谢酶

1. 细胞色素 P450(cytochrome P450，CYP450)同工酶：人体内代谢药物的主要酶。人体的肝脏或肠壁中存在药物 Ⅰ 相代谢和 Ⅱ 相代谢所需的各种酶，其中以 CYP450 酶最为重要。重要的 CYP450 酶有 CYP1A2、CYP2A6、CYP2B6、CYP2C8、CYP2C9、CYP2C19、CYP2D6、CYP2E1、CYP3A4 和 CYP3A5。人体内许多 P450 酶表现出多态性，其中最典型的是 CYP2C19 和 CYP2D6。此外，CYP450 酶还具有可诱导性和可抑制性，可能会影响药物本身的代谢，并可能引起代谢性药物相互作用。

2. 乙醛脱氢酶(acetaldehyde dehydrogenase，ALDH)：负责催化乙醛氧化为乙酸反应。人类已知的乙醛脱氢酶由 3 个基因所编码，即 *ALDH1A1*、*ALDH2* 及最近发现的 *ALDH1B1*(亦称 *ALDH5*)。正常的等位基因记为 *ALDH2 * 1*，单碱基突变的等位基因记为 *ALDH2 * 2*。

3. N-乙酰基转移酶(N-acetyltransferase，NAT)：一类能催化乙酰基团在乙酰辅酶 A 和胺之间转移的酶。根据乙酰化表型的不同，可将人群划分为 3 类，即快型乙酰化代谢者、中间型乙酰化代谢者和慢型乙酰化代谢者，各种类型发生的频率不同。

4. 尿苷二磷酸葡萄糖醛酸转移酶(UDP-glucu-ronosyltransferase，UGT)：化学物质体内生物转化第 Ⅱ 时相中最重要的代谢酶，可催化 N-羟基化合物与葡萄糖醛酸结合，阻止杂环胺诱发 DNA 突变。UGT 可催化药物、环境毒物、类固醇和甲状腺激素

的葡萄糖醛酸化，促进脑内糖脂的生物合成；同时，还参与胆红素、胆汁酸、短链脂肪酸等内源性化合物的生物代谢。

5. 硫嘌呤甲基转移酶（thiopurine S-methyltransferase，TPMT）：参与硫嘌呤类药物代谢的主要酶。硫嘌呤类药物的疗效和毒性均与患者体内的 TPMT 活性有关。TPMT 活性缺乏属于常染色体隐性遗传。野生型 *TPMT* 基因被定义为 *TPMT* * 1。

（二）药物转运蛋白

1. 多药耐药蛋白（multi-drug resistance protein，MDR）：又称 P 糖蛋白（P glyco-protein，P-gp），具有加速药物组织外排的作用。多药耐药蛋白广泛存在于肠壁、胆管、肾管、血-脑屏障和肿瘤组织中，由 *MDR1* 基因编码。

2. 多药耐药相关蛋白（multi-drug resistance-associated protein，MRP）：一种跨膜糖蛋白，作用和机制与 P-gp 类似，参与细胞内外多种复合物的转运。

3. 有机阴离子转运蛋白（organic anion transporters，OAT）：一类底物特异性较差、主要表达于屏障上皮的转运蛋白，主要有 OAT1 和 OAT3，其中 OAT1 主要表达于肾皮质，作用底物包括血管紧张素转换酶抑制剂、β-内酰胺类抗生素、叶酸及甲氨蝶呤；OAT3 是有机阴离子/二羧酸盐转运子，主要表达于肝脏、肾脏、眼和脑组织，底物为通过肾代谢和排泄的多种药物。

4. 有机阴离子转运肽（organic anion transporting polypeptide，OATP）：广泛分布于胃肠道、肝脏、肾脏、血-脑屏障等处，可介导激素、心血管药物等内、外源物质的跨膜转运，是体内重要的膜转运蛋白。

5. 有机阳离子转运蛋白或有机阳离子转运体（organic cation transporter，OCT）：为一种重要的药物传递蛋白，包括 OCT1、OCT2 和 OCT3。OCT1 主要分布于肝脏，OCT2 主要分布于肾脏，OCT3 在脑、心脏等组织分布较为广泛。

6. 寡肽转运蛋白（peptide transporters，PepT）：PepT1 和 PepT2 均为依质子的寡肽转运载体家族的成员。PepT1 主要在消化道内表达，为低亲和力/高容量的肽载体；PepT2 为 H 依赖的、低亲和力/高容量寡肽转运体，主要在小肠上皮细胞刷状缘膜上表达。

五、临床应用

药物基因组学可以引导药物开发，预测药物疗效，尤其在癌症领域尤为明显。如遗传靶向药物的研究，即针对特定突变进行基因测试与开发，并在说明书中标明应用该药物前需要做基因检测，该药物仅用于突变携带者。药物基因组学在临床药物治疗中可以通过检测患者的代谢基因类型制订给药方案，调整给药剂量，尤其是一些具有超快代谢型基因或慢代谢型基因的患者，使用同一种药物时的代谢速度与一般患者差异较大，在使用标准剂量的药物进行治疗时，很容易出现血药浓度过低或过高，导致临床治疗无效或发生毒性反应。因此，对于有效浓度范围窄或个体差异大的药物，药物基因检测能够有效地避免不合理用药，达到更好的治疗效果。借助药物基因组学还可以预测药物不良反应发生的风险，目前已经发现 200 余种药物的不良反应与基因相关，包括抗癌药、心血管系统用药和抗精神分裂症药等。与传统经验性用药相比，药物基因组学可以指导临床医生将适宜的药品以最适当的剂量用于特定的患者，指导个体化精准用药。

（袁海玲　徐丽婷）

参考文献

[1]　王闻雅，杜利．中国-欧盟精准医疗国际合作与展望[J]．中国医药导刊，2022 (1)：33 - 38.

[2]　JACCARD E，CORNUZ J，GÉRARD W，et al. Evidence - based precision medicine is needed to move toward general internal precision medicine[J]．Springer US，2018，33(1)：11 - 12.

[3]　杨玉洁，毛阿燕，乔琛，等．精准医疗的概念内涵及其服务应用[J]．中国医院管理，2020(1)：5 - 8.

[4]　COLLINS F S，VARMUS H. A new initiative on precision medicine[J]．N Engl J Med，2015，372(9)：793 - 795.

[5]　TPRKAMANI A，ANDERSEN K G，STEINHUBL S R，et al. High - definition medicine[J]．Cell，2017，170(5)：828 - 843.

[6]　范美玉，陈敏．基于大数据的精准医疗服务体系研究[J]．中国医院管理，2016，36(1)：10 - 11.

[7]　范美玉．基于大数据的精准医疗服务模式研究[D]．武汉：华中科技大学，2016.

[8]　GILLMAN M W，HAMMOND R A. Precision treatment and preci-sion prevention：integrating "below and above the skin"[J]．JAMA Pediatrics，2016，170 (1)：1.

[9]　李娜，马麟，詹启敏．科技创新与精准医学[J]．精准医学杂志，2018，33(1)：3 - 5.

[10]　刘昌孝．精准药学：从转化医学到精准医学探讨新药发展[J]．药物评价研究，2016(1)：1 - 18.

[11]　焦正，李新刚，尚德为，等．模型引导的精准用药：中国专家共识（2021 版）[J]．中国临床药理学与治疗学，2021(11)：1215 - 1228.

[12]　汪硕闻，范国荣．基于药典标准方法的医院药品遴选与精准药学服务[J]．中国执业药师，2021(1)：18.

[13]　张相林．治疗药物监测临床应用手册[M]．北京：人民卫生出版社，2020.

[14] 张相林，缪丽燕，陈文倩．治疗药物监测工作规范专家共识（2019版）[J]．中国医院用药评价与分析，2019(8)：897-898，902.

[15] 王辰，姚树坤．精准医学：药物治疗纲要[M].2版．北京：人民卫生出版社，2021.

[16] 肖洪涛，李国辉，许川．抗肿瘤药物的精准治疗[M]．北京：中国医药科技出版社，2022.

[17] 兰静．治疗药物监测概况及研究进展[J]．天津药学，2010，22(3)：53-55.

[18] 张相林．我国治疗药物监测发展及展望[J]．中国药理学与毒理学杂志，2015(5)：741-743.

[19] 张淼，陈婧婧，张伶俐，等．中药治疗药物监测研究的系统评价[J]．中国循证医学杂志，2023(1)：21-26.

[20] 王菁，刘璐，郑恒，等．治疗药物监测的研究进展[J]．中国医院药学杂志，2017(1)：1-8.

[21] 倪伟建，方焱，张善堂，等．基于药物基因组学与血药浓度监测指导的个体化用药研究[J]．中国医院药学杂志，2018，38(17)：1863-1868.

[22] JOHNSON J A. Pharmacogenetics：potential for individualized drug therapy through genetics[J]. Trends Genet，2003，19(11)：660-666.

[23] FDA. Personalized Medicine Initiative[EB/OL]．(2016-10-03)[2016-10-18]. http：//www. fda. gov/scienceresearch/specialtopics/per-sonalizedmedicine/default. htm.

[24] 中华人民共和国国家卫生和计划生育委员会．药物代谢酶和药物作用靶点基因检测技术指南（试行）概要[J]．实用器官移植电子杂志，2015，3(5)：257-267.

[25] 《分子遗传学基因检测送检和咨询规范与伦理指导原则2018中国专家共识》制定专家组．分子遗传学基因检测送检和咨询规范与伦理指导原则2018中国专家共识[J]．中华医学杂志，2018(28)：2225-2232.

第二章 感染性疾病的精准药学服务

第一节 抗菌药

抗菌药物是指治疗细菌、支原体、衣原体、立克次体、螺旋体等病原微生物所致感染性疾病的药物，可分为β-内酰胺类、氨基糖苷类、大环内酯类、四环素类、氟喹诺酮类、叶酸途径抑制剂类、氯霉素、糖肽类等。抗菌药物的临床应用需根据不同的感染性疾病进行合理选择，合理应用抗菌药物是提高疗效、降低不良反应发生率以及减少或延缓细菌耐药发生的关键。

一、氨基糖苷类药物

(一)药物特点

氨基糖苷类抗菌药物为浓度依赖性杀菌剂，主要药物有：①对肠杆菌科和葡萄球菌属细菌具有良好的抗菌作用，但对铜绿假单胞菌无效，如卡那霉素(kanamycin)、链霉素(streptomycin)等；②对肠杆菌科细菌和铜绿假单胞菌等革兰氏阴性杆菌具有强大的抗菌活性，对葡萄球菌属亦具有良好疗效，如庆大霉素(gentamycin)、阿米卡星(amikacin)、依替米星(etimicin)、妥布霉素(tobramycin)、异帕米星(isepamicin)、奈替米星(netilmicin)；③抗菌谱与卡那霉素相似，但由于毒性较大，现仅供口服或局部应用，如巴龙霉素(paromomycin)与新霉素(neomycin)；④其他，如大观霉素(spectinomycin)，用于单纯性淋病的治疗。临床常用的氨基糖苷类药物的特点详见表2-1。

表2-1 氨基糖苷类抗菌药物的特点

药物特点	药物名称			
	庆大霉素	阿米卡星	依替米星	链霉素
生物利用度	—	—	—	—
峰浓度	3～5μg/mL	12μg/mL(单剂量肌内注射250mg)；16μg/mL(单剂量肌内注射375mg)；21μg/mL(单剂量肌内注射500mg)；38μg/mL(单剂量静脉注射500mg)	(5.39±0.99)μg/mL(1.5mg/kg)	15～20μg/mL(单剂量肌内注射500mg)；30～40μg/mL(单剂量肌内注射1000mg)

续表

药物特点	药物名称			
	庆大霉素	阿米卡星	依替米星	链霉素
达峰时间	30～60 分钟	1 小时（肌内注射）；30 分钟（静脉注射）	约 40 分钟（肌内注射）	1～2 小时（肌内注射）
血浆蛋白结合率	0～30%	≤10%	25%	20%～30%
表观分布容积	0.2～0.25L/kg	24L/kg	—	0.26L/kg
半衰期	成人：2～3 小时；小儿：5～11.5 小时；肾功能减退者：40～50 小时	2～3 小时	1.5 小时	5～6 小时
清除率	—	100mL/min	—	—
代谢	—	—	—	—
排泄	主要经肾脏排泄	主要经肾脏排泄	主要经肾脏排泄	主要经肾脏排泄
妊娠分级	D	D	—	D
哺乳分级	L2	L2	—	L3

(二)药物相互作用

1. 氨基糖苷类药物与神经肌肉阻滞药合用，可加重神经肌肉阻滞作用，引起呼吸抑制、肌肉软弱等表现。

2. 氨基糖苷类药物与其他耳毒性或肾毒性药物(如呋塞米、万古霉素等)联合使用，可能增加耳毒性与肾毒性。

3. 氨基糖苷类药物与多黏菌素类药物联合使用，可增加神经肌肉阻滞作用和肾毒性。

4. 氨基糖苷类药物与抗组胺药物(如苯海拉明)联合使用，可能会掩盖氨基糖苷类药物的耳毒性。

(三)不良反应

1. 泌尿生殖系统：可能出现管型尿、尿蛋白、镜下血尿及血尿素氮增高等肾毒性反应。

2. 前庭神经及耳蜗神经：可能出现听力减退、耳鸣或耳部饱满感等耳毒性反应；影响前庭功能时，可引起步态不稳、眩晕。

3. 神经系统：对神经肌肉具有阻滞作用，可引起呼吸困难、嗜睡、软弱无力等。

4. 胃肠道系统：偶见恶心、呕吐、腹泻、食欲减退、腹胀等。

5. 呼吸系统：可见呼吸困难、呼吸抑制、喉头水肿和肺纤维化。

6. 过敏反应：少见，偶见皮疹。

7. 实验室检查异常：血清胆红素及血清乳酸脱氢酶升高，白细胞、粒细胞减少等。

(四)药物治疗浓度监测

1. 监测指征：氨基糖苷类药物治疗窗窄、安全性小，常规监测氨基糖苷类药物血药浓度有助于尽快达到有效浓度。

2. 检测方法：荧光偏振免疫分析（FPIA）、高效液相色谱法（HPLC）和微生物法等。

3. 监测方法：具体如下。

(1)采血时间点：静脉滴注结束 30 分钟后采血，测定峰浓度；再次给药前 30 分钟采血，测定谷浓度。肌内注射后 1 小时采血，测定峰浓度；再次给药前 30 分钟采血，测定谷浓度。鞘内注射给药时，应在下次鞘内注射前抽取脑脊液样本检测药物浓度。

(2)采血类型：静脉血 3～5mL，留取血清样本。

(3)监测频率：每日 1 次给药时，应在首次给药后 6～14 小时监测随机血药浓度；如果治疗超过 5 日，应每周监测 1 或 2 次血药浓度。

(五)药物基因组学

氨基糖苷类抗菌药物均具有肾毒性、耳毒性（耳蜗、前庭）和神经肌肉阻滞作用，这些毒性反应通常是剂量依赖性的，但是个别携带 *MT-RNR1* 基因的患者对氨基糖苷类抗菌药物特别敏感，即使小剂量的使用，也可能导致耳毒性的发生。有研究指出，*MT-RNR1* 基因是药物性耳聋主要的致病基因，其发生突变后，会导致 *MT-RNR1* 基因的二级结构发生改变，使其与氨基糖苷类药物的亲和力增加，从而影响相关蛋白质的合成，导致耳毒性的发生。氨基糖苷类抗菌药物不良反应的主要相关基因及影响见表 2-2。

(六)临床用药指导

1. 指导临床用药的基因检测：根据相关基因对患者耳毒性的影响，建议检测 *MT-RNR1*（rs267606617）基因位点，携带 1555G 等位基因者使用氨基糖苷类药物时，发生耳毒性的风险高于 1555A 等位基因携带者。因此，将 *MT-RNR1* 基因纳入新生儿耳聋基因筛查中，可以避免 *MT-RNR1* 突变携带者使用氨基糖苷类药物，防止药物性耳聋的发生。由于药物性耳聋的遗传方式是母系遗传，通过基因检测，如果发现母亲携带线粒体基因突变，应提醒其本人和下一代禁止使用氨基糖苷类抗菌药物，以避免药物性耳聋的发生。此外，rs267606619 位点和 rs267606618 位点也与耳毒性有一定的相关性。

表 2-2　主要相关基因多态性对氨基糖苷类抗菌药物不良反应的影响

基因	主要作用	SNP 位点	临床相关性
MT-RNR1	线粒体基因，作为单倍体遗传药物性耳聋主要的致病基因，其发生突变后，会导致 MT-RNR1 基因的二级结构发生改变，使其与氨基糖苷类药物的亲和力增加，从而影响相关蛋白质的合成而致聋	rs267606617	与携带 G 等位基因的患者相比，携带 A 等位基因的患者在使用氨基糖苷类药物（如庆大霉素、新霉素、链霉素等）治疗时，发生听力损失的风险可能降低
		rs267606619	与携带 G 等位基因携带患者相比，携带 A 等位基因的患者在接受氨基糖苷类药物（如庆大霉素、新霉素、链霉素等）治疗时，发生听力损失的风险可能降低
		rs267606618	与携带 T 等位基因的患者相比，携带 C 等位基因的患者在使用氨基糖苷类药物（如庆大霉素、新霉素、链霉素等）治疗时，可能具有更高的听力损失风险

2. 指导临床用药的给药方法调整：氨基糖苷类抗菌药物为浓度依赖性抗菌药物，为了减轻药物的毒性反应，建议将每日剂量分 2 或 3 次给药。

3. 指导临床用药的血药浓度监测：监测氨基糖苷类药物的峰浓度可以了解药物治疗的有效性，监测谷浓度可以避免药物蓄积，根据监测结果，及时调整药物的给药剂量，确保药物的血药浓度在正常范围内，可以达到药物治疗的预期效果，避免药物不良反应的发生。

4. 药物相互作用对治疗效果和安全性的影响：用药前应评估合并用药风险，避免氨基糖苷类药物与神经肌肉阻滞剂、其他耳毒性或肾毒性药物、多黏菌素类抗菌药物及抗组胺药联合使用。

二、糖肽类药物

(一)药物特点

糖肽类抗菌药物为时间依赖性杀菌剂，但其 PK/PD 评价参数为 AUC/MIC。临床常用的糖肽类抗菌药物有万古霉素（vancomycin）、去甲万古霉素（norvancomycin）和替考拉宁（teicoplanin）等。糖肽类抗菌药物对革兰氏阳性菌有较好的抗菌活性，包括甲氧西林耐药葡萄球菌属、JK 棒状杆菌、肠球菌属、李斯特菌属、链球菌属、梭状芽孢杆菌等。临床常用的糖肽类抗菌药物的特点详见表 2-3。

表 2-3　糖肽类抗菌药物的特点

药物特点	药物名称		
	万古霉素	去甲万古霉素	替考拉宁
生物利用度	—	—	90%(肌内注射)
峰浓度	$10\sim30\mu g/mL$	$25.18\mu g/mL$	$12.1\mu g/mL(3.0mg/kg)$
达峰时间	1~2 小时	1~2 小时	约 2 小时(肌内注射)
血浆蛋白结合率	55%	55%	87.6%~90.8%
表观分布容积	$0.43\sim1.25L/kg$	$0.43\sim1.25L/kg$	$0.7\sim1.4L/kg$
半衰期	成人：6 小时；儿童：2~3 小时	4~11 小时	100~170 小时
清除率	$0.058L/(kg\cdot h)$	$0.058L/(kg\cdot h)$	$10\sim14L/(kg\cdot h)$
代谢	—	—	—
排泄	主要经肾脏排泄	主要经肾脏排泄	主要经肾脏排泄
妊娠分级	B/C	B/C	B3
哺乳分级	L1	L1	—

(二)药物相互作用

1.糖肽类药物与其他具有肾毒性或神经毒性的药物(如氨基糖苷类、依他尼酸、呋塞米等)联合使用，可增加肾毒性或耳毒性。

2.糖肽类药物与麻醉药同时使用，可能会增加与输液有关的过敏反应的发生率。

3.糖肽类药物与维库溴铵等神经肌肉阻滞剂联合使用，可能会增加药物的神经肌肉阻滞作用。

(三)不良反应

1.胃肠道系统：偶有假膜性结肠炎发生；口服时，可能会引起腹痛、腹泻、胃肠胀气、恶心、呕吐、口腔异味感等。

2.神经系统：可出现耳鸣或耳部饱胀感、听力减退甚至缺失、听神经损害等。

3.肌肉骨骼系统：快速静脉滴注时或之后，可能出现胸部和背部肌肉抽搐。

4.泌尿生殖系统：个别患者用药后可出现血清肌酐、血尿素氮升高或间质性肾炎，多发生在原本患者有肾功能不全或同时使用了其他肾毒性药物的患者中，停药后大多数患者的氮质血症可消失。

5.过敏反应：偶见药物热、寒战、恶心、嗜酸性粒细胞增多、皮疹、中毒性表皮坏死松解症、史-约综合征(Stevens-Johnson综合征)等。快速静脉滴注时或之后，可能会出现低血压、呼吸困难、喘息、荨麻疹、瘙痒及身体上部潮红或疼痛等类过敏反应。

6.血液系统：偶见可逆性中性粒细胞减少、血小板减少的报道，停药后可恢复正常。

7.其他：可出现黄疸、肝功能异常、低血压，静脉给药时可出现注射部位剧烈疼痛等。

(四)药物治疗浓度监测

1. 监测指征：万古霉素治疗窗窄，个体差异明显，血药浓度超限易引起肾毒性和耳毒性，且毒性大小与血药浓度呈正相关。建议肾功能不全、老年人、新生儿等特殊群体患者，联合使用其他具有耳、肾毒性药物的患者以及推荐应用大剂量药物以维持谷浓度且长疗程的患者监测万古霉素的血药浓度。替考拉宁半衰期长，如果不能及时达到有效的治疗浓度，存在治疗失败的风险，需要根据说明书推荐，及时达到目标浓度，应常规进行血药浓度监测，以便于及时调整给药剂量。

2. 检测方法：包括高效液相色谱法、化学发光微粒子免疫检测法(CMIA)、荧光偏振免疫分析、酶联免疫吸附测定(ELISA)等。

3. 监测方法：具体如下。

(1)采血时间点：万古霉素达到稳态浓度后，在下一次给药前半小时内采血测定谷浓度；替考拉宁说明书推荐在给药后 3～5 日进行首次血药浓度监测。

(2)采血类型：静脉血 3～5mL。

(3)监测频率：接受万古霉素少于 5 日治疗或目标谷浓度低于 15mg/L 的低剂量治疗患者，不建议常规测定；对于血流动力学稳定的患者，推荐每周监测 1 次，而血流动力学不稳定的患者，推荐密切监测；替考拉宁推荐每周监测血药浓度，如果患者的肾功能发生明显变化，需要及时进行监测。

(五)药物基因组学

目前，关于糖肽类药物基因组学研究主要为万古霉素药物基因组学的相关研究(主要有 *MIA3*、*AIDA*、*HLA-A*、*G6PD*、*GJA1* 等基因)。但用于万古霉素临床指导用药的基因只有 *HLA-A* 和位于染色体 6q22.31 位点的 rs2789047 SNP 位点(表 2-4)。此研究数据主要来源于欧洲人群，我国暂时没有用于万古霉素临床指导用药的基因相关指南，因药物基因组学存在人种差异，适用于我国的万古霉素药物基因组学证据还需进一步研究。

表 2-4　万古霉素主要相关基因多态性

基因	主要作用	SNP 位点	临床相关性
染色体 6q22.31 位点	主要编码 6 号染色体上该区域的变异，包括基因 *TBC1D32/C6orf170* 和 *GJA1*(编码连接蛋白 43)	rs2789047	与携带等位基因 C 的患者相比，使用万古霉素时，携带等位基因 A 的患者与肌酸激酶水平升高的可能性增加有关
HLA-A	人类白细胞抗原复合物Ⅰ类基因中最具多态性位点	*HLA-A* * 32：01	*HLA-A* * 32：01 与万古霉素药物反应伴嗜酸性粒细胞增多的风险增加及万古霉素引起的全身症状有关

(六)临床用药指导

1. 指导临床用药的血药浓度监测。

(1)万古霉素:谷浓度应控制在 10～20mg/L。复杂性感染时,谷浓度应控制在 15～20mg/L。

(2)替考拉宁:临床使用替考拉宁存在剂量不足现象,建议常规进行血药浓度监测,根据监测结果,及时调整给药剂量。

2. 药物相互作用对治疗效果和安全性的影响:用药前应评估合并用药风险,避免糖肽类抗菌药物与其他具有肾毒性或神经毒性的药物、麻醉药、维库溴铵等神经肌肉阻滞剂联合使用。

三、碳青霉烯类药物

(一)药物特点

碳青霉烯类抗菌药物是抗菌活性最强、抗菌谱最广的非典型 β-内酰胺类抗生素,是临床治疗严重细菌感染最主要的抗菌药物之一。碳青霉烯类抗菌药物根据抗菌谱不同,分为具有抗非发酵菌和不具有抗非发酵菌两大类。抗非发酵菌药物包括亚胺培南(imipenem)/西司他丁(cilastatin)、美罗培南(meropenem)、帕尼培南(panipenem)/倍他米隆(betamipron)、比阿培南(biapenem)和多立培南(doripenem);不具有抗非发酵菌的抗菌药物主要有厄他培南(ertapenem)。美罗培南、亚胺培南、比阿培南、帕尼培南等对多数 β-内酰胺酶高度稳定,对各种革兰氏阳性球菌、多数厌氧菌和革兰氏阴性杆菌(包括铜绿假单胞菌及不动杆菌属)具有强大抗菌活性,但对甲氧西林耐药葡萄球菌和嗜麦芽窄食单胞菌等抗菌作用差。厄他培南半衰期较长,可每日给药 1 次,但对非发酵菌(如铜绿假单胞菌、不动杆菌属等)抗菌作用较差。

近年来,肠杆菌科细菌、非发酵菌尤其是不动杆菌属细菌对碳青霉烯类抗菌药物耐药率迅速上升,严重威胁碳青霉烯类抗菌药物的临床疗效,故临床应合理应用,以加强对耐药菌传播的防控。临床常用的碳青霉烯类药物的特点详见表2-5。

表 2-5 碳青霉烯类抗菌药物的特点

药物特点	药物名称		
	亚胺培南/西司他丁	美罗培南	厄他培南
生物利用度	亚胺培南:75%(肌内注射)	—	90%(肌内注射)
峰浓度	亚胺培南:41～83μg/mL;西司他丁:56～88μg/mL	23μg/mL（单次输注 500mg）;49μg/mL(单次输注 1000mg)	155μg/mL(静脉滴注)

药物特点	药物名称		
	亚胺培南/西司他丁	美罗培南	厄他培南
达峰时间	亚胺培南：20 分钟；西司他丁：20 分钟	30 分钟（静脉输注）	30 分钟（静脉滴注）
血浆蛋白结合率	亚胺培南：20%；西司他丁：40%	2%	95%
表观分布容积	亚胺培南：0.23～0.31L/kg；西司他丁：14.6～20.1L/kg	21L/kg	8L/kg
半衰期	亚胺培南：1 小时；西司他丁：1 小时	1 小时	4 小时
清除率	亚胺培南：0.2L/(h·kg)（总），0.05L/(h·kg)（肾）；西司他丁：0.2L/(h·kg)（总），0.10～0.16L/(h·kg)（肾）	—	1.6～1.8L/h
代谢	亚胺培南：肾脏	—	—
排泄	主要经肾脏排泄	主要经肾脏排泄	主要经肾脏排泄
妊娠分级	C	B	B
哺乳分级	L3	L3	L2

(二)药物相互作用

1. 碳青霉烯类药物与丙磺舒同时使用，可使碳青霉烯类药物的血药浓度升高、半衰期延长。

2. 碳青霉烯类药物与丙戊酸同时使用，可降低丙戊酸的血药浓度，使丙戊酸抗惊厥作用减弱。

3. 亚胺培南/西司他丁与环孢素同时使用，可增加神经毒性作用，但环孢素肾毒性可能减弱。

4. 亚胺培南/西司他丁与茶碱同时使用，可发生茶碱中毒。

5. 亚胺培南/西司他丁与更昔洛韦同时使用，可引起癫痫大发作。

(三)不良反应

1. 过敏反应或皮肤反应：可引起皮疹、瘙痒、多形红斑、荨麻疹、血管性水肿、中毒性表皮坏死(罕见)、表皮脱落性皮炎(罕见)、药物热等。

2. 消化系统：可引起恶心、呕吐、腹泻、腹痛、食欲减退、念珠菌感染，伴有血便的重症结肠炎(如假膜性结肠炎)及便秘等胃肠道症状，肝脏谷丙转氨酶、谷草转氨酶、γ-谷氨酰转肽酶、碱性磷酸酶、胆红素及尿胆原升高等。

3. 血液系统：可引起淋巴细胞和嗜酸性粒细胞增多、白细胞及中性粒细胞减少、凝血酶原时间延长、血小板增多或减少等。

4. 泌尿生殖系统：可引起血尿素氮和肌酐升高、少尿/无尿、排尿困难，严重者可出现急性肾衰竭。

5. 神经系统：可引起头痛、倦怠感、痉挛、意识障碍、失眠、精神障碍（如幻觉、错乱状态），还有出现全身强直阵挛性癫痫的个案报道。

6. 呼吸系统：可引起呼吸困难、间质性肺炎等。

(四)药物治疗浓度监测

1. 监测指征：碳青霉烯类抗菌药物在重症患者中经验性用药常常不能达到有效的血药浓度，导致重症患者的高病死率。通过治疗药物监测，可以及时调整患者的给药剂量，达到有效的治疗浓度。因此，建议对重症患者进行治疗药物监测。

2. 检测方法：高效液相色谱法、液相色谱-质谱法。

3. 监测方法：具体如下。

(1)采血时间点：对于间歇给药的患者，通常在第4次给药后或治疗开始后的24～48小时，当血药浓度达到稳态时，采血测定谷浓度；对于连续输注的患者，通常在开始治疗后的4～5个半衰期或剂量改变后采样测定。

(2)采血类型：静脉血3～5mL，留取血清或血浆测定。

(五)临床用药指导

1. 指导临床用药的选择：碳青霉烯类抗菌药物不可作为预防用药，也不宜用于治疗轻症感染，应用于敏感菌所致重症细菌感染的治疗。

2. 指导临床用药的剂量调整：中枢神经系统疾病患者及肾功能减退患者使用常规剂量的碳青霉烯类抗菌药物易致严重中枢神经系统反应，肾功能不全者及老年患者应用碳青霉烯类抗菌药物时应根据肾功能减退程度减量用药。

3. 指导临床用药的血药浓度监测：重症患者病情的严重程度、患者的个体差异，以及重症患者的治疗方法都会影响碳青霉烯类抗菌药物的药代动力学参数，致使药物不能达到有效的治疗浓度，因此建议对重症患者进行治疗药物监测，以保障患者的用药安全，提高治疗效果。

4. 药物相互作用对治疗效果和安全性的影响：用药前应评估合并用药风险，避免碳青霉烯类抗菌药物与丙戊酸同时使用。如需同时使用，应监测丙戊酸的血药浓度。

四、磺胺类药物

(一)药物特点

磺胺类抗菌药物对革兰氏阳性菌和革兰氏阴性菌均具有抗菌作用，为广谱抗菌药。

尽管目前细菌对磺胺类药物普遍存在耐药现象，但磺胺类抗菌药物体外对新型诺卡菌、恶性疟原虫和鼠弓形虫仍具有抗菌活性。根据磺胺类抗菌药物药代动力学特点和临床用途不同，本类药物可分为以下几种。①口服吸收全身应用：磺胺甲噁唑（sulfamethoxazole）、磺胺嘧啶（sulfadiazine）、复方磺胺甲噁唑（compound sulfamethoxazole）、磺胺多辛（sulfadoxine）、复方磺胺嘧啶（compound sulfadiazine）等；②口服不吸收：柳氮磺吡啶（sulfasalazine）；③局部应用：磺胺嘧啶银（silver sulfadiazine）、磺胺醋酰钠（sulfacetamide sodium）、醋酸磺胺米隆（mafenide acetate）等。临床常用的磺胺类抗菌药物的特点详见表2-6。

表2-6　磺胺类抗菌药物的特点

药物特点	药物名称			
	复方磺胺甲噁唑	磺胺米隆	磺胺嘧啶	柳氮磺吡啶
生物利用度	90%	—	—	<15%
峰浓度	磺胺甲噁唑：(46.3±2.7)μg/mL（静脉注射）；甲氧苄啶：(3.4±0.3)μg/mL（静脉注射）	—	6.04mg/100mL（口服）	6μg/mL（口服）
达峰时间	1~4小时（口服）	2小时（局部）	4小时（口服）	6小时（口服）
血浆蛋白结合率	磺胺甲噁唑：70%；甲氧苄啶：44%	—	38%~48%	>99.3%
表观分布容积	—	—	—	(7.5±1.6)L/kg
半衰期	磺胺甲噁唑：(12.8±1.8)小时；甲氧苄啶：(11.3±0.7)小时	—	—	10.4小时
清除率	—	—	—	1L/h
代谢	肝脏	肝脏	肝脏	肝脏
排泄	主要经肾脏排泄	主要经肾脏排泄	主要经肾脏排泄	主要经肾脏排泄
妊娠分级	D	—	B/X	B/D
哺乳分级	L3	—	L3	L3

（二）药物相互作用

1. 磺胺类药物与碳酸氢钠等碱化尿液的药物联合使用，可以增加磺胺类药物在碱性尿中的溶解度，使排泄增多。

2. 对氨基苯甲酸与磺胺类药物作用相互拮抗，对氨基苯甲酸可替代磺胺类药物被细菌摄取，影响抗菌效果。

3. 磺胺类药物与口服抗凝药、降糖药、苯妥英钠、甲氨蝶呤、硫喷妥钠同时使用时，可取代这些药物的蛋白结合部位，或者抑制其代谢，导致药物的作用时间延长或者是毒性发生。

4. 磺胺类药物与抑制骨髓的药物联合使用时，可能会增强骨髓抑制药物对造血系统的不良反应，如白细胞和血小板减少等。

5. 磺胺类药物与溶栓药物联合使用时，可增加其潜在的毒性作用。

6. 磺胺类药物与有肝毒性的药物联合使用时，可能会引起肝毒性发生率增高。

7. 磺胺类药物与光敏感药物联合使用时，有可能会增加光敏感药物的光敏感作用。

(三)不良反应

1. 过敏反应：常见药疹，严重者可见渗出性多形红斑、剥脱性皮炎、大疱表皮松解萎缩性皮炎等；个别患者可能发生药物热、光敏反应、关节及肌肉疼痛等，偶见过敏性休克。

2. 血液系统：缺乏葡萄糖-6-磷酸脱氢酶(G6PD)的患者容易发生溶血性贫血及血红蛋白尿(尤其在新生儿及小儿中较为常见)，以及中性粒细胞减少或缺乏症、血小板减少症及再生障碍性贫血。

3. 消化系统：可出现恶心、呕吐及食欲不振，引起肝功能损伤，出现黄疸、肝功能减退，严重者出现急性肝坏死。磺胺类药物与胆红素竞争结合部位，导致游离胆红素增高，出现高胆红素血症和新生儿核黄疸。

4. 泌尿系统：可出现结晶尿、管型尿、血尿，严重者可发生间质性肾炎或肾小管坏死。

5. 神经系统：可引起头痛、嗜睡、思维敏锐性减低及其他精神异常，偶可发生神经炎或无菌性脑膜炎。

(四)药物基因组学

磺胺类药物的主要不良反应有过敏反应、溶血性贫血等。溶血性贫血的发生可能与基因相关。目前已经发现的与磺胺类药物相关的基因有 4 种，分别是 G6PD、NAT2、HLA-C 和 HLA-B，其中 G6PD、NAT2 基因的相关研究比较多，证据比较充分。主要相关基因对磺胺类抗菌药物疗效及不良反应的影响见表 2-7。

表 2-7 主要相关基因对磺胺类抗菌药物疗效及不良反应的影响

基因	主要作用	SNP 位点	临床相关性
G6PD	编码葡萄糖-6-磷酸脱氢酶，协助葡萄糖进行新陈代谢	缺乏型	使用磺胺类抗菌药物的患者，体内缺乏 G6PD 可引起溶血性贫血

基因	主要作用	SNP 位点	临床相关性
NAT2	编码 N-乙酰基转移酶 2，是药物在体内乙酰化代谢的关键酶	*NAT2* ＊ 4，*NAT2* ＊ 5D，*NAT2* ＊ 6B，*NAT2* ＊ 7A	与 *NAT2* ＊ 5D/ ＊ 6B＋ ＊ 6B/ ＊ 6B ＋ ＊ 6B/ ＊ 6B ＋ ＊ 6B/ ＊ 7A ＋ ＊ 7A/ ＊ 7A（指定为缓慢乙酰化表型）相比，*NAT2* ＊ 4/ ＊ 4（指定为快速乙酰化表型）与肾移植患者磺胺甲噁唑代谢增加有关

(五)临床用药指导

1. 指导临床用药的基因检测：根据相关基因对患者血液系统的影响，建议检测 *G6PD* 基因是否存在缺陷，指导磺胺类抗菌药物的精准治疗。G6PD 功能缺陷可由 *G6PD* 基因的变异引起，通过酶活性检测或遗传学检测发现。

2. 指导临床用药的选择：由于 G6PD 功能缺陷的患者使用磺胺类抗菌药物可引起严重溶血性贫血，因此美国食品和药物监督管理局（FDA）建议体内缺乏 G6PD 的患者慎用磺胺类抗菌药物，应考虑使用非磺胺类抗菌药物治疗。

3. 药物相互作用对治疗效果和安全性的影响：用药前应评估合并用药风险，由于磺胺甲噁唑是 CYP2C9 的抑制剂，与其他 CYP2C9 底物（如华法林）联合使用可增强后者的作用，应注意监测联合用药的不良反应。

五、其他抗菌药物

(一)利奈唑胺

1. 药物特点：利奈唑胺（linezolid）为噁唑烷酮类抗菌药物，通过抑制细菌蛋白质的合成而发挥抗菌作用。利奈唑胺对金黄色葡萄球菌、凝固酶阴性葡萄球菌、肠球菌属、肺炎链球菌、A 组溶血性链球菌、B 组链球菌、草绿色链球菌均具有良好的抗菌作用；对卡他莫拉菌、流感嗜血杆菌、淋病奈瑟菌、艰难梭菌均具有抗菌作用；对支原体属、衣原体属、结核分枝杆菌、鸟分枝杆菌、巴斯德菌属和脑膜炎败血黄杆菌亦有一定抑制作用。肠杆菌科细菌、假单胞菌属和不动杆菌属等非发酵菌对该药耐药。

利奈唑胺口服给药后 1～2 小时达到血浆峰浓度，绝对生物利用度约为 100%。利奈唑胺血浆蛋白结合率约为 31%；儿童的表观分布容积为 0.69L/kg，青少年的为 0.61L/kg，成人的为 0.65L/kg；主要代谢为肝脏对吗啉环的氧化，只有极低程度的代谢由 P450 酶介导。利奈唑胺非肾脏清除率约占总清除率的 65%，稳态时，约有 30% 的药物以利奈唑胺的形式、50% 以代谢产物的形式随尿排泄；妊娠分级为 C 级，哺乳分级为 L3 级。

2. **药物相互作用**：利奈唑胺与拟交感药物（如伪麻黄碱等）、多巴胺能药物（如多巴胺、多巴酚丁胺）、血管活性药（如肾上腺素、去甲肾上腺素）、三环类抗抑郁药、选择性 5 -羟色胺再摄取抑制剂、抗精神分裂药等联合使用时，可能会增加 5 -羟色胺综合征的风险，严重时可能危及生命。

3. **不良反应**：利奈唑胺的常见不良反应有消化道不良反应（如腹泻、恶心、呕吐、腹痛、便秘、味觉障碍、口腔念珠菌感染、舌颜色改变等）、神经系统不良反应（如头痛、失眠、头晕等）、实验室检测指标（如肝转氨酶、胆红素、碱性磷酸酶、血小板、白细胞、血尿素氮、肌酐等）异常，其他不良反应有乳酸酸中毒、低血糖、皮疹、皮肤瘙痒及 5 -羟色胺综合征等。

4. **药物治疗浓度监测**：具体如下。

(1)监测指征：利奈唑胺导致血小板减少的不良反应与其浓度过高有关。一般在说明书推荐剂量下，利奈唑胺都能达到治疗的目标剂量，因此对于普通人群可能无须进行治疗药物监测。但对于一些特殊人群（如长疗程患者），利奈唑胺会呈现蓄积效应，药物浓度逐渐升高。因此，对于此类患者，定期进行治疗药物监测有利于预防不良反应的发生；治疗过程中药物浓度不足会影响临床治疗效果，如连续性肾脏替代治疗，由于药物清除增加，有效药物浓度受到影响，导致治疗失败。因此，此类患者也应该进行治疗药物监测，根据结果制订个体化治疗方案，提高临床治疗的成功率。

(2)检测方法：高效液相色谱法、液相色谱-质谱法。

(3)监测方法：对于间歇给药的患者，一般在第 4 次给药后或治疗开始后的 24～48 小时，当血药浓度达到稳态时，采集静脉血 3～5mL 测定谷浓度；对于连续输注的患者，一般在开始治疗后的 4～5 个半衰期或剂量改变后采集静脉血 3～5mL 测定。

5. **临床用药指导**：具体如下。

(1)指导临床用药的血药浓度监测：对于长疗程治疗或连续性肾脏替代治疗的患者，应进行血药浓度监测。

(2)指导临床用药的其他指标监测：利奈唑胺能够抑制人体线粒体蛋白质的合成，导致骨髓、视神经、脑、肾功能减退；对于应用较长疗程治疗的患者，应每周进行血小板和全血细胞计数的监测，尤其用药疗程超过 2 周或用药前已有骨髓抑制，或合并应用能导致骨髓抑制的其他药物治疗的患者。

(3)药物相互作用对治疗效果和安全性的影响：用药前应评估合并用药风险，避免与拟交感药物、多巴胺能药物、血管活性药物、三环类抗抑郁药、选择性 5 -羟色胺再摄取抑制剂及抗精神分裂药联合使用。

(二)诺氟沙星

1.药物特点：诺氟沙星(norfloxacin)为第三代喹诺酮类抗菌药物，通过抑制细菌DNA螺旋酶的A亚单位，抑制DNA的合成与复制而导致细菌死亡，主要用于单纯性下尿路感染或肠道感染。诺氟沙星口服给药后1～2小时达到血浆峰浓度，绝对生物利用度为30%～40%，血浆蛋白结合率为10%～15%；半衰期为3～4小时。肾脏和肝胆系统为主要排泄途径；妊娠分级为C级，哺乳分级为L3级。

2.药物相互作用：诺氟沙星与环孢素或茶碱类药物合用，可使后者血药浓度升高，与华法林同用可增强后者的抗凝作用。

3.不良反应：诺氟沙星的常见不良反应有胃肠道反应(如腹泻、恶心、呕吐、腹痛等)，中枢神经系统不良反应(如头晕、头痛、嗜睡或失眠等)，其他不良反应有过敏反应(如皮疹、皮肤瘙痒等)。

4.药物基因组学：目前研究发现与诺氟沙星相关的主要基因为*G6PD*。人体缺乏G6PD，可引起溶血性贫血。

5.临床用药指导：具体如下。

(1)指导临床用药的基因检测：根据诺氟沙星相关基因对患者血液系统的影响，建议检测*G6PD*基因是否存在缺陷，可通过酶活性检测或遗传学检测发现。

(2)指导临床用药的选择：FDA及加拿大卫生部(HCSC)建议体内缺乏G6PD的患者慎用诺氟沙星，应考虑使用非喹诺酮类抗菌药物治疗。

(3)药物相互作用对治疗效果和安全性的影响：用药前应评估合并用药风险，诺氟沙星与环孢素或茶碱类药物合用时，应监测环孢素或茶碱类药物的血药浓度。

(三)呋喃妥因

1.药物特点：呋喃妥因(furantoin)为合成抗菌药物，通过干扰细菌体内氧化还原酶系统发挥抗菌作用。呋喃妥因抗菌谱较广，对大多数革兰氏阳性菌及阴性菌均有抗菌作用，主要用于大肠埃希菌、腐生葡萄球菌、肠球菌属及克雷伯菌属等细菌敏感菌株所致的急性单纯性膀胱炎，亦可用于预防尿路感染。呋喃妥因口服迅速吸收而完全，可透过胎盘和血-脑脊液屏障，血清蛋白结合率为60%，半衰期为0.3～1小时，主要经肾脏排泄；妊娠分级为C级，哺乳分级为L2级。

2.药物相互作用：呋喃妥因与可导致溶血的药物合用，有使溶血反应增加的趋势；与肝毒性或神经毒性药物合用，有增加肝毒性及神经毒性的可能。

3.不良反应：呋喃妥因的常见不良反应有恶心、呕吐、腹痛等消化道不良反应，亦可发生皮疹、药物热、粒细胞减少等变态反应，有G6PD缺乏者可发生溶血性贫血。

4.药物基因组学：目前研究发现与呋喃妥因相关的主要基因为*G6PD*。人体缺乏G6PD可引起溶血性贫血。

5.临床用药指导：具体如下。

（1）指导临床用药的基因检测：根据呋喃妥因相关基因对患者血液系统的影响，建议检测 *G6PD* 基因是否存在缺陷，通过酶活性检测或遗传学检测发现。

（2）药物相互作用对治疗效果和安全性的影响：用药前应评估合并用药风险，避免呋喃妥因与肝毒性或神经毒性药物合用。

第二节　抗真菌药

抗真菌药物根据用途不同分为外用于浅表真菌感染的药物和全身应用于深部真菌感染的药物两大类。根据作用机制不同，抗真菌药物可分为：①氮唑类药物，通过抑制真菌 CYP51，导致细胞膜麦角甾醇合成受阻发挥抗真菌作用，如酮康唑（ketoconazole）、咪康唑（miconazole）、氟康唑（fluconazole）、伊曲康唑（itraconazole）、伏立康唑（voriconazole）、泊沙康唑（posaconazole）、艾沙康唑（isavuconazole）等，其中前两种药物主要用于浅表真菌感染，后四种药物主要用于深部真菌感染；②烯丙胺类药物，通过抑制角鲨烯环氧化酶，阻碍真菌细胞膜的麦角甾醇合成发挥抗真菌作用，如特比萘芬（terbinafine）及布替萘芬（butenafine）等，主要用于浅表真菌感染；③多烯类药物，通过与真菌细胞膜上的麦角甾醇结合，破坏细胞膜的屏障功能发挥抗真菌作用，如制霉菌素（nystatin）、两性霉素 B（amphotericin B）等，前者主要用于局部感染，后者主要用于系统性感染；④嘧啶类药物，主要通过抑制嘧啶核苷的合成发挥抗真菌作用，如 5－氟胞嘧啶（5－fluorocytosine），单用易产生耐药性，主要与两性霉素 B 或氟康唑合用，治疗全身性真菌感染；⑤棘白菌素类药物，通过抑制真菌细胞壁的 β－(1,3)－D－葡聚糖合成酶，阻碍细胞壁的葡聚糖合成，发挥抗真菌作用，如卡泊芬净（caspofungin）、米卡芬净（micafungin）和阿尼芬净（anidulafungin）等，主要用于全身性念珠菌感染的治疗。

一、氮唑类药物

（一）药物特点

氮唑类抗真菌药物是临床应用最为广泛的一类抗真菌药物，临床常用的氮唑类抗真菌药物的特点详见表 2－8。

表 2－8　氮唑类抗真菌药物的特点

药物特点	药物名称			
	氟康唑	伊曲康唑	伏立康唑	泊沙康唑
生物利用度	90％	55％（餐后最高）	96％	8％～47％
峰浓度	—	0.5μg/mL	—	—
达峰时间	30～90 分钟（口服）	2～5 小时（口服）	1～2 小时（口服）	3～5 小时（口服）

续表

药物特点	药物名称			
	氟康唑	伊曲康唑	伏立康唑	泊沙康唑
血浆蛋白结合率	11%～12%	99.8%	58%	98%
表观分布容积	接近体内水分总量	＞700L/kg	4.6L/kg	261L/kg
半衰期	30 小时	2～3 小时	6 小时	35 小时
清除率	—	278mL/min	—	—
代谢	肝脏	肝脏	肝脏	肝脏
排泄	主要经肾脏排泄	主要经肾脏排泄	主要经肾脏排泄	经粪便排泄
妊娠分级	C	C	D	C
哺乳分级	L2	L2	L3	L3

(二)药物相互作用

1. 抑制胃酸的药物(如 H_2 受体拮抗剂、质子泵抑制剂)或抗酸剂均可较大程度地影响泊沙康唑口服混悬液及伊曲康唑口服制剂的吸收,降低药物浓度;胃肠动力药物(如甲氧氯普胺)可减少泊沙康唑口服混悬液的吸收,降低药物浓度。

2. 氮唑类药物与西沙比利、特非那定、阿司咪唑、匹莫齐特合用,可引起 QTc 间期延长,导致严重不良反应发生。

3. 伊曲康唑与 CYP3A4 抑制剂合用,会显著升高伊曲康唑的血药浓度,可能导致不良反应的发生;与 CYP3A4 诱导剂合用,会显著降低伊曲康唑的血药浓度,从而影响其疗效;与环孢素、他克莫司等 CYP3A4 的底物合用,会显著影响后者的血药浓度。

4. 伏立康唑与 CYP2C19 诱导剂合用,会显著降低其血药浓度;与 CYP2C19 抑制剂合用,会升高其血药浓度,可能导致不良反应发生;与 CYP3A4 的底物合用,会影响后者的血药浓度。

5. 泊沙康唑与利福平合用,通过诱导 P 糖蛋白,显著减低泊沙康唑的药物浓度。

(三)不良反应

1. 消化系统:如恶心、呕吐、腹泻、腹痛、便秘、食欲减退、胃部不适等,肝转氨酶、碱性磷酸酶及胆红素升高,胆汁淤积性黄疸等。

2. 心血管系统:如心动过缓、外周性水肿、QT 间期延长等。

3. 内分泌系统:如低血钾、低血镁、肾上腺功能不全等。

4. 神经系统:如幻视、幻听、头痛、疲乏、头晕、焦虑、抑郁、谵妄等。

5. 泌尿系统:如肾功能不全等。

6. 其他:如皮疹、皮肤瘙痒、视觉异常、听力减退、血小板及中性粒细胞减少等。

(四)药物治疗浓度监测

1. 监测指征：①伏立康唑治疗窗较窄，药物相互作用较多，浓度过高时，不良反应比较突出；偶尔也会出现正常剂量下血药浓度过低的情况。②泊沙康唑口服混悬液服用后影响吸收的因素较多，个体差异较大，且临床多为预防用药，药效学指标不易判断。③伊曲康唑具有线性药动学，药物浓度的个体差异大；疗效具有明确的量-效关系，不良反应发生率也与浓度相关。

2. 检测方法：伏立康唑的检测可用高效液相色谱法、高效液相色谱-质谱联用技术、酶放大免疫测定技术；泊沙康唑检测可用高效液相色谱法、液相色谱-质谱法；伊曲康唑检测可用高效液相色谱法、液相色谱-质谱法、免疫法等。

3. 监测方法：具体如下。①采血时间点：伏立康唑给予负荷剂量 2 天可达到稳态，未给予负荷剂量时则需要 5～7 天，建议在负荷剂量下用药后 3～5 天采血；泊沙康唑口服混悬液首次血药谷浓度监测的采血时间建议为用药后 7 天；泊沙康唑注射液或肠溶片首次血药谷浓度监测的采血时间建议为用药后 5～7 天；伊曲康唑血药浓度需要 2 周时间达到稳态，但一般采取在用药后 5～7 天抽血。②采血类型：静脉血 3～5mL，留取血清或血浆样本。③监测频率：伏立康唑建议在首次监测后常规进行二次监测，当患者疾病状态发生变化、进行剂量调整或改变给药途径时，需要重复进行血药浓度监测；服用泊沙康唑的患者，当饮食状态、胃肠功能发生改变时，或联合使用其他影响其血药浓度的药物时，建议重新监测；当伊曲康唑治疗效果不佳、调整剂量、更换剂型或联合使用有相互作用的药物时，应重新监测药物浓度。

(五)药物基因组学

目前已经发现与伏立康唑相关的基因有 *ABCB1*、*CYP2C19*、*CYP3A4*、*CYP2C9* 和 *CYP3A5* 五种，其中 *CYP2C19* 基因多态性与伏立康唑血药浓度相关；与泊沙康唑相关的基因主要为 *CYP3A4*。主要相关基因多态性对药物疗效或不良反应的影响见表 2-9。

表 2-9 主要相关基因多态性对氮唑类抗菌药物疗效或不良反应的影响

基因	主要作用	双倍型	SNP 位点/代谢型	临床相关性
CYP2C19	细胞色素 P450 第二亚家族中的重要成员，人体重要的药物代谢酶	＊17/＊17	超快代谢型	伏立康唑主要由 CYP2C19 代谢，CYP2C19 酶活性下降，导致伏立康唑在体内蓄积
		＊1/＊17	快代谢型	
		＊1/＊1	正常代谢型	
		＊1/＊2、＊1/＊3、＊2/＊17	中间代谢型	
		＊2/＊2、＊2/＊3、＊3/＊3	慢代谢型	

续表

基因	主要作用	双倍型	SNP位点/代谢型	临床相关性
CYP3A4	细胞色素P450第三亚家族中的重要成员，人体重要的药物代谢酶	—	rs4646437	与GG基因型相比，AG基因型患者伏立康唑浓度可能升高；泊沙康唑可抑制CYP3A4酶的代谢，减少CYP3A4底物的代谢

(六)临床用药指导

1. 指导临床用药的基因检测：根据相关基因对伏立康唑血药浓度的影响，建议检测 *CYP2C19* 相关代谢型。

欧洲药物管理局(European Medicines Agency，EMA)药物说明书中提示，使用泊沙康唑时需注意CYP3A4酶活性对药物相互作用的影响，但并未表示在使用前需检测 *CYP3A4* 的基因代谢型。

2. 指导临床用药的剂量调整：对于超快代谢型(UM)或快代谢型(EM)患者，使用常规剂量的伏立康唑可能难以达到目标血药浓度，应考虑换用其他不经过CYP2C19代谢的药物，或增加给药剂量；对于正常代谢型(NM)患者，可使用常规剂量的伏立康唑；对于中间代谢型(IM)患者，可使用常规剂量的伏立康唑，但需要监测血药浓度及不良反应；对于慢代谢型(PM)患者，可使用常规剂量的伏立康唑，应监测血药浓度及不良反应，必要时降低给药剂量或更换其他不经过CYP2C19代谢的药物。

3. 药物相互作用对治疗效果和安全性的影响：用药前应评估合并用药风险，氮唑类抗真菌药物禁止与西沙比利、特非那定、阿司咪唑、匹莫齐特合用；避免与抑制胃酸药、CYP2C19诱导剂或抑制剂、CYP3A4的底物合用，如需合用，需要监测氮唑类抗真菌药物的血药浓度，根据监测结果调整给药剂量。

二、其他药物——特比萘芬

(一)药物特点

特比萘芬(terbinafine)为丙烯胺类抗真菌药物，具有广谱抗真菌活性，通过抑制真菌的角鲨烯环氧化酶而干扰真菌细胞膜麦角固醇的生物合成起到杀菌或抑菌作用，适用于皮肤癣菌所致的手指及足趾甲癣。本药口服吸收迅速，生物利用度>70%，口服1.5小时后血药峰浓度为1.3μg/mL，血浆蛋白结合率高达99%，表观分布容积>

2000L，消除半衰期为 17 小时；在肝内代谢，70％从尿中排出，部分由粪便中排出。

(二)药物相互作用

特比萘芬与肝药酶诱导药(如苯巴比妥、利福平等)联用，可加快其血浆清除；与肝药酶抑制药(如西咪替丁等)联用，可抑制其血浆清除；与咖啡因合用，可延长咖啡因的半衰期；与口服避孕药合用，可能发生月经不调。

(三)不良反应

特比萘芬耐受性好，常见的不良反应为胃肠道症状，如恶心、胃部不适、腹胀、食欲缺乏、腹痛、腹泻等；可见轻型皮肤反应，如皮疹、荨麻疹等；偶见转移酶升高或粒细胞减少，一般停药后均能恢复。

(四)药物基因组学

目前已经发现与特比萘芬相关的基因有 *CYP2D6*、*CYP2C19*、*CYP1A2*、*CYP3A4*、*CYP2C9* 和 *CYP2C8*，其中 *CYP2D6* 为主要相关基因。CYP2D6 为细胞色素 P450 第二亚家族中的重要成员，人体重要的药物代谢酶。特比萘芬是 CYP2D6 的抑制剂，与经 CYP2D6 代谢的药物联合使用时，需要调整后者的给药剂量。

(五)临床用药指导

目前暂无证据证明使用特比萘芬时需要进行基因检测，但与经 CYP2D6 代谢的药物联合使用时，应密切监测不良反应的发生，同时考虑减少经 CYP2D6 代谢药物的给药剂量。

第三节　抗病毒药

抗病毒药物根据作用(抗病毒谱)可分为：①广谱抗病毒药物，如利巴韦林(ribavirin)、膦甲酸钠(sodium phosphonate)；②抗反转录酶病毒药物，如阿巴卡韦(abacavir)、阿扎那韦(atazanavir)、利托那韦(ritonavir)及茚地那韦(indinavir)等；③抗巨细胞病毒药物，如更昔洛韦(ganciclovir)等；④抗疱疹病毒药物，如阿糖腺苷(vidarabine)、阿昔洛韦(acyclovir)、伐昔洛韦(valacyclovir)等；⑤抗流感及呼吸道病毒药物，如金刚乙胺(rimantadine)、金刚烷胺(amantadine)等；⑥抗肝炎病毒药物，如拉米夫定(lamivudine)、干扰素(interferon)等。

根据化学结构特点不同，抗病毒药物可分为：①核苷类药物，如阿昔洛韦、更昔洛韦、利巴韦林、伐昔洛韦等；②三环胺类，如金刚烷胺、金刚乙胺等；③蛋白酶抑制剂，如阿扎那韦、利托那韦等；④焦磷酸类，如膦甲酸钠等；⑤反义寡核苷酸；⑥其他类，如干扰素等。目前已经上市的抗病毒药物中，核苷类药物占半数以上，在抗病毒治疗中具有相当重要的地位。

目前已经发现与基因相关的抗病毒药物主要有阿巴卡韦、阿扎那韦、利托那韦、茚地那韦及聚乙二醇干扰素 α-2b。

一、阿巴卡韦

(一)药物特点

阿巴卡韦口服吸收迅速，绝对生物利用度约为 83%，片剂血浆浓度平均达峰时间为 1.5 小时，口服溶液约为 1 小时；静脉给药后，表观分布容积约为 0.8L/kg；体外血浆蛋白结合研究表明，阿巴卡韦治疗浓度时与人血浆蛋白呈低、中度结合，约为 49%；阿巴卡韦主要由肝脏代谢，平均半衰期为 1.5 小时，代谢产物主要经尿排出；FDA 妊娠分级为 C 级，哺乳分级为 L2 级。

(二)药物相互作用

1. 阿巴卡韦与强效酶诱导剂(如利福平、苯巴比妥或苯妥英等)联用，可降低阿巴卡韦的血浆浓度。

2. 阿巴卡韦与乙醇共用，会影响阿巴卡韦的代谢，但阿巴卡韦不改变乙醇的代谢。

3. 阿巴卡韦与美沙酮联用，可增加美沙酮的清除，需考虑美沙酮给药剂量。

(三)不良反应

1. 胃肠道系统：如恶心、呕吐、腹泻和厌食等。

2. 过敏反应：可引起发热、皮疹，以及非常罕见的表现(如多形性红斑、史-约综合征、中毒性表皮坏死)等。

3. 呼吸系统：如呼吸困难、咳嗽、咽喉痛、成人呼吸窘迫综合征等。

4. 其他：肌肉及骨骼症状，如肌痛、肌溶解、关节痛等。

(四)药物基因组学

目前已经发现与阿巴卡韦相关的基因有 *HLA-B*、*LST1*、*LTB* 及 *TNF* 四种，影响阿巴卡韦疗效的主要相关基因为 *HLA-B*。主要相关基因对阿巴卡韦疗效和不良反应的影响见表 2-10。

表 2-10　主要相关基因对阿巴卡韦疗效和不良反应的影响

基因	主要作用	单倍型	临床相关性
HLA-B	人类白细胞抗原 B，主要负责免疫系统中细胞之间的相互识别和诱导免疫反应，调节免疫应答	*57:01	与不携带者相比，携带 1 个或 2 个 *HLA-B* *57:01 等位基因的患者服用阿巴卡韦时会增加过敏反应的风险

(五)临床用药指导

1. 指导临床用药的基因检测：根据相关基因与阿巴卡韦不良反应的关系，建议患者在使用阿巴卡韦前检测 *HLA-B* *57:01 等位基因，不推荐携带 *HLA-B* *57:01

等位基因的患者使用阿巴卡韦。

2. 药物相互作用对治疗效果和安全性的影响：用药前应评估合并用药风险，避免阿巴卡韦与强效酶诱导剂、乙醇及美沙酮联用。

二、阿扎那韦

(一)药物特点

阿扎那韦口服吸收迅速，口服后达峰时间约为 2.5 小时，与食物同服可增加生物利用度；血清蛋白结合率为 86%，主要经肝脏代谢，经粪便排泄，平均消除半衰期为 7 小时；FDA 妊娠分级为 B 级，哺乳期患者慎用。

(二)药物相互作用

1. 阿扎那韦与利福平联用，可降低利福平的血浆浓度，导致治疗无效或出现耐药。

2. 阿扎那韦与伊立替康联用，会干扰伊立替康代谢，导致其毒性增强。

3. 阿扎那韦与咪达唑仑、三唑仑联用，会增强镇静作用或呼吸抑制，导致严重或危及生命的不良事件发生。

4. 阿扎那韦与质子泵抑制剂联用，阿扎那韦血浆浓度会明显降低，疗效下降。

(三)不良反应

1. 胃肠道系统：如恶心、呕吐、腹泻、胃痛等。

2. 神经系统：如失眠、眩晕、抑郁等。

3. 皮肤及其附属器官：如皮疹、皮肤及眼睛发黄等。

4. 内分泌系统：可诱发糖尿病和血糖升高。

5. 其他：可增加血液病患者出血倾向，导致心电图 PR 间期延长。

(四)药物基因组学

目前已经发现与阿扎那韦相关的基因有 *ABCB1*、*ABCC2*、*CYP2C19*、*CYP3A5*、*CYP3A4*、*NR1I2*、*SORCS2*、*UGT1A1*、*UGT1A3* 及 *UGT1A7*，影响阿扎那韦疗效的主要相关基因为 *UGT1A1*、*ABCB1* 及 *CYP2C19*。主要相关基因对阿扎那韦疗效和不良反应的影响见表 2-11。

(五)临床用药指导

1. 指导临床用药的基因检测：根据相关基因与阿扎那韦不良反应的相关性，建议患者在使用阿扎那韦前检测 *UGT1A1* 相关代谢型，以指导阿扎那韦的精准治疗。

2. 药物相互作用对治疗效果和安全性的影响：FDA、PMDA、HCSC 说明书中均提示，不建议伏立康唑和阿扎那韦/利托那韦合用；若对患者风险评估合用受益大于风险时，建议检测 *CYP2C19* 相关代谢型。对于 *CYP2C19* 慢代谢型患者，推荐密切监测其临床表现和实验室指标变化。

表 2-11 主要相关基因对阿扎那韦疗效和不良反应的影响

基因	主要作用	双倍型	代谢型	临床相关性
UGT1A1	尿苷二磷酸葡糖醛酸转移酶 1A1，使各种不同外源性药物和内生底物葡萄糖醛酸化后，从体内被清除	*1/*1	正常代谢型	相对于中间代谢型或慢代谢型 HIV 感染患者，正常代谢型患者发生高胆红素血症甚至黄疸风险较低，在较低剂量下出现治疗终止的风险较低
		*1/*28、*1/*6	中间代谢型	
		*28/*28	慢代谢型	
CYP2C19	细胞色素 P450 第二亚家族中重要成员，为人体重要的药物代谢酶	—	—	与阿扎那韦/利托那韦和伏立康唑联合使用后的血药浓度相关

三、利托那韦

(一)药物特点

利托那韦口服后 2~4 小时达血浆峰浓度，单次服用 600mg 后表观分布容积为20~40L/kg；蛋白结合率为98%~99%；在肝脏被 CYP450 酶广泛代谢，主要经粪便排泄，清除半衰期为 3~5 小时；澳大利亚妊娠分级为 B3 级，哺乳分级为 L3 级。

(二)药物相互作用

1. 利托那韦与镇痛剂(如哌替啶)合用，会增加严重呼吸抑制、血液系统异常的风险。

2. 利托那韦与抗心律失常药(如胺碘酮)合用，会增加心律失常或这类药物所致其他严重不良反应发生的风险。

3. 利托那韦与抗真菌药物伏立康唑合用，会降低伏立康唑的血药浓度，可能导致失效。

4. 利托那韦与镇静催眠药(如地西泮)合用，会增加此类药物所致过度镇静和呼吸抑制的风险。

5. 利托那韦与主要通过 CYP3A4 代谢的药物合用，会导致后者的血药浓度升高，增加不良反应的发生风险。

6. 利托那韦与主要通过 CYP1A2、CYP2C8、CYP2C9、CYP2C19 代谢的药物合用，会导致后者的血药浓度降低、疗效减弱或持续作用时间缩短。

7. 利托那韦与含有圣约翰草的制剂合用，会导致利托那韦的血药浓度降低。

(三)不良反应

1. 胃肠道系统：如腹痛、恶心、呕吐、腹泻、消化不良等。

2. 神经系统：如口周感觉异常、头痛、头晕、失眠、焦虑等。

3. 呼吸系统：如咽炎、口咽疼痛，咳嗽。

4. 皮肤及其附属器官：如皮疹、瘙痒，严重者可出现史-约综合征、中毒性表皮坏死松解症等。

5. 骨骼肌肉和结缔组织病变：如关节痛、背痛、肌炎、横纹肌溶解、肌痛等。

6. 其他：可引起血液和淋巴系统异常、发热、疲劳、潮红、体重减轻、实验室指标(如三酰甘油与胆固醇、丙氨酸转氨酶与天冬氨酸转氨酶、尿酸值)升高等。

(四)药物基因组学

目前已经发现与利托那韦相关的基因有 ABCB1、ABCC1、ABCC2、APOE、APOA4、APOC1、APOC3、CYP3A5、CYP2D6、IFNL3、TOMM40、UGT1A1 及 UGT1A7，影响利托那韦疗效的主要相关基因为 CYP3A5、CYP2D6 及 UGT1A1。主要相关基因对利托那韦疗效或不良反应的影响见表 2-12。

表 2-12 主要相关基因对利托那韦疗效或不良反应的影响

基因	主要作用	SNP 位点	临床相关性
IFNL3	干扰素-λ 蛋白家族成员 3，阻碍病毒感染的清除	rs12979860	CC 基因型丙型肝炎患者与 CT 或 TT 基因型患者相比，三联疗法(特拉匹韦、聚乙二醇干扰素 α-2a/b 和利巴韦林)的反应率可能更高
		rs8099917	TT 基因型慢性丙型肝炎患者与 GG 或 GT 基因型患者相比，聚乙二醇干扰素 α 和利巴韦林治疗的反应可能更高
		rs11881222	AA 基因型丙型肝炎或 HIV 感染者与 AG 或 GG 基因型患者相比，聚乙二醇干扰素-α 和利巴韦林治疗的反应可能更好
CYP2D6	细胞色素 P450 第二亚家族中的重要成员，人体重要的药物代谢酶	—	与利托那韦代谢相关
CYP3A4	细胞色素 P450 第三亚家族中的重要成员，人体重要的药物代谢酶	—	与利托那韦代谢相关

基因	主要作用	SNP 位点	临床相关性
UGT1A1	尿苷二磷酸葡糖醛酸转移酶 1A1，使各种不同外源性药物和内生底物葡萄糖醛酸化，使其更好地从体内被清除	rs8175347	给予低剂量利托那韦治疗时，相对于＊1/＊1 基因型，＊1/＊28 基因型的 HIV 感染者发生高胆红素血症风险较高，而＊28/＊28 基因型 HIV 感染者除了发生高胆红素血症风险（严重者出现黄疸）较高，出现中断该药物治疗的可能性也较大

(五)临床用药指导

1. 指导临床用药的基因检测：根据相关基因与利托那韦疗效及不良反应的相关性，建议患者在使用利托那韦前检测 *UGT1A1*（rs8175347）基因型，指导利托那韦的精准治疗。

2. 药物相互作用对治疗效果和安全性的影响。

(1)利托那韦为 CYP3A4 和 CYP2D6 抑制剂，与主要通过 CYP3A4 代谢的药物合用时，会导致后者血药浓度升高，引起疗效的增强或不良反应发生的风险。

(2)利托那韦诱导 CYP1A2 和葡糖醛酸转移酶介导的奥氮平的代谢，联用或停用时应监测奥氮平的血药浓度及疗效。

四、茚地那韦

(一)药物特点

茚地那韦口服快速吸收，达峰时间约为 0.8 小时，单次给药 800mg 的生物利用度约为 65%，与血浆蛋白结合率约为 60%；茚地那韦主要由肝脏代谢，半衰期约为 1.8 小时，代谢产物主要经尿液排出；FDA 妊娠分级为 C 级，哺乳分级为 L5 级。

(二)药物相互作用

1. 茚地那韦与强效 CYP3A4 诱导剂（如利福平等）联用，可降低茚地那韦的血浆浓度；与 CYP3A4 抑制剂（如伊曲康唑）联用，能升高茚地那韦的血浆浓度。

2. 茚地那韦与通过 CYP3A4 途径代谢的 HMG－CoA 还原酶抑制剂（如阿托伐他汀）合用时，肌病（包括横纹肌溶解）的危险性会显著增加。

3. 茚地那韦与含有圣约翰草的制剂合用，茚地那韦的血药浓度会降低。

4. 茚地那韦与磷酸二酯酶抑制剂合用，可明显提高此类药物的血药浓度。

(三)不良反应

1. 消化系统：如腹胀、肝功能异常、肝炎等。

2. 神经系统：如口腔感觉异常等。

3. 皮肤及其附属器官：如皮疹、色素沉着、脱发、荨麻疹等。

4. 心血管系统：如心肌梗死、心绞痛等。

5. 其他：血友病患者自发性出血增加、急性溶血性贫血、肾结石，以及新发糖尿病或原有糖尿病加重等。

(四)药物基因组学

目前已经发现与茚地那韦相关的基因有 CYP3A4 和 UGT1A1。相关基因对茚地那韦疗效和不良反应的影响见表 2-13。

表 2-13　相关基因对茚地那韦疗效和不良反应的影响

基因	主要作用	单倍型	SNP 位点	临床相关性
CYP3A4	细胞色素 P450 第三亚家族中的重要成员，人体重要的药物代谢酶	*1B	rs2740574	与 CT/TT 基因型患者相比，TT 基因型 HIV 感染者代谢比较慢
UGT1A1	尿苷二磷酸葡糖醛酸转移酶 1A1，使各种不同外源性药物和内生底物葡萄糖醛酸化，使其更好地从体内被清除	*28	rs8175347	与 *1/*28 或 *1/*1 基因型患者相比，*28/*28 基因型患者发生高胆红素血症风险比较高
		*6	rs4148323	与 GG 基因型患者相比，AG 基因型 HIV 感染者发生高胆红素血症风险比较高

(五)临床用药指导

1. 指导临床用药的基因检测：鉴于相关基因与茚地那韦代谢及不良反应关系的证据级别较低，建议患者在有需要时检测 CYP3A4 和 UGT1A1 相关基因，以指导药物精准治疗。

2. 药物相互作用对治疗效果和安全性的影响：①茚地那韦为 CYP3A4 抑制剂，与胺碘酮、特非那定、西沙必利、阿司咪唑、麦角衍生物及咪达唑仑等 CYP3A4 底物的药物合用时，会导致这些药物的血药浓度升高，引起疗效的增强或严重不良反应的发生。②茚地那韦与克拉霉素、伊曲康唑等 CYP3A4 抑制剂合用时，茚地那韦血药浓度会升高，应调整给药剂量。

五、聚乙二醇干扰素 α-2b

(一)药物特点

聚乙二醇干扰素 α-2b 是干扰素 α-2b 的衍生物，其最大血清浓度呈剂量相关性增加，皮下给药之后，72~96 小时达峰浓度，绝对生物利用度为 61%~84%，表观分布容积为 8~14L/kg，终末消除半衰期为 60~80 小时，主要经肾脏代谢及排泄，少部分通过胆汁排泄。FDA 妊娠分级为 C 级，哺乳期患者慎用。

(二)药物相互作用

1. 聚乙二醇干扰素 α-2b 与替比夫定合用，可增加周围神经病变的风险。

2. 聚乙二醇干扰素 α-2b 可抑制细胞色素 P1A2 活性，与茶碱合用，茶碱的血药浓度会升高。

(三)不良反应

1. 消化系统：如胃肠胀气、腹泻、腹痛、体重下降、厌食、恶心、呕吐、便秘等。

2. 神经系统：如抑郁、易激动、失眠、焦虑、精神紧张、注意力障碍、头晕等。

3. 皮肤及其附属器官：如皮肤红斑、皮疹、瘙痒、皮肤干燥或不适感、出汗增加等。

4. 骨骼肌肉和结缔组织：如关节痛、骨骼肌疼痛等。

5. 其他：如注射部位疼痛、疲乏感、寒战、发热、流感样症状、虚弱、月经过多、月经失调等。

(四)药物基因组学

目前已经发现与聚乙二醇干扰素 α-2b 相关的基因有 *CXCL10*、*ITPA*、*IFNL3*、*IFNL4*、*HLA-C*、*HLA-B*、*LDLR*、*SLC29A1*、*VDR* 等 18 种，影响聚乙二醇干扰素 α-2b 疗效的主要相关基因为 *ITPA*、*IFNL3*、*IFNL4* 及 *VDR*。主要相关基因对聚乙二醇干扰素 α-2b 疗效和不良反应的影响见表 2-14。

表 2-14 主要相关基因对聚乙二醇干扰素 α-2b 疗效和不良反应的影响

基因	主要作用	SNP 位点	临床相关性
ITPA	三磷酸肌酐焦磷酸酶，以同型二聚体存在于细胞质中的 HAM1NTPase 蛋白家族成员；编码蛋白的缺陷引起三磷酸肌酐焦磷酸化酶缺乏，进而导致红细胞聚集	rs1127354	与 CC 基因型患者相比，AA 和 AC 基因型丙型肝炎患者在采用聚乙二醇干扰素 α-2a/b 和利巴韦林治疗时，发生贫血的风险降低，但发生血小板减少的风险增加
		rs7270101	与 CC 基因型患者相比，AA 和 AC 基因型丙型肝炎患者在采用聚乙二醇干扰素 α-2a/b 和利巴韦林治疗时，发生血小板减少的风险降低，发生贫血的风险增加
VDR	维生素 D 受体，维持机体钙-磷代谢，具有调节细胞增殖、分化作用	rs2228570	与 GG 基因型患者相比，AA 或 AG 基因型丙型肝炎患者采用聚乙二醇干扰素 α-2a/b 联合利巴韦林治疗的持续性病毒学应答更好

基因	主要作用	SNP 位点	临床相关性
VDR	维生素 D 受体，维持机体钙-磷代谢，具有调节细胞增殖、分化作用	rs368234815	与 GG 或 G/TT 基因型患者相比，TT/TT 基因型丙型肝炎患者采用聚乙二醇干扰素 α-2a/b 联合利巴韦林治疗的持续性病毒学应答更好，但治疗失败的概率也更高
IFNL3/IFNL4	阻碍病毒感染的清除	rs12979860	与 TT 或 CT 基因型患者相比，CC 基因型丙型肝炎患者具有较高的自发清除能力，基因 1 型患者采用聚乙二醇干扰 α-2a/b 利巴韦林＋替拉瑞韦治疗的病毒学应答更好，可缩短治疗总疗程
IFNL3	阻碍病毒感染的清除	rs11322783	GG 基因型和慢性丙型肝炎感染患者与 TT 基因型患者相比，对 pegIFN-α/利巴韦林的反应（包括持续的病毒学反应）可能降低
		rs8099917	与 GG 或 GT 基因型患者相比，TT 基因型丙型肝炎基因 1 型患者采用聚乙二醇干扰素 α-2a/b＋利巴韦林＋替拉瑞韦治疗的病毒学应答更好
		rs11881222	与 GG 或 AG 基因型患者相比，AA 基因型丙型肝炎患者或 HIV 感染者采用聚乙二醇干扰素 α-2a/b 联合利巴韦林治疗的病毒学应答更好

(五)临床用药指导

1. 指导临床用药的基因检测：根据相关基因与聚乙二醇干扰素 α-2b 剂量、不良反应的关系，建议患者在使用聚乙二醇干扰素 α-2b 前检测 *ITPA*、*IFNL3*、*IFNL4* 及 *VDR* 基因型。

2. 指导临床用药的方案调整：*IFNL3* 中 rs12979860 位点基因型在预测聚乙二醇干扰素 α-2b 在 *HCV* 基因 1 型患者中疗效的证据级别较高；与携带 rs12979860 TT 或 CT 基因型患者相比，携带 rs12979860 CC 基因型的丙型肝炎患者采用聚乙二醇干扰素 α-2b 治疗的病毒学应答更好，可依据 *IFNL3* 中 rs12979860 位点的基因型调整药物治疗方案。

3. 药物相互作用对治疗效果和安全性的影响：聚乙二醇干扰素 α-2b 与茶碱合用时，需要调整茶碱的给药剂量，并监测血药浓度。

第四节 抗疟药

疟疾是由疟原虫寄生于人体引起的传染性寄生虫病，主要包括恶性疟、间日疟、三日疟、卵形疟以及人猴共患的诺氏疟原虫。疟原虫在人体内的发育包括红外期（肝内期）和红内期两个阶段。全球抗疟药物主要分为杀灭红内期疟原虫和杀灭肝内期疟原虫两大类。其中，因红内期疟原虫与疟疾的临床发作有关，肝内期疟原虫与疟疾的复发有关，故杀灭红内期疟原虫药物又被称为控制临床发作药物，杀灭肝内期疟原虫药物又被称为抗复发药物。目前常用的控制临床发作药物有氯喹（chloroquine）、羟氯喹（hydroxychloroquine）、奎宁（quinine）、青蒿素（artemisinin）等；抗复发药物有伯氨喹（primaquine）。

一、奎宁

（一）药物特点

奎宁为喹啉类衍生物，能与疟原虫的 DNA 结合形成复合物，抑制 DNA 的复制和 RNA 的转录，从而抑制原虫的蛋白质合成，主要用于治疗耐氯喹的恶性疟原虫疟疾，也可用于治疗间日疟。奎宁口服后吸收迅速而完全，蛋白结合率约为 70%，一次服药后血液浓度达峰时间为 1～3 小时，半衰期约为 8.5 小时。奎宁在肝脏中被氧化分解，代谢物及少量原形药经肾排泄。其 FDA 妊娠分级为 C 级，哺乳分级为 L2 级。

（二）药物相互作用

1. 奎宁与制酸药及含铝制剂合用，会减少奎宁的吸收。

2. 奎宁与抗凝药合用，抗凝作用会增强。

3. 奎宁与肌肉松弛药合用，可能会引起呼吸抑制。

4. 奎宁与奎尼丁合用，金鸡纳反应会增强。

5. 奎宁与碱化尿液药物碳酸氢钠、维生素 K 合用，会增加奎宁的吸收，导致奎宁的血药浓度及毒性增强。

6. 奎宁与吩噻嗪类、氨基糖苷类药物合用，会导致耳鸣、眩晕发生率增加。

7. 奎宁与硝苯地平合用，会导致游离奎宁的浓度增高。

（三）不良反应

1. 每日剂量超过 1g 或联用较久，会导致金鸡纳反应，出现耳鸣、头痛、恶心、呕吐、视力减退等；24 小时内剂量大于 4g，可直接损害神经组织，并收缩视网膜血管，出现复视、视野缩小、弱视等；大剂量中毒，可抑制心肌，延长不应期，减慢传导，有时可致血压骤降、呼吸变慢及变浅等。

2. 引起过敏反应，出现皮疹、瘙痒、哮喘等。

3. 其他：急性溶血(黑尿热)致死。

(四)药物基因组学

目前发现与奎宁相关的基因有 *G6PD* 和 *CYP2D6*。主要相关基因对奎宁疗效或不良反应的影响见表 2-15。

表 2-15 主要相关基因对奎宁疗效或不良反应的影响

基因	主要作用	SNP 位点	临床相关性
G6PD	葡萄糖-6-磷酸脱氢酶，一种存在于人体红细胞内协助葡萄糖进行新陈代谢的酵素，在代谢过程中会产生还原型烟酰胺腺嘌呤二核苷酸磷酸(NADPH)物质	—	体内缺乏 G6PD 的患者使用奎宁时易发生溶血性贫血
CYP2D6	细胞色素 P450 第二亚家族 D 成员，参与多种药物的代谢	—	接受奎宁 750mg/d，持续 2 天治疗，会降低患者的地昔帕明代谢，但对 CYP2D6 代谢较差的患者没有影响

(五)临床用药指导

1. 指导临床用药的基因检测：根据相关基因与奎宁不良反应的关系，建议患者在使用奎宁前检测 *G6PD* 基因。

2. 指导临床用药的选择：FDA 及 HCSC 建议，*G6PD* 基因缺陷的患者应慎用奎宁，考虑使用其他药物替代治疗。

3. 药物相互作用对治疗效果和安全性的影响：尽量避免奎宁与制酸药、含铝制剂、肌肉松弛药、奎尼丁、硝苯地平、碱化尿液药物及耳毒性药物联用；与抗凝药合用时，需要调整抗凝药的用药剂量。

二、氯喹

(一)药物特点

氯喹为 4-氨基喹啉类抗疟药，可干扰疟原虫裂殖体 DNA 的复制与转录过程或阻碍其内吞作用，从而使虫体由于缺乏氨基酸而死亡。氯喹主要作用于红内期裂殖体，用于治疗疟疾急性发作，并控制疟疾症状；也可用于治疗肝阿米巴病、肺吸虫病、光敏性疾病等。氯喹口服后吸收快而完全，服药后 1～2 小时血药浓度达峰值，蛋白结合率约为 55%，半衰期为 2.5～10 天；在肝脏中被代谢转化，代谢物为去乙基氯喹，仍有抗疟作用，少量氯喹以原形经肾排泄，约 8% 随粪便排泄，也可由乳汁排出。其FDA 妊娠分级为 C 级，哺乳分级为 L2 级。

(二)药物相互作用

1. 氯喹与保泰松合用,易引起过敏性皮炎。

2. 氯喹与氯丙嗪合用,易加重肝脏负担。

3. 氯喹与链霉素等对神经肌肉接头有直接抑制作用的药物合用,可加重神经肌肉接头的抑制作用。

4. 氯喹与肝素或青霉胺合用,可增加出血的概率。

(三)不良反应

1. 治疗疟疾时不良反应较少,口服可见头晕、头痛、眼花、食欲减退、恶心、呕吐、腹痛、腹泻、皮肤瘙痒、皮疹甚至剥脱性皮炎、耳鸣等。

2. 治疗肺吸虫、华支睾吸虫病及结缔组织疾病时,用药量大,疗程长,可出现眼毒性。

3. 其他:如听力损害、心律失常、药物性精神病、白细胞减少、溶血、再生障碍性贫血、紫癜等。

(四)药物基因组学

目前发现与氯喹相关的基因有 *G6PD*。主要相关基因对氯喹疗效和不良反应的影响见表 2 - 16。

表 2 - 16　主要相关基因对氯喹疗效和不良反应的影响

基因	主要作用	SNP 位点	临床相关性
G6PD	葡萄糖-6-磷酸脱氢酶,一种存在于人体红细胞内协助葡萄糖进行新陈代谢的酶,在代谢过程中会产生 NADPH 物质	—	体内缺乏 G6PD 的患者使用氯喹后易发生溶血性贫血

(五)临床用药指导

1. 指导临床用药的基因检测:根据相关基因与氯喹不良反应的关系,建议患者在使用氯喹前检测 *G6PD* 基因。

2. 指导临床用药的选择:FDA 说明书建议,*G6PD* 基因缺陷的患者应慎用氯喹。对于长期使用氯喹治疗的患者,应定期监测全血细胞计数,在治疗中发现任何与疾病无关的血液毒性反应时,应考虑停用氯喹。

3. 药物相互作用对治疗效果和安全性的影响:避免氯喹与肝损伤药物、神经肌肉接头有直接抑制作用的药物联用;与肝素或青霉胺合用时,应监测凝血功能。

三、伯氨喹

(一)药物特点

伯氨喹为 8 -氨基喹啉类衍生物,通过抑制线粒体的氧化作用使疟原虫摄氧量减少，主要用于根治间日疟和控制疟疾传播，常与氯喹或乙胺嘧啶联用。口服后吸收迅速而完全，生物利用度约为96%，服药后约1小时血液浓度达峰值，半衰期约为5.8小时；大部分在体内代谢，仅1%由尿中排泄。FDA妊娠分级为C级，哺乳期避免使用。

(二)药物相互作用

1. 与米帕林、氯胍联用，伯氨喹的血药浓度会升高，维持时间延长，毒性增加，但疗效未见增加。

2. 与具有溶血作用和抑制骨髓造血功能的药物联用，溶血及骨髓抑制的不良反应会增加。

(三)不良反应

1. 单日剂量大于30mg(基质)时，易发生疲倦、头晕、恶心、呕吐、腹痛等不良反应，少数患者会出现药物热、粒细胞缺乏等。

2. G6PD缺乏者服用该药可发生急性溶血性贫血，出现发绀、胸闷等表现。

(四)药物基因组学

目前发现与伯氨喹相关的基因主要有 *G6PD*、*CYB5R1*、*CYB5R2*、*CYB5R3* 和 *CYB5R4*。主要相关基因对伯氨喹疗效和不良反应的影响见表2-17。

表2-17　主要相关基因对伯氨喹疗效和不良反应的影响

基因	主要作用	SNP位点	临床相关性
G6PD	葡萄糖-6-磷酸脱氢酶，一种存在于人体红细胞内协助葡萄糖进行新陈代谢的酶素，在代谢过程中会产生NADPH物质	rs1050828	与CC基因型患者相比，CT或TT基因型患者给予伯氨喹治疗时发生中度贫血的可能性更大
CYB5R1	细胞色素b5还原酶，编码NADH-细胞色素b5还原酶，为人体重要的药物代谢酶	—	NADH-细胞色素b5还原酶缺乏者应用伯氨喹时会增加高铁血红蛋白发生的风险；新生儿体内NADH-细胞色素b5还原酶水平比成人低，药物清除时间延长，更容易发生高铁血红蛋白血症
CYB5R2			
CYB5R3			
CYB5R4			

(五)临床用药指导

1. 指导临床用药的基因检测：根据相关基因与伯氨喹不良反应的关系，建议患者在使用伯氨喹前检测 *G6PD*、*CYB5R1*、*CYB5R2*、*CYB5R3* 和 *CYB5R4* 基因。

2. 指导临床用药的选择：FDA及HCSC建议，*G6PD* 基因缺陷的患者应慎用伯氨喹，在治疗中发现任何与疾病无关的血液毒性反应时，应考虑停用伯氨喹；NADH –细胞色素 b5 还原酶缺乏者应慎用伯氨喹。

3. 药物相互作用对治疗效果和安全性的影响：避免伯氨喹与米帕林、氯胍及具有溶血作用和抑制骨髓造血功能的药物联用，以免发生不良反应。

（袁海玲）

参考文献

［1］　张相林. 治疗药物监测临床应用手册［M］. 北京：人民卫生出版社，2020.

［2］　杨海燕 . 基于多重 PCR 扩增子测序的中国新生儿遗传性耳聋突变检测［D］. 郑州：郑州大学，2021.

［3］　王辰，姚树坤 . 精准医学：药物治疗纲要［M］.2 版 . 北京：人民卫生出版社，2021.

［4］　GAMMAL R S，PIRMOHAMED M，SOMOGYI A A，et al. Expanded Clinical Pharmacogenetics Implementation Consortium（CPIC）guideline for medication use in the context of G6PD genotype［J］. Clinical pharmacology and therapeutics，2022，113(5)：973 – 985.

［5］　高路，甄诚，鹿辉，等 . 抗真菌药物非临床药效学研究技术指南［J］. 中国抗生素杂志，2023(1)：25 – 31.

［6］　JENKS J D，SALZER H J F，PRATTES J. Spotlight on isavuconazole in the treatment of invasive aspergillosis and mucormycosis：design，development，and place in therapy［J］. Drug Des Devel Ther，2018(12)：1033 – 1044.

［7］　泊沙康唑临床应用专家组 . 泊沙康唑临床应用专家共识(2022 版)［J］. 中华临床感染病杂志，2022(5)：321 – 332.

［8］　周慧宇，朱梅，王玉成 .ProTide 技术研究进展及其在抗病毒药物研究领域中的应用［J］. 药学学报，2023(6)：1540 – 1556.

［9］　孙彦莹，康东伟，高升华，等 . 核苷类抗病毒药物研究进展［J］. 中国药物化学杂志，2021(1)：55 – 75.

［10］　吕晓凤，许娴，李卫东，等 .《抗疟药使用规范》(WS/T485—2016)的追踪评价［J］. 中国卫生标准管理，2022(13)：6 – 10.

第三章 心血管系统疾病的精准药学服务

第一节 抗血小板药

抗血小板药物可通过预防或逆转血小板聚集降低心脑血管事件的发生率及死亡率，被广泛用于动脉粥样硬化性心脏病、经皮冠状动脉介入术、心肌梗死、脑梗死、外周动脉疾病等的预防或治疗。目前临床使用的抗血小板类药物包括环氧化酶-1（COX-1）抑制剂阿司匹林（aspirin）、吲哚布芬（indobufen），二磷酸腺苷受体拮抗剂（P2Y12）氯吡格雷（clopidogrel）、替格瑞洛（ticagrelor），磷酸二酯酶（PDE）抑制剂双嘧达莫（dipyridamole）、西洛他唑（cilostazol），血小板糖蛋白Ⅱb/Ⅲa受体抑制剂阿昔单抗（abciximab）、替罗非班（tirofiban），蛋白酶激活受体-1（PAR-1）拮抗剂沃拉帕沙（vorapaxar）等。

一、环氧化酶-1抑制剂

（一）药物特点

环氧化酶-1（COX-1）抑制剂的代表药物有阿司匹林、吲哚布芬，其通过抑制血小板 PGH_2 合成酶的环氧化酶活性抑制血栓素 A_2（TXA_2）的生成，发挥抗血小板作用。其中，阿司匹林通过不可逆地抑制 COX-1，从而抑制血小板聚集；吲哚布芬可逆性地抑制 COX-1，对前列腺素抑制率较低，胃肠道反应较小，出血风险较低，临床常代替阿司匹林用于出血及胃溃疡风险较高的患者。临床常用环氧化酶-1抑制剂的特点详见表3-1。

表3-1 COX-1抑制剂的特点

药物特点	药物名称	
	阿司匹林	吲哚布芬
生物利用度	—	—
峰浓度	$45\mu g/mL$（口服640mg）	—
达峰时间	10～20分钟（阿司匹林）；0.3～2小时（水杨酸）	2小时
血浆蛋白结合率	49%～70%（阿司匹林）；66%～98%（水杨酸）	99%
表观分布容积	—	15L

续表

药物特点	药物名称	
	阿司匹林	吲哚布芬
半衰期	2～30 小时	6～8 小时
清除率	—	—
代谢	主要经肝脏代谢	主要经肝脏代谢
排泄	主要经肾脏排泄	主要经肾脏排泄
妊娠分级	C	—
哺乳分级	L2	—

(二)药物相互作用

1. COX－1 抑制剂与抗凝血药、溶栓剂、抗血小板药合用，会增加患者出血的风险。

2. COX－1 抑制剂与非甾体抗炎药、糖皮质激素或乙醇同时使用，会增加胃肠道溃疡和出血的风险。

3. COX－1 抑制剂与地高辛合用，可增强地高辛的血药浓度，增加其中毒风险。

4. 高剂量的阿司匹林与降糖药合用，可增强部分降糖药的作用，进一步降低血糖水平。

5. COX－1 抑制剂与甲氨蝶呤合用，可降低甲氨蝶呤的血浆蛋白结合率，延长甲氨蝶呤排泄时间，升高甲氨蝶呤血药浓度，增加其中毒风险。

6. COX－1 抑制剂与醛固酮拮抗剂、袢利尿剂、血管紧张素转化酶抑制剂、丙磺舒、苯溴马隆合用，可减弱上述药物的作用。

(三)不良反应

1. 胃肠道反应：为阿司匹林最常见的不良反应，以恶心、呕吐、腹痛等为主，肠溶制剂建议餐前服用。

2. 过敏反应：以皮疹、荨麻疹、过敏性休克、血管神经性水肿为主，可出现不同程度的呼吸困难。

3. 水杨酸反应：长期用药者可出现头痛、眩晕、耳鸣、视力减退等，严重者可导致酸中毒。

4. 瑞夷综合征：以儿童最为常见，表现为高热、呕吐、剧烈疼痛等。

5. 肝损伤：阿司匹林可致肝酶升高，长期大剂量服用可致严重肝损伤。

6. 血液及淋巴系统疾病：大剂量阿司匹林可导致凝血酶原减少；阿司匹林可致重度 G6PD 缺乏症患者溶血和溶血性贫血，还可能致患者出血时间延长，且持续 4～8 天。

（四）血小板功能监测

1. 监测指征：缺血事件高风险患者需进行血小板功能检测，包括左主干病变、复杂经皮冠状动脉介入治疗术后、多支血管病变或植入 2 枚或以上支架、支架贴壁不良或无复流、抗血小板治疗期间再发胸痛或肌钙蛋白阳性等，伴发有糖尿病、肥胖、贫血、肾功能不全等并发症，以及需要临床评估的其他状况。

2. 检测方法：目前检测血小板功能的方法有光学比浊法（LTA）、VerifyNow P2Y12 检测、血管扩张刺激磷酸蛋白（VASP）、血栓弹力图（TEG）和 Plateletworks 类似产品等，其中以 LTA 应用最为广泛，是评价血小板功能的"金标准"。

3. 监测方法：具体如下。

（1）在稳定给药至少 2 日后采血。

（2）检测时效：在体外实验中，超过 4 小时，血小板功能会大幅度降低，因此血小板功能检测必须在 4 小时内完成。

（3）监测频率：接受长期抗血小板治疗的患者，建议每 3～6 个月监测 1 次血小板功能，在治疗方案调整时，应增加监测频率。

（五）药物基因组学

阿司匹林抑制血小板聚集的作用存在个体差异，部分患者虽然规律服用标准剂量的阿司匹林，但仍易发生动脉血栓事件，称为阿司匹林抵抗，其导致的高血小板反应性是心脑血管事件二级预防的主要障碍。尽管引起阿司匹林抵抗的原因较多，但研究证明，多数阿司匹林抵抗与遗传因素有关，目前已经发现与阿司匹林相关的基因有 *CYP2C19*、*PEAR1*、*PTGS2* 及 *PTGS1*。主要相关基因对阿司匹林疗效和不良反应的影响见表 3-2。

表 3-2　主要相关基因对阿司匹林疗效和不良反应的影响

基因	主要作用	SNP 位点	临床相关性
CYP2C19	细胞色素 P450 第二亚家族中的重要成员，人体重要的药物代谢酶	rs4244285	与 GG 基因型患者相比，AA、AG 基因型的经皮冠状动脉介入治疗和药物洗脱支架患者对阿司匹林反应降低，且血栓形成风险增加
PEAR1	血小板内皮聚集受体 1，参与血小板活化和血小板聚集	rs12041331	与 GG 基因型患者相比，AA、AG 基因型患者使用阿司匹林治疗时心血管事件风险增加
		rs11264580	与 T 型基因患者相比，携带 C 等位基因的患者使用阿司匹林时血小板反应性更高
		rs57731889	与 CC、CT 基因型患者相比，TT 基因型患者使用阿司匹林时血小板反应性低
		rs2768759	与 AA 基因型患者相比，AC、CC 基因型患者使用阿司匹林时血小板反应降低

基因	主要作用	SNP 位点	临床相关性
PTGS2	编码前列腺素–内过氧化物酶 2，也称环氧合酶 2，是前列腺素生物合成酶，既可作为双加氧酶，也可作为过氧化物酶	rs20417	与携带 C 等位基因的患者相比，携带 G 等位基因的患者使用阿司匹林后冠心病进展的风险更低
PTGS1	编码前列腺素–内过氧化物酶 1，也称环氧合酶 1，可调节内皮细胞中的血管生成，并受到阿司匹林等非甾体抗炎药的抑制	rs10306114	与 AA 基因型患者相比，携带 G 基因型的冠心病患者服用阿司匹林时血小板反应性减弱

(六)临床用药指导

1. 指导临床用药的基因检测：根据相关基因对阿司匹林疗效和不良反应的影响，暂无明确证据支持使用阿司匹林前需进行基因检测。

2. 指导临床用药的血小板功能监测：光学比浊法是目前评价血小板功能的"金标准"，诱聚剂花生四烯酸为 1mmol/L 时，治疗范围：最大聚集率≤20%；当最大聚集率＞20%时，提示血栓风险升高。

3. 药物相互作用对治疗效果和安全性的影响：用药前应评估合并用药风险，避免阿司匹林与抗凝血药、溶栓剂、抗血小板药、非甾体抗炎药及全身糖皮质激素同时使用；与地高辛、甲氨蝶呤合用时，应监测地高辛及甲氨蝶呤的血药浓度，根据监测结果调整治疗剂量。

二、二磷酸腺苷受体拮抗剂

(一)药物特点

氯吡格雷通过 CYP450 酶代谢后不可逆地抑制二磷酸腺苷（ADP）与其血小板 P2Y12 受体的结合及继发 ADP 介导的糖蛋白 GPⅡb/Ⅲa 复合物的活化，产生抑制血小板聚集的作用；与氯吡格雷相比，替格瑞洛能可逆地抑制血小板聚集，被我国《急性ST 段抬高型心肌梗死诊断和治疗指南》及《非 ST 段抬高型急性冠状动脉综合征基层诊疗指南》列为急性冠脉综合征的ⅠA 类推荐药。临床常用的二磷酸腺苷受体拮抗剂的特点详表 3-3。

表 3-3　二磷酸腺苷受体拮抗剂的特点

药物特点	药物名称	
	氯吡格雷	替格瑞洛
生物利用度	100%	36%
峰浓度	(2.04±2.0)ng/mL(口服 75mg)	923ng/mL(口服 200mg)
达峰时间	45 分钟	1.5 小时
血浆蛋白结合率	98%	>99%
表观分布容积	—	—
半衰期	8 小时	7 小时
清除率	(18960±15890)L/h(口服 75mg)	—
代谢	主要经肝脏代谢	主要经肝脏代谢
排泄	肾脏(50%),胃肠道(46%)	肾脏(26%),胃肠道(58%)
妊娠分级	B	C
哺乳分级	L3	L4

(二)药物相互作用

1. 二磷酸腺苷受体拮抗剂与抗凝血药、溶栓剂、抗血小板药、选择性 5-羟色胺再摄取抑制剂及 5-羟色胺去甲肾上腺素再摄取抑制剂联用,会增加患者出血的风险。

2. 氯吡格雷需经过 CYP2C19 代谢为活性产物方可起效,与 CYP2C19 诱导剂联用,会增加患者出血的风险;与 CYP2C19 强抑制剂(如奥美拉唑、艾司奥美拉唑等)联用,会影响氯吡格雷的代谢,导致药效下降。

3. 替格瑞洛主要通过 CYP3A4 代谢,与强效 CYP3A4 抑制剂(如酮康唑、伊曲康唑、伏立康唑、克拉霉素、奈法唑酮、利托那韦等)联用,会增加患者出血的风险;与强效 CYP3A4 诱导剂(如利福平、苯妥英、卡马西平等)联用,可能会降低替格瑞洛的暴露量与疗效。

(三)不良反应

1. 出血:为常见不良反应。

2. 血液系统异常:应用氯吡格雷后,极少数患者短期内(<2 周)可出现血栓性血小板减少性紫癜;也可出现再生障碍性贫血、全血细胞减少、粒细胞缺乏、获得性血友病 A、贫血等。

3. 肝脏:氯吡格雷可致急性肝衰竭、肝炎、肝功能异常等。

4. 骨关节:氯吡格雷可致骨骼肌出血、关节炎、关节痛、肌肉疼痛;替格瑞洛可引起高尿酸血症,从而导致痛风或痛风性关节炎。

5. 肾脏:氯吡格雷可致肾小球肾炎、血肌酐升高。

(四)血小板功能监测

监测指征、方法、频率同阿司匹林。监测方法：氯吡格雷建议在稳定给药至少 2 日后采血，替格瑞洛建议在给药后至少 24 小时采血。

(五)药物基因组学

目前发现与氯吡格雷相关的基因有 *CYP2C19*、*P2RY12*、*ABCB1*、*CES1*、*PON1*。*CYP2C19* 不同代谢型对氯吡格雷的影响见表 3-4；氯吡格雷主要相关基因对其疗效和不良反应的影响见表 3-5。目前发现与替格瑞洛相关的基因有 *CYP3A4*、*PEAR1*、*SLCO1B1* 等。替格瑞洛主要相关基因对其疗效和不良反应的影响见表 3-6。

表 3-4　*CYP2C19* 不同代谢型对氯吡格雷的影响

基因	主要作用	双倍型	代谢型	临床相关性
CYP2C19	细胞色素 P450 第二亚家族中的重要成员，人体重要的药物代谢酶	*17/*17	超快代谢型	与正常代谢型患者相比，超快代谢型患者酶活性增强，出血风险增加，不良心血管事件降低；与正常代谢型患者相比，中间代谢型和慢代谢型患者代谢减慢，应答减弱，二级心血管事件风险增加
		*1/*17	快代谢型	
		*1/*1	正常代谢型	
		*1/*2、*1/*3、*2/*17	中间代谢型	
		*2/*2、*2/*3、*3/*3	慢代谢型	

表 3-5　氯吡格雷主要相关基因对其疗效和不良反应的影响

基因	主要作用	SNP 位点	临床相关性
P2RY12	G 蛋白偶联受体，参与血小板聚集，是治疗血栓栓塞和其他凝血障碍的潜在靶点	rs6809699	与 CC 基因型患者相比，AA、AC 基因型患者氯吡格雷抵抗风险增加
		rs6785930	与 GG 基因型患者相比，AA、AG 基因型患者氯吡格雷抵抗风险增加
		rs2046934	与携带 G 基因型患者相比，携带 A 基因的患者发生重大不良心脏事件风险增加
		rs6787801	与携带 A 基因型患者相比，携带 G 基因型的冠心病患者接受氯吡格雷治疗时血小板反应性降低

基因	主要作用	SNP 位点	临床相关性
ABCB1	三磷酸腺苷结合盒转运子 B 亚家族成员 1，编码的蛋白是一种 ATP 依懒性药物外排泵，适用于具有广泛底物特异性的外源性化合物	rs1045642	与携带 G 基因型患者相比，携带 A 基因型的冠心病患者接受氯吡格雷治疗时出血风险增加
		rs2032582	与携带 A 基因型患者相比，携带 T 基因型的冠心病患者接受氯吡格雷治疗时出血风险增加
CES1	羧酸酯酶家族成员，是主要的肝酶，在肝脏药物清除中发挥作用；可能参与脂肪酰基和胆固醇代谢，并可能在血－脑屏障系统中发挥作用	rs71647871	与 CC 基因型患者相比，CT 基因型的冠心病患者接受氯吡格雷治疗时 ADP 诱导的血小板聚集减少
PON1	对氧磷酶－1，是氯吡格雷肝脏生物活化的关键酶	rs662	与 CT、TT 基因型患者相比，CC 基因型的患者氯吡格雷代谢减慢，血小板反应性降低，心血管事件风险降低

表 3－6 替格瑞洛主要相关基因对其疗效和不良反应的影响

基因	主要作用	SNP 位点	临床相关性
PEAR1	血小板内皮聚集受体 1，参与血小板活化和血小板聚集	rs12566888	与 GT 基因型患者相比，TT 基因型患者会增加替格瑞洛反应性
		rs4661012	与 GG 基因型患者相比，GT、TT 基因型患者会降低替格瑞洛反应性
		rs12041331	与 AA 基因型患者相比，AG、GG 基因型患者会降低替格瑞洛反应性
SLCO1B1	溶质载体有机阴离子转运蛋白家族成员 1B1，编码 OATP1B1 转运蛋白	rs113681054/ rs4149056	与携带 T 基因型患者相比，携带 C 基因型患者会增加替格瑞洛浓度

（六）临床用药指导

1. 指导临床用药的基因检测：根据相关基因对氯吡格雷疗效和不良反应的影响，建议患者在使用氯吡格雷前应检测 *CYP2C19* 等位基因，以指导氯吡格雷的精准治疗；由于目前关于替格瑞洛相关基因的研究证据级别较低，暂无指导替格瑞洛精准治疗的建议。

2. 指导临床用药的给药剂量调整：临床药物遗传学实施联盟(CPIC)指南建议，基于 *CYP2C19* 基因代谢型和不同适应证对氯吡格雷的给药剂量进行调整，详见表 3-7。

表 3-7　基于 *CYP2C19* 基因代谢型的氯吡格雷用药指导

基因	代谢型	心血管疾病	脑血管疾病
CYP2C19	超快代谢型	标准剂量(75mg/d)	无推荐
	正常代谢型	标准剂量(75mg/d)	标准剂量(75mg/d)
	中间代谢型	考虑调整氯吡格雷剂量或使用其他 P2Y12 抑制剂替代，如替格瑞洛	考虑使用其他 P2Y12 抑制剂替代，如替格瑞洛
	慢代谢型	避免使用氯吡格雷，考虑使用其他 P2Y12 抑制剂替代，如替格瑞洛	考虑使用其他 P2Y12 抑制剂替代，如替格瑞洛

3. 指导临床用药的血小板功能监测：光学比浊法是目前评价血小板功能的"金标准"，诱聚剂 ADP 为 $5\mu mol/L$ 时，治疗范围最大聚集率<50%；当最大聚集率>50%时，提示血栓风险升高。诱聚剂 ADP 为 $20\mu mol/L$ 时，治疗范围最大聚集率<60%；当最大聚集率>60%时，提示血栓风险升高。

4. 药物相互作用对治疗效果和安全性的影响。

(1)用药前应评估合并用药风险，避免该类药物与抗凝血药、溶栓剂、抗血小板、选择性 5-羟色胺再摄取抑制剂、5-羟色胺去甲肾上腺素再摄取抑制剂同时使用。

(2)氯吡格雷避免与 CYP2C19 强诱导剂或抑制剂联用，临床确需与 CYP2C19 抑制剂联用时，可选择对 CYP2C19 抑制较弱的质子泵抑制剂(如泮托拉唑、雷贝拉唑)。

(3)替格瑞洛避免与强效 CYP3A4 抑制剂或诱导剂联用。

第二节　抗凝药

抗凝药物通过阻止血液凝固而防止血栓形成，被广泛用于防治血管内栓塞或血栓形成等疾病。根据其作用机制，可分为：维生素 K 拮抗剂，如华法林(warfarin)等；Ⅹa因子抑制剂，如利伐沙班(rivaroxaban)、阿哌沙班(apixaban)、艾多沙班(edozaban)、磺达肝葵(fondaparinux)等；直接凝血酶抑制剂，如水蛭素(hirudin)及其衍生物、比伐卢定(bivalirudin)、达比加群(dabigatran)等；间接凝血酶抑制剂，如肝素(heparin)、低分子肝素。其中，Ⅹa因子抑制剂利伐沙班、阿哌沙班、艾多沙班及直接凝血酶抑制剂达比加群又称为新型口服抗凝药。

一、维生素 K 拮抗剂

(一)药物特点

华法林为甜苜蓿中双香豆素类最有效的衍生物，可通过抑制 VKORC1 的活性干扰维生素 K 依赖性凝血因子(Ⅱ、Ⅶ、Ⅸ、Ⅹ)的合成而发挥强效抗凝作用,广泛用于静脉血栓栓塞性疾病的治疗以及关节置换术、人工心脏瓣膜置换术后血栓与非瓣膜性房颤、卒中等的预防。华法林口服后生物利用度为 100%,达峰时间为 4 小时,血浆蛋白结合率为 99%,表观分布容积为 0.14L/kg;主要经肝脏代谢,经肾脏排泄;半衰期:R-华法林为 37～89 小时,S-华法林为 21～43 小时;妊娠分级为 D/X 级,哺乳分级为 L2 级;用药过程中须监测国际标准化比值(INR)。

(二)药物/食物相互作用

华法林治疗窗窄,个体差异大,在肝脏中通过 CYP1A2、CYP2C9、CYP2C19、CYP2C8、CYP2C18 及 CYP3A4 等同工酶代谢,易与多种药物及食物发生相互作用,详见表 3-8。

表 3-8 部分可能与华法林发生相互作用的药物与食物

相互作用类型	增强抗凝作用	减弱抗凝作用
化学药	环丙沙星、左氧氟沙星、复方磺胺甲噁唑、红霉素、阿奇霉素、克拉霉素、四环素、甲硝唑、氟康唑、咪康唑、伏立康唑、伊曲康唑、利托那韦、异烟肼、胺碘酮、地尔硫䓬、普罗帕酮、普萘洛尔、非诺贝特、氟伐他汀、辛伐他汀、保泰松、吡罗昔康、塞来昔布、西酞普兰、舍曲林、奥美拉唑等	灰黄霉素、奈夫西林、双氯西林、利巴韦林、利福平、波生坦、美沙拉嗪、硫唑嘌呤、巯嘌呤、巴比妥类、卡马西平、环孢素、辅酶 Q10 等
草药	山金车、当归、阿魏、茴香、丹参、甘菊、银杏、甘草、博尔多、葫芦巴、龟苓膏、枸杞子	人参、圣约翰草
食物/佐料	睡菜、芹菜	含大量维生素 K 的食物或肠道营养剂、鳄梨、豆奶、紫菜、绿茶

(三)不良反应

1. 常见不良反应:出血并发症及胃肠道反应,如恶心、呕吐、腹泻等。

2. 非常罕见的不良反应:肝酶升高、胆汁淤积性肝炎、脱发、皮疹、阴茎异常勃起等。

(四)凝血指标监测

1. 监测指征:服用华法林者均须常规监测国际标准化比值。

2. 监测频率:患者初次服用华法林 2～3 日后,每日或隔日监测国际标准化比值,直到国际标准化比值达到治疗目标并维持至少 2 日后,每周监测 1 或 2 次,出院后每 4 周监测 1 次,调整剂量后应重复前面所述的监测频率,直到国际标准化比值再次稳定。服用华法林国际标准化比值稳定的患者,最长可以 3 个月监测 1 次国际标准化比值。

(五)药物基因组学

目前已发现与华法林相关的基因多达 12 种,研究较多、证据较充分的基因主要包括 *VKORC1*、*CYP2C9* 和 *CYP4F2* 等,其中 *VKORC1* 和 *CYP2C9* 可以解释华法林剂量个体差异的 35%～50%,被纳入多个华法林定量药理学模型中。主要相关基因对华法林疗效和不良反应的影响见表 3-9。

表 3-9　主要相关基因对华法林疗效和不良反应的影响

基因	主要作用	SNP 位点	临床相关性
CYP2C9	细胞色素 P450 酶系重要的药物代谢酶	rs28371685	与 CC 基因型患者相比,CT 基因型患者在使用华法林时需减少剂量
		rs1057910	与 AA 基因型患者相比,AC 基因型患者在使用华法林时不良反应风险增加,需减少剂量;CC 基因型患者不良反应风险进一步增加,需进一步减少剂量
		rs1799853	与 CC 基因型患者相比,CT 基因型患者在使用华法林时需减少剂量,TT 基因型患者需进一步减少剂量
		rs28371686	与 CC 基因型患者相比,CG 基因型患者在使用华法林时需减少剂量
VKORC1	维生素环氧化物还原酶复合体 1,维生素 K 依赖性凝血因子生成的限速酶	rs9923231	与 CC 基因型患者相比,CT 基因型患者过度抗凝风险增加,需减少华法林剂量,TT 基因型患者过度抗凝风险进一步增加,需进一步减少剂量
		rs7294	与 CC 基因型患者相比,CT 基因型患者需增加华法林剂量,TT 基因型患者需进一步增加剂量
CYP4F2	细胞色素 P450 酶系,重要的药物代谢酶	rs2108622	与 TT 基因型患者相比,CT 基因型患者在使用华法林时需减少剂量,CC 基因型患者需进一步减少剂量

(六)临床用药指导

1. 指导临床用药的基因检测:根据相关基因对华法林疗效和不良反应的影响,建议患者在使用华法林前应检测 *CYP2C9*、*VKORC1* 等位基因。

2. 指导临床用药的国际标准化比值监测:华法林预防房颤、脑卒中时的国际标准化比值治疗范围为 2.00～3.00,国际标准化比值＜2.00 时出血并发症少,但脑卒中预防作用显著减弱;国际标准化比值＞4.00 时出血并发症显著增多,而进一步降低脑卒中事件的作用增加有限。治疗期间需维持国际标准化比值治疗范围内时间百分比

(TTR)≥70%，可采用经典 Rosendaal 计算方法。

3. 指导临床用药的给药剂量调整。

(1)国际标准化比值指导华法林剂量调整：以国际标准化比值范围 2.00～3.00 为华法林抗凝的目标范围时，如国际标准化比值<1.5，每周总剂量增加 15%；如国际标准化比值为 1.51～1.99，每周总剂量增加 10%；如国际标准化比值为 3.01～4.00，每周总剂量减少 10%；如国际标准化比值为 4.00～4.99，建议先停药 1 日，再将每周总剂量减少 10%；如国际标准化比值为 5.00～8.99，则暂停使用华法林，监测国际标准化比值，待其下降至 2.00～3.00 后，再启动华法林抗凝，并将每周总剂量减少 15%。

(2)基因指导华法林剂量调整：CPIC 指南推荐的基于 *CYP2C9* 和 *VKORC1* - 1639G>A(rs9923231)基因多态性预测华法林每日给药剂量，详见表 3 - 10。

表 3 - 10 基于 *CYP2C9* 和 *VKORC1* 的华法林剂量调整(mg/d)

VKORC1	*CYP2C9* *1/*1	*CYP2C9* *1/*2	*CYP2C9* *1/*3、 *CYP2C9* *2/*2	*CYP2C9* *2/*3	*CYP2C9* *3/*3
CC	5～7	5～7	3～4	3～4	0.5～2
CT	5～7	3～4	3～4	0.5～2	0.5～2
TT	3～4	3～4	0.5～2	0.5～2	0.5～2

(3)模型指导下的华法林剂量调整：目前国内外已公开发表了众多关于成人及儿童患者的华法林给药剂量的多元线性回归(multiple linear regression，MLR)预测模型，详见表 3 - 11。

表 3 - 11 华法林给药剂量预测模型

构建者	适用人群	目的	模型
Gage 等	成人	预测初始给药剂量(mg/d)	exp[0.9751-0.3238×VKORC1-1639 G.>A +0.4317×体表面积(m²)-0.4008×CYP2C9 *3-0.00745×年龄(岁)-0.2066×CYP2C9 *2+0.2029×目标国际标准化比值-0.2538×胺碘酮+0.0922×吸烟-0.0901×非洲人或非裔美国人+0.0664×深静脉血栓/肺栓塞]
IWPC	成人	预测每周给药剂量（毫克/周）	5.6044-0.2614×年龄分级 a+0.0087×身高(cm)+0.0128×体重(kg)-0.8677×VKORC1AG-1.6974×VKORC1AA-0.4854×VKORC1 基因型未知-0.5211×CYP2C9 *1/*2-0.9357×CYP2C9 *1/*3-1.0616×CYP2C9 *2/*2-1.9206×CYP2C9 *2/*3-2.3312×CYP2C9 *3/*3-0.2188×CYP2C9 基因型未知-0.1092×亚洲人-0.2760×非洲人/非裔美国人-0.1032×种族未知或混血+1.1816×使用酶诱导剂-0.5503×胺碘酮

构建者	适用人群	目的	模型
Biss	儿童	预测初始剂量（mg/d）	$-0.009+0.011\times$身高（cm）$+0.357\times$VKORC1（AA 0；AG 1；GG 2）$-0.478\times$CYP2C9 * 3（ * 3 等位基因数：0，1，2）$-0.277\times$（CYP2C9 * 2）（ * 2 等位基因数：0，1，2）$+0.186\times$适应证（手术：0；其他：1）

4. 药物相互作用对治疗效果和安全性的影响：用药前应评估合并用药风险，避免华法林与有相互作用的药物及食物合用，如确需联合使用，建议在联合用药后及停用联合药物后监测国际标准化比值。

二、新型口服抗凝药

(一)药物特点

新型口服抗凝药疗效不低于华法林，且具有药物或食物影响小、无须常规监测凝血功能等优点，已经逐步代替华法林，成为非瓣膜性房颤和静脉血栓栓塞患者首选的抗凝药物。临床常用新型口服抗凝药的特点详见表3-12。

表 3-12　新型口服抗凝药的特点

药物特点	药物名称	
	利伐沙班	达比加群
生物利用度	80%～100%	3%～7%
峰浓度	—	—
达峰时间	2～4 小时	1 小时
血浆蛋白结合率	92%～95%	35%
表观分布容积	50L	50～70L
半衰期	5～9 小时	12～17 小时（成人），12～14 小时（儿童）
清除率	10L/h	—
代谢	肝脏	肝脏
排泄	66%经肾脏排泄，28%经粪便排泄	超过80%经肾脏排泄
妊娠分级	C	C
哺乳分级	L3	L3

(二)药物相互作用

1. 新型口服抗凝药禁止与强效 CYP3A4 或 P-gp 抑制剂（如酮康唑、伊曲康唑、伏立康唑等）联合使用；与中效 CYP3A4 或 P-gp 抑制剂（如红霉素、氟康唑）联合使用，可能对大多数患者无临床相关性，但对于高风险患者可具有潜在的临床显著性。

2. 新型口服抗凝药与强效 CYP3A4 或 P-gp 诱导剂（如利福平、苯妥英钠、卡马西平、苯巴比妥或圣约翰草等）联合使用时，利伐沙班及达比加群的血药浓度会降低。

3. 新型口服抗凝药与 CYP3A4 底物（如咪达唑仑）或 P-gp 底物（如地高辛）合用时，相互作用无临床意义。

4. 新型口服抗凝药与其他抗凝或抗血小板药物合用时，出血风险会增加。

5. 新型口服抗凝药与 5-羟色胺再摄取抑制剂（SSRI）或选择性 5-羟色胺去甲肾上腺素再摄取抑制剂（SNRI）合用时，会增加患者出血的风险。

6. 新型口服抗凝药与质子泵抑制剂（如泮托拉唑）联用，可降低达比加群的血药浓度时间曲线下面积。

（三）不良反应

1. 出血：为主要的不良反应。

2. 血液及淋巴系统疾病：如粒细胞缺乏症、血小板减少。

3. 肝胆疾病：如黄疸、胆汁淤积、肝炎（含肝细胞损伤）。

4. 免疫系统疾病：如超敏反应、过敏反应、过敏性休克、血管性水肿。

5. 皮肤及皮下组织疾病：如史-约综合征，药物反应伴嗜酸性粒细胞增多和全身性症状（DRESS）。

（四）药物治疗浓度监测

1. 监测指征：在常规治疗剂量下，利伐沙班与其他药物相互作用少，安全性较高，不建议常规监测其血药浓度，但对于高龄患者、调整给药方案的患者以及医师评估预期药效时，应监测血药浓度。

2. 检测方法：液相色谱-质谱法/质谱法是新型口服抗凝药血药浓度测定的"金标准"，但因其检测费用昂贵，难以广泛应用，因此通常使用目标药物校准的凝固法或抗-Ⅹa 显色法。

3. 监测方法：具体如下。

（1）采血时间：服药 3～5 日后，于下次服药前采样监测。

（2）采血类型：静脉血 3～5mL，留取血清样本。

（3）监测频率（月）= eGFR/10，最长监测周期为 6 个月。例如，患者 eGFR 为 40mL/min，40/10，则监测频率为 4 个月监测 1 次；患者 eGFR 大于 60mL/min，则 6 个月监测 1 次。

（五）药物基因组学

目前发现利伐沙班、达比加群的相关基因较多，其中利伐沙班主要与 CYP3A4 基因相关。主要相关基因对利伐沙班疗效和不良反应的影响见表 3-13；达比加群除与 CYP2C19 基因相关外，还与 P2RY12、ABCB1、CES1、PON1 等基因多态性相关。

主要相关基因对达比加群疗效和不良反应的影响见表3-14。

表3-13 主要相关基因对利伐沙班疗效和不良反应的影响

基因	主要作用	SNP位点	临床相关性
CYP3A4	细胞色素P450酶系,重要的药物代谢酶	rs3735451	与TT基因型患者相比,CC、CT基因型患者使用利伐沙班预防心房颤动、脑卒中时出血事件发生率更高
		rs2246709	与AA基因型患者相比,AG、GG基因型患者使用利伐沙班预防心房颤动、脑卒中时出血事件发生率更高
ABCB1	三磷酸腺苷结合盒转运子B亚家族成员1,编码的蛋白是一种ATP依懒性药物外排泵,适用于具有广泛底物特异性的外源性化合物	rs1045642	与AA及AG基因型患者相比,GG基因型患者对利伐沙班清除率增加,使其血药浓度降低
		rs4148738	与CT及TT基因型患者相比,CC基因型患者使用利伐沙班时血药浓度会增加

表3-14 主要相关基因对达比加群疗效和不良反应的影响

基因	主要作用	SNP位点	临床相关性
ABCB1	三磷酸腺苷结合盒转运子B亚家族成员1,编码的蛋白是一种ATP依懒性药物外排泵,适用于具有广泛底物特异性的外源性化合物	rs3842	与CT及TT基因型患者相比,CC基因型患者使用达比加群时出血事件发生率更高
		rs1045642	与AA及AG基因型患者相比,GG基因型患者使用达比加群时血药浓度降低
CES1	羧酸酯酶家族成员,是主要的肝酶,在肝脏药物清除中发挥作用;可能参与脂肪酰基和胆固醇酯代谢,并可能在血-脑屏障系统中发挥作用	rs8192935	与GG基因型患者相比,AA及AG基因型患者使用达比加群时血药浓度降低
		rs2244613	与GG基因型患者相比,GT基因型患者使用达比加群时出血风险增加,TT基因型患者出血风险进一步增加

(六)临床用药指导

1. 指导临床用药的基因检测:根据相关基因对利伐沙班、达比加群疗效和不良反应的影响,目前暂无明确证据支持使用利伐沙班、达比加群前需进行基因检测,用以指导临床精准治疗。

2.指导临床用药的血药浓度监测:液相色谱-质谱法/质谱法或抗-Xa显色法,谷值应维持在利伐沙班44(12~137)ng/mL,阿哌沙班103(41~230)ng/mL,艾多沙班36(19~62)ng/mL;达比加群预防非瓣膜性房颤、脑卒中时血药浓度谷值为91(61~143)ng/mL,治疗深静脉血栓时血药浓度谷值为60(39~95)ng/mL。

3.药物相互作用对治疗效果和安全性的影响:用药前应评估合并用药风险,禁止与CYP3A4、P-gp强效抑制剂和诱导剂联合使用;避免与抗凝药、抗血小板药物、5-羟色胺再摄取抑制剂或选择性5-羟色胺去甲肾上腺素再摄取抑制剂联合使用。

第三节 抗心律失常药

抗心律失常药指能防治心动过速、心动过缓或心律不齐的药物,根据药物的电生理特性,可将抗心律失常药物分为4类:Ⅰ类为钠通道阻滞剂,包括Ⅰa类适度钠通道阻滞剂,如奎尼丁(quinidine)、普鲁卡因胺(procainamide);Ⅰb类轻度钠通道阻滞剂,如利多卡因(lidocaine)、苯妥英钠(phenytoin)、美西律(mexiletine)等;Ⅰc类重度钠通道阻滞剂,如普罗帕酮(propafenone)等。Ⅱ类为β受体阻滞剂,包括选择性β_1受体阻滞剂比索洛尔(bisoprolol),非选择性β受体阻滞剂普萘洛尔(propranolol)及兼有β和α_1受体阻滞作用的卡维地洛(carvedilol)等。Ⅲ类为延长动作电位时程药(钾通道阻滞剂),如胺碘酮(amiodarone)、决奈达隆(dronedarone)、索他洛尔(sotalol)。Ⅳ类为钙通道阻滞剂,如维拉帕米(verapamil)和地尔硫䓬(diltiazem)。此外,尚有窦房结If抑制剂,如伊伐布雷定(ivabradine)。

一、钠通道阻滞剂

(一)药物特点

钠通道阻滞剂可抑制峰钠电流,降低心房、心室肌和心脏传导系统动作电位幅度和最大除极速率,升高兴奋阈值,减慢传导,抑制异位自律性和阻断折返激动,发挥抗心律失常作用。钠通道阻滞剂的特点见表3-15。

表3-15 钠通道阻滞剂的特点

药物特点	药物名称		
	奎尼丁	普鲁卡因胺	利多卡因
生物利用度	44%~98%	—	—
峰浓度	—	—	—
达峰时间	2小时	肌内注射:0.25~1小时;口服:1.5~2小时	—
血浆蛋白结合率	80%~88%	15%~20%	60%~80%

续表

药物特点	药物名称		
	奎尼丁	普鲁卡因胺	利多卡因
表观分布容积	2～3L/kg	2L/kg	0.7～1.5L/kg
半衰期	成人：6～8 小时；儿童：3～4 小时	3～4 小时	1.5～2.0 小时
清除率	3～5mL/(min·kg)	—	(0.64±0.18)mL/min
代谢	主要经肝脏代谢	少部分经肝脏代谢	主要经肝脏代谢
排泄	主要经肾脏排泄	主要经肾脏排泄	主要经肾脏排泄
妊娠分级	C	C	B
哺乳分级	L3	L3	L2

(二)药物相互作用

1. 奎尼丁、普鲁卡因胺与其他抗心律失常药合用时，可致作用相加；维拉帕米、胺碘酮可使奎尼丁血药浓度上升，胺碘酮可延长普鲁卡因胺半衰期；利多卡因与普鲁卡因胺合用，可产生一过性谵妄及幻觉。

2. 奎尼丁与口服抗凝药合用，可使凝血酶原进一步减少，也可减少本品与蛋白的结合。

3. 苯巴比妥、苯妥英钠及利福平可增加奎尼丁的肝内代谢，使血浆半衰期缩短，应酌情调整剂量；巴比妥类药物可促进利多卡因代谢，两药合用可引起心动过缓、窦性停搏。

4. 奎尼丁可使地高辛血清浓度增高，以致达中毒水平，也可使洋地黄毒苷血清浓度升高，故应监测血药浓度及调整剂量。

5. 奎尼丁与抗胆碱药合用，可增加抗胆碱能效应；与拟胆碱药合用，可减弱拟胆碱药的效应。普鲁卡因胺与拟胆碱药合用，可抑制拟胆碱药对横纹肌的效应。

6. 奎尼丁可使神经肌肉阻滞药尤其是筒箭毒碱、琥珀胆碱及泮库溴铵的呼吸抑制作用增强及延长；普鲁卡因胺可使神经肌肉阻滞药的神经肌接头阻滞作用增强。

7. 抗酸药可增加肾小管对奎尼丁的重吸收，以致常用量就出现毒性反应，但可使普鲁卡因胺生物利用度降低。西咪替丁、雷尼替丁可影响普鲁卡因胺的清除；西咪替丁尚可使利多卡因血药浓度升高，增加心脏及神经系统不良反应的发生风险。

8. 奎尼丁、普鲁卡因胺与降压药合用，可加剧降压作用。其中，奎尼丁与β受体阻滞剂合用时还可加重对窦房结及房室结的抑制作用。

9. 甲氧苄啶可以降低普鲁卡因胺和 N-乙酰普鲁卡因胺的肾清除率，合用时需减少普鲁卡因胺的用量。

10. 异丙肾上腺素因增加肝血流量，可使利多卡因的总清除率升高；去甲肾上腺素因减少肝血流量，可使利多卡因总清除率下降。

(三)不良反应

1. 心血管系统：奎尼丁、普鲁卡因胺、利多卡因均可引起心脏停搏及传导阻滞，也可发生室性期前收缩、室性心动过速及室颤，心电图上可出现 PR 间期延长、QRS 波增宽。其中，奎尼丁还可使血管扩张，产生低血压，个别患者可发生脉管炎。

2. 血液系统：奎尼丁、普鲁卡因胺均可引起血小板减少、急性溶血性贫血及中性粒细胞减少。

3. 神经系统：普鲁卡因胺可引起少数人头晕、精神抑郁及伴幻觉的精神失常；利多卡因可引起嗜睡、感觉异常、肌肉震颤、惊厥、昏迷及呼吸抑制等不良反应。

4. 肝肾损伤：普鲁卡因胺偶可产生肉芽肿性肝炎及肾病综合征。

5. 胃肠道系统：奎尼丁、普鲁卡因胺均可引起恶心、呕吐、痛性痉挛、腹泻、食欲下降等。

6. 肌肉：奎尼丁可使重症肌无力加重，使 CPK 酶增高；普鲁卡因胺偶可出现进行性肌病及 Sjogren 综合征。

7. 过敏反应：奎尼丁、普鲁卡因胺均可致过敏反应，以各种皮疹，尤以荨麻疹、瘙痒多见。其中，奎尼丁还可致发热、哮喘等，普鲁卡因胺可致血管神经性水肿。

8. 金鸡纳反应：为奎尼丁特有的不良反应，包括耳鸣、胃肠道障碍、心悸、惊厥、头痛及面红等，一般与剂量有关。

9. 特异质反应：奎尼丁可致头晕、恶心、呕吐、冷汗、休克、青紫、呼吸抑制或停止，与剂量无关。

10. 红斑狼疮样综合征：普鲁卡因胺可引起发热、寒战、关节痛、皮肤损害、腹痛等。

(四)药物治疗浓度监测

1. 监测指征：普鲁卡因胺血药浓度个体差异很大，活性代谢物的药动学变异大，有效浓度范围窄，需常规检测血药浓度；利多卡因的药物相互作用影响大，病情紧急、怀疑利多卡因中毒或用药后未能达到预期治疗效果时推荐监测血药浓度。

2. 检测方法：目前常用的血药浓度监测方法为高效液相色谱法、酶放大免疫测定技术等。

3. 监测方法：具体如下。

(1)普鲁卡因胺：在静脉给予负荷剂量和维持量滴注 2 小时后测血药浓度，维持剂量静脉滴注后 6～12 小时、24 小时也可采样测定；口服本品在达稳态血药浓度后，在剂量间隔末期或给药 2 小时后测血药浓度。

(2)利多卡因：首剂给药后 12 小时抽血，以后每日测定；也可根据临床治疗需要按医嘱时间采血样，样本应于 2～8℃保存。

(五)药物基因组学

目前发现与奎尼丁疗效和不良反应相关的基因较多，其中关于 *CYP2D6*、*CYP3A4*、*KCNE1*、*KCNH2* 基因的研究相对较多。主要相关基因对奎尼丁疗效和不良反应的影响见表 3 - 16。

表 3 - 16　主要相关基因对奎尼丁疗效和不良反应的影响

基因	主要作用	SNP 位点	临床相关性
KCNE1	钾电压门控通道亚家族 E 调节亚基 1，编码的产物属于钾通道 KCNE 家族，钾离子通道对许多细胞功能至关重要，并表现出高度的多样性	rs1805128	与携带 C 基因型患者相比，携带 T 基因型患者在使用奎尼丁时发生尖端扭转型室性心动过速的风险增加
KCNH2	钾电压门控通道亚家族 H 成员 2，该基因的突变可导致 2 型长 QT 综合征	rs104894021	与携带 G 基因型患者相比，携带 T、C 基因型患者在使用奎尼丁时对 *KCNH2* 的抑制作用降低

(六)临床用药指导

1. 指导临床用药的基因检测：根据相关基因对奎尼丁、普鲁卡因胺及利多卡因疗效和不良反应的影响，暂无明确证据支持使用以上药物前需进行基因检测。

2. 指导临床用药的血药浓度监测：普鲁卡因胺有效血药浓度参考范围为 2～10μg/mL，N-乙酰普鲁卡因胺有效血药浓度参考范围为 15～25μg/mL。当普鲁卡因胺有效血药浓度＞12μg/mL 时，提示可能存在药物中毒，建议减少剂量。利多卡因有效血药浓度参考范围为 1.5～5.0μg/mL，潜在毒性浓度为＞6μg/mL，毒性浓度为＞9μg/mL。

3. 药物相互作用对治疗效果和安全性的影响。

(1)奎尼丁主要经 CYP3A4 代谢，与经 CYP3A4 代谢的二氢吡啶类钙通道阻滞剂（如硝苯地平、非洛地平、尼莫地平和尼卡地平）合用时需谨慎。

(2)奎尼丁也是 CYP2D6 抑制剂，与经 CYP2D6 代谢的药物合用时需谨慎。

二、β 受体阻滞剂

(一)药物特点

β 受体阻滞剂可阻滞 β_1 受体，降低腺苷酸环化酶活性和细胞内环磷酸腺苷浓度，从而降低窦房结自律性，延长房室结传导时间和不应期，提高心室颤动（室颤）阈值，主要用于治疗窦性心动过速、室性心动过速，预防心肌梗死、心功能不全合并的恶性心律失常及猝死，并降低病死率，也用于长 QT 综合征和儿茶酚胺敏感型室性心动过速。临床常用的 β 受体阻滞剂的特点见表 3 - 17。

表 3 - 17　临床常用的 β 受体阻滞剂的特点

药物特点	药物名称	
	美托洛尔	普萘洛尔
生物利用度	注射剂：100%；口服酒石酸制剂：50%；口服琥珀酸制剂：40%	—
峰浓度	—	(18±15)ng/mL（服用 40mg）；(52±51)ng/mL（服用 80mg）；(121±98)ng/mL（服用 160mg）；(245±110)ng/mL（服用 320mg）
达峰时间	静脉给药：20 分钟；口服：1～2 小时	1～4 小时
血浆蛋白结合率	11%	90%
表观分布容积	4.2L/kg	4L/kg
半衰期	3～7 小时	8 小时
清除率	0.8L/min	(2.7±0.03)L/(h·kg)（<90 天婴儿）；(3.3±0.35)L/(h·kg)（≥90 天婴儿）；810mL/min（高血压成人）
代谢	主要经肝脏代谢	主要经肝脏代谢
排泄	主要经肾脏排泄	主要经肾脏排泄
妊娠分级	C	C
哺乳分级	L2	L2

(二)药物相互作用

1. β 受体阻滞剂与 CYP2D6 抑制剂（如奎尼丁、特比萘芬、帕罗西汀、氟西汀、舍曲林、塞来昔布、普罗帕酮和苯海拉明、西咪替丁等）合用，可通过肝药酶抑制作用升高美托洛尔、普萘洛尔的血药浓度。

2. β 受体阻滞剂与肝药酶诱导剂（如巴比妥类药物、利福平）合用，可使美托洛尔、普萘洛尔代谢增加，血药浓度降低。

3. β 受体阻滞剂与可乐定合用时，可能会加重可乐定突然停用时所发生的反跳性高血压。

4. β 受体阻滞剂与钙离子拮抗剂地尔硫䓬合用时，对房室传导和窦房结抑制作用增强。

5. β 受体阻滞剂与 I 类抗心律失常药物合用时，负性肌力作用会增加，在左心室功能受损的患者中，有可能引起严重的血流动力学副作用。

6. 普萘洛尔与氟哌啶醇合用，可导致低血压及心脏停搏。

7. 普萘洛尔与氢氧化铝凝胶合用，可降低普萘洛尔的肠道吸收。

(三)不良反应

1. 神经系统：如乏力、头晕、头痛、失眠、多梦、抑郁、神情模糊(多见于老年人)等。

2. 心血管系统：如低血压、心力衰竭、心动过缓伴/不伴眩晕和晕厥，还可引起雷诺现象、肢端发冷、水肿等。

3. 消化系统：如食欲缺乏、恶心、腹胀、便秘、腹泻、腹痛。

4. 其他：如过敏反应、皮疹、瘙痒等。

(四)药物治疗浓度监测

1. 监测指征：美托洛尔与普萘洛尔有肝脏首关效应，口服个体差异大，而血药浓度与其药理作用存在相关性，需行血药浓度监测。

2. 检测方法：美托洛尔与普萘洛尔的检测方法有高效液相色谱法和液相色谱-质谱法。

3. 监测方法：具体如下。

(1)美托洛尔：峰浓度于口服药品后 1.5 小时采静脉血 3～5mL 送检，谷浓度于下一剂服药前立即采样送检；若血药浓度不达标，则经剂量调整后再次监测，直至血药浓度达标。

(2)普萘洛尔：下一剂给药前立即采静脉血 3～5mL 送检，给药后监测 1 次；若血药浓度不达标，经剂量调整后再次监测，直至血药浓度达标。

(五)药物基因组学

目前发现与美托洛尔相关的基因较多，其中对 *CYP2D6* 与 *ADRB1* 的研究较多。*CYP2D6* 基因不同代谢型对美托洛尔的影响见表 3-18，主要相关基因对美托洛尔疗效和不良反应的影响见表 3-19。

表 3-18 *CYP2D6* 基因不同代谢型对美托洛尔的影响

基因	主要作用	双倍型	代谢型	临床相关性
CYP2D6	细胞色素 P450 第二亚家族成员，影响多种药物代谢	*1/*1/×N、*1/*2×N	超快代谢型	酶活性非常高，对药物代谢快，血药浓度低
		*1/*1、*1/*2、*2/*2	正常代谢型	酶活性正常
		*1/*5、*5/*10、*5/*41、*5/*14A	中间代谢型	酶活性降低，对药物的代谢减慢，血药浓度较高
		*1/*4、*4/*4	慢代谢型	酶活性基本丧失，血药浓度明显增高，不良反应发生率高

表 3-19 主要相关基因对美托洛尔疗效和不良反应的影响

基因	主要作用	SNP 位点	临床相关性
ADRB1	肾上腺素能受体 β₁，可介导肾上腺素和神经递质去甲肾上腺素的生理效应。该基因中的特异性已被证明会影响静息心率，并可能与心力衰竭有关	rs1801253	与 CG、GG 基因型患者相比，CC 基因型患者使用美托洛尔反应增加，治疗心力衰竭患者时左心室重塑的改善和左心室射血分数增加
		rs1801252	与 AA 基因型患者相比，AG、GG 基因型心力衰竭患者使用美托洛尔治疗时左心室重构的改善增加
ADRB2	肾上腺素能受体 β₂，是 G 蛋白偶联受体超家族的成员。该基因多态性与夜间哮喘、肥胖、2 型糖尿病和心血管疾病有关	rs1042714	与 CG、GG 基因型患者相比，CC 基因型心动过速患者对美托洛尔的反应增加；与 CC、CG 基因型患者相比，GG 基因型高血压患者使用美托洛尔患高甘油三酯血症的风险增加
		rs1042713	与 AG、GG 基因型患者相比，AA 基因型心动过速患者对美托洛尔的反应增加

(六)临床用药指导

1. 指导临床用药的基因检测：根据相关基因对美托洛尔、普萘洛尔疗效和不良反应的影响，建议患者在使用上述药物前检测 $CYP2D6$ 等位基因。

2. 指导临床用药的血药浓度监测：美托洛尔有效血药浓度应维持在＞25ng/mL；普萘洛尔抗心律失常时血药浓度参考范围为 40～100ng/mL，抗心绞痛时血药浓度参考范围为＞30ng/mL，降压时血药浓度参考范围为＜100ng/mL。

3. 指导临床用药的给药剂量调整：荷兰皇家药物促进协会-遗传药理工作组(DPWG)建议基于 CYP2D6 代谢型调整美托洛尔剂量。①正常代谢型心力衰竭患者：推荐按照药物说明书正常剂量给药；②中间代谢型心力衰竭患者：推荐选择其他药物(如比索洛尔、卡维地洛)或剂量减少 50％；③慢代谢型心力衰竭患者：推荐选择其他药物(如比索洛尔、卡维地洛)或剂量减少 75％；④超快代谢型心力衰竭患者：推荐选择其他药物(如比索洛尔、卡维地洛)或根据疗效和不良反应将剂量逐渐增加，最大剂量可达常规剂量的 250％。

4. 药物相互作用对治疗效果和安全性的影响。

(1)β 受体阻滞剂避免与钙离子拮抗剂、Ⅰ类抗心律失常药物联用。

(2)美托洛尔、普萘洛尔与 CYP2D6 抑制剂合用时，可使前者的血药浓度升高，应酌情减少前者的使用剂量。

(3)普萘洛尔应避免与氟哌啶醇、氢氧化铝凝胶合用。

三、延长动作电位时程药(钾通道阻滞剂)

(一)药物特点

胺碘酮与决奈达隆同时具有多通道抑制作用,对钠、钾、钙离子通道和β受体等均有抑制作用。其中,决奈达隆主要作用于心房乙酰胆碱,激活钾电流通道,对心房的作用大于心室;此外,决奈达隆同时对内向和外向电流的抑制可降低复极化跨膜离散度,因此致心律失常风险较低。胺碘酮、决奈达隆药物的特点详见表3-20。

表3-20 胺碘酮、决奈达隆药物的特点

药物特点	药物名称	
	胺碘酮	决奈达隆
生物利用度	35%～65%	空腹:4%;伴高脂食物:15%
峰浓度	—	—
达峰时间	3～7小时	3～6小时
血浆蛋白结合率	96%	99.7%
表观分布容积	60L/kg	1400L
半衰期	9～100天	13～19小时
清除率	0.10～0.77L/min(单次静脉给药);220～440mL/(h·kg)(室颤和室性心动过速者静脉给药)	130～150L/h
代谢	主要经肝脏代谢	主要经肝脏代谢
排泄	经肾脏、肝肠循环排泄	经肾脏、粪便排泄
妊娠分级	D	X
哺乳分级	L5	L3

(二)药物相互作用

1. 胺碘酮与CYP2C9底物(如华法林、苯妥英)及CYP2D6底物(如氟卡尼)、β受体阻滞剂、三环类抗抑郁药和选择性5-羟色胺再摄取抑制剂联用,可增加后者的血药浓度。

2. 胺碘酮或决奈达隆与CYP3A4底物(如芬太尼、辛伐他汀、阿托伐他汀、洛伐他汀、他克莫司、环孢素、氯吡格雷、曲唑酮、氯雷他定等)联用,可增加后者的血药浓度。

3. 胺碘酮或决奈达隆与CYP3A4抑制剂,如西咪替丁、西柚汁、蛋白酶抑制剂(茚地那韦等)、伊曲康唑、伏立康唑、克拉霉素联用,其血药浓度会升高;与CYP3A4诱导剂,如利福平、圣约翰草(即金丝桃)、苯巴比妥、卡马西平、苯妥英等联用，其血药浓度会降低。

4. 胺碘酮或决奈达隆与 P –糖蛋白（P – gp）底物，如洋地黄类药物地高辛及抗凝药物达比加群等联用，可使后者的血药浓度增加。

5. 胺碘酮与考来烯胺联用，可促进肝肠消化胺碘酮，从而降低胺碘酮的血清浓度及半衰期。

6. 胺碘酮或决奈达隆与其他抗心律失常药联合使用，具有协调作用，但不良反应风险增加。

(三)不良反应

1. 眼部异常：如角膜微沉积、畏光、干眼症或视物模糊。

2. 皮肤的异常：如光过敏反应，皮肤出现淡紫色或蓝灰色色素沉着。

3. 甲状腺异常：如甲状腺激素水平异常、甲状腺功能减退、体重增加、畏寒、淡漠、嗜睡等。

4. 肺部异常：如弥漫性间质性或肺泡性肺病和闭塞性细支气管炎伴机化性肺炎。

5. 神经系统异常：如乏力、震颤、不自主运动、缺乏协调、步态异常/共济失调或其他锥体外系表现。

6. 肝脏异常：如血清转氨酶增高、急性肝脏功能异常、黄疸等。

7. 心脏异常：如中度、剂量依赖性心动过缓，充血性心力衰竭。

8. 胃肠道异常：如恶心、呕吐、味觉障碍、厌食和便秘等。

9. 生殖系统异常：如附睾炎、阳痿、性欲减退等。

10. 血管异常：如面部潮红、血管炎、血管神经性水肿。

11. 血液和淋巴系统异常：如凝血异常、血小板减少症、溶血性贫血，再生障碍性贫血、白细胞减少症、粒细胞缺乏症等。

(四)药物治疗浓度监测

1. 监测指征：胺碘酮个体差异大，影响因素多，相互作用大，易蓄积中毒。

2. 检测方法：高效液相色谱法。

3. 监测方法：具体如下。

(1)采血时间点：胺碘酮服药 4～6 周后，下次服药前采样。

(2)采血类型：采集静脉血，留取血浆或血清。

(五)临床用药指导

1. 指导临床用药的血药浓度监测：胺碘酮浓度参考范围为 $0.5～2.5\mu g/mL$。

2. 药物相互作用对治疗效果和安全性的影响：胺碘酮与决奈达隆可抑制 CYP2C9、CYP2D6、CYP3A4 和 P – gp，并可增加其底物的暴露水平，尽量避免与上述代谢酶底物联合使用；如确需联合使用，应注意调整药物的给药剂量，有条件时可基于治疗药物浓度监测调整药物剂量。

四、其他具有抗心律失常作用的药物

(一)药物特点

洋地黄类药物是 Na^+-K^+-ATP 酶抑制剂，具有正性肌力、负性频率的作用，被临床广泛应用于改善心衰患者的症状、降低慢性射血分数降低性心力衰竭患者的住院风险、控制房颤患者的心室率等，但其治疗窗窄，毒性反应大，尤其当血药浓度值超出安全界限时，易出现毒性反应。临床常用洋地黄类药物为地高辛，口服后生物利用度为 $50\%\sim90\%$，达峰时间为 $1\sim3$ 小时，峰浓度为 $(1.32\pm0.18)ng/mL$，血浆蛋白结合率为 25%，表观分布容积为 $475\sim500L$；地高辛在体内转化代谢很少，主要以原形经肾脏排出；健康受试者的半衰期为 $1.5\sim2$ 天，肾功能衰竭患者的半衰期为 $3.5\sim5$ 天，静脉给药时的清除率为 $(88\pm44)mL/(min\cdot1.73m^2)$；妊娠分级为 C 级，哺乳分级为 L2 级。

(二)药物相互作用

1. 洋地黄类药物与 P-gp 抑制剂(如胺碘酮、决奈达隆、克拉霉素、利托那韦等)联用，可使地高辛的血药浓度显著升高。

2. 洋地黄类药物与 P-gp 诱导剂(如苯妥英、利福平等)联用，可使地高辛的血药浓度下降。

3. 洋地黄类药物与影响肾功能的药物(如血管紧张素受体阻滞剂、非甾体抗炎药等)联用，可使地高辛排泄减少。

(三)不良反应

1. 毒性反应：如厌食、恶心、呕吐、视觉改变、心律失常。

2. 胃肠道系统：如恶心、呕吐、腹痛、肠缺血和肠出血性坏死。

3. 中枢神经系统：如头痛、虚弱、头晕、冷漠、意识混乱和精神障碍。

4. 其他：如男性乳房发育、血小板减少、斑丘疹等。

(四)药物治疗浓度监测

1. 监测指征：洋地黄类药物的治疗窗窄，易中毒；肾功能不全患者地高辛代谢能力下降，易导致地高辛及其代谢产物蓄积；药物相互作用可导致地高辛血药浓度升高，蓄积中毒。

2. 检测方法：多用放射免疫分析、荧光偏振免疫分析，也可用高效液相色谱法、液相色谱-质谱法。

3. 监测方法：具体如下。

(1)采血时间点：肾功能正常的患者服药 $5\sim7$ 天后采样，肾功能不全者服药后 $2\sim3$ 周后采样。

(2)采血类型：血清或血浆。

（3）监测频率：调整剂量 5～7 天内测定本品血药浓度。

(五)临床用药指导

1. 指导临床用药的血药浓度监测：临床使用地高辛时，血药浓度参考范围为0.5～2ng/mL；当血药浓度＞2ng/mL 时，中毒风险增加。

2. 指导临床用药的给药剂量调整：地高辛血药浓度与剂量之间呈线性关系，如每日维持剂量为 0.25mg，当稳态后，测定血药浓度为 1.6ng/mL；假设患者治疗时需要的理想血药浓度为 0.8ng/mL，则给药剂量可减至 0.125mg/d。

3. 药物相互作用对治疗效果和安全性的影响。

（1）胺碘酮、卡托普利、克拉霉素、决奈达隆、庆大霉素、红霉素、伊曲康唑、普罗帕酮、奎尼丁、利托那韦、四环素、维拉帕米等药物与地高辛合用时，可使地高辛血药浓度增加 50％以上，使用前应监测地高辛血药浓度，并根据监测结果，通过减少地高辛用药剂量的 30％～50％或调整给药频率以降低地高辛血药浓度，并持续监测。

（2）阿托伐他汀、卡维地洛、地尔硫䓬、吲哚美辛、硝苯地平、雷贝拉唑、替米沙坦、替格瑞洛、托伐普坦等可使地高辛血药浓度增加 50％以内，使用前应监测地高辛血药浓度，并根据监测结果，通过减少地高辛用药剂量的 15％～30％或调整给药频率以降低地高辛血药浓度，并持续监测。

（3）阿普唑仑、阿奇霉素、环孢素、双氯芬酸、地芬诺酯、布洛芬、二甲双胍、奥美拉唑、兰索拉唑等可使地高辛血药浓度增加，但增幅尚不清楚，使用前应监测地高辛血药浓度，必要时通过调整给药频率以降低地高辛血药浓度，并持续监测。

（4）阿卡波糖、沙丁胺醇、考来烯胺、甲氧氯普胺、苯妥英钠、利福平、硫糖铝、抗酸剂等可使地高辛血药浓度降低，使用前应监测地高辛血药浓度，必要时增加地高辛用量 20％～40％。

第四节　调节血脂药

脂质代谢紊乱所导致的动脉粥样硬化与心血管疾病的发生有密切关系，调节血脂代谢可以防治动脉粥样硬化，降低心血管疾病发生的风险。调节血脂药物根据作用机制可分为以下几种。①影响胆固醇合成的药物：竞争性羟甲基戊二酰辅酶 A（HMG－CoA）还原酶抑制药，如阿托伐他汀（atorvastatin）、普伐他汀（pravastatin）等。②影响胆固醇吸收及转运的药物：胆酸螯合剂，如考来烯胺（cholestyramine）；胆固醇肠道吸收抑制剂，如依折麦布（ezetimibe）。③影响脂蛋白转运及分解的药物：苯氧酸类，如氯贝丁酯（clofibrate）和吉非贝齐（gemfibrozil）等；烟酸类，如烟酸（niacin）。④抗氧化剂：如普罗布考（probucol）。⑤多不饱和脂肪酸类药物：如亚油酸（linoleic acid）、二十碳五烯酸（eicosapentaenoic acid）等。其中，以 HMG－CoA 还原酶抑制药应用最为广泛，也是目前研究较多的与基因相关的调节血脂药物。

一、药物特点

HMG-CoA 还原酶抑制药主要通过抑制肝脏内 HMG-CoA 还原酶及胆固醇的生物合成，降低血浆中胆固醇和血清脂蛋白浓度，同时通过增加肝脏细胞表面的低密度脂蛋白（LDL）受体以增强 LDL 的摄取和代谢而发挥调节血脂作用，被临床广泛用于高胆固醇血症、冠心病和脑卒中的防治。临床常用 HMG-CoA 还原酶抑制药的特点详见表 3-21。

表 3-21　临床常用 HMG-CoA 还原酶抑制药的特点

药物特点	药物名称	
	阿托伐他汀	普伐他汀
生物利用度	14％	17％
峰浓度	—	30～55μg/L
达峰时间	1～2 小时	1～1.5 小时
血浆蛋白结合率	≥98％	43％～48％
表观分布容积	381L	成人：0.5L/kg；儿童：31～37mL/kg
半衰期	14 小时	1.8 小时
清除率	625mL/min	6.3～13.5mL/(min·kg)
代谢	肝/肝外	肝外
排泄	经胆汁排泄	20％经尿液排泄，70％经粪便排泄
妊娠分级	X	X
哺乳分级	L3	L3

二、药物相互作用

1. 普伐他汀不经肝细胞酶 CYP3A4 代谢，且经双通道清除，与阿托伐他汀相比，药物相互作用较少。

2. 阿托伐他汀为 CYP3A4 和转运蛋白（OATP1B1/1B3、P-gp 或 BCRP）底物，与环孢素、贝特类药物、克拉霉素、红霉素、烟酸、HIV 蛋白酶抑制剂、伏立康唑、伊曲康唑等 CYP3A4 和转运蛋白抑制剂合用时，可导致阿托伐他汀的血药浓度增加，发生肌病的风险增加；阿托伐他汀与利福平等 CYP3A4 诱导剂合用时，血药浓度降低，药效下降。

3. 阿托伐他汀与含有氢氧化镁和氢氧化铝的口服抗酸药合用，可使本药及其活性代谢产物的血药浓度下降约 35％，但本药降低血浆 LDL-C 的作用不受影响。

4. 阿托伐他汀与炔诺酮、炔雌醇、地高辛等药物联用，可使后者的血药浓度升高，增加发生不良反应的风险。

三、不良反应

1. 免疫系统疾病：阿托伐他汀可引起血管神经性水肿、大疱疹（包括多形红斑、史-约综合征和中毒性表皮坏死）；普伐他汀可引起红斑狼疮样综合征、风湿病、皮肤肌炎、紫癜、关节炎等。

2. 骨骼肌肉系统疾病：如横纹肌溶解、肌炎、肌腱破裂。

3. 神经系统疾病：如头痛、头晕、抑郁、周围神经病。

4. 消化系统疾病：如恶心、呕吐、腹泻、腹痛、胃肠胀气等胃部不适；阿托伐他汀还可致肝炎及胰腺炎。

5. 呼吸系统疾病：阿托伐他汀可致间质性肺病；普伐他汀可致感冒、鼻炎、咳嗽、呼吸困难等。

6. 特殊感觉器官：如视觉障碍。

7. 心血管系统：普伐他汀可致胸痛、心绞痛。

8. 肾脏/泌尿系统：阿托伐他汀可致尿蛋白阳性；普伐他汀可致排尿异常，如排尿困难、尿频、夜尿增多等。

四、药物基因组学

他汀类药物作为心血管疾病防治的主要药物，其有效性和毒性反应常存在个体差异，可能发生不同程度的他汀类药物相关肌病，导致患者药物依从性差甚至停药，从而增加了心血管事件及死亡率。他汀类药物相关的基因多态性是导致个体反应差异的重要原因，其中阿托伐他汀主要与 *APOE*、*SLCO1B1*、*APOA5*、*COQ2*、*LDLR*、*KIF6* 等基因相关。主要相关基因对阿托伐他汀疗效和不良反应的影响见表 3-22。普伐他汀主要与 *HMGCR*、*SLCO1B1*、*LDLR* 等基因相关。主要相关基因对普伐他汀疗效和不良反应的影响见表 3-23。

表 3-22　主要相关基因对阿托伐他汀疗效和不良反应的影响

基因	主要作用	SNP 位点	临床相关性
SLCO1B1	编码的蛋白质是一种跨膜受体，可介导许多内源性化合物的钠非依赖性摄取，参与将他汀类等药物从血液中清除到肝细胞中	rs2306283	与 AA 基因型患者相比，AG 基因型患者对阿托伐他汀的反应增加，GG 基因型患者对阿托伐他汀的反应最好
		rs4149056	与 TT 基因型患者相比，CC、CT 基因型患者服用阿托伐他汀时血药浓度升高，药物毒性、肌病、横纹肌溶解症和中毒性肝病的发生风险增加

续表

基因	主要作用	SNP 位点	临床相关性
APOE	载脂蛋白 E，编码的蛋白质是乳糜微粒的主要载脂蛋白，可与特定的肝脏和外周受体结合，对于富含甘油三脂的脂蛋白成分的正常代谢至关重要	rs7412	与 CT 及 TT 基因型患者相比，CC 基因型患者服用阿托伐他汀治疗时反应性较差
APOA5	载脂蛋白 A5，在调节血浆甘油三脂水平中起重要作用	rs662799	与 AA 基因型患者相比，AG 及 GG 基因型患者服用阿托伐他汀治疗时反应性较差
COQ2	辅酶 Q2。该基因突变会导致辅酶 Q10 缺乏、线粒体脑肌病及 COQ2 肾病	rs4693075	与 CC 基因型患者相比，CG 及 GG 基因型患者服用阿托伐他汀治疗时肌病风险增加
KIF6	激肽家族成员 6。该基因在冠状动脉和其他血管组织中普遍表达，该基因中自然发生的突变与冠心病有关	rs20455	与 AG 及 GG 基因型患者相比，AA 基因型患者服用阿托伐他汀治疗时反应性较差

表 3-23　主要相关基因对普伐他汀疗效和不良反应的影响

基因	主要作用	SNP 位点	临床相关性
SLCO1B1	编码的蛋白质是一种跨膜受体，可介导许多内源性化合物的钠非依赖性摄取，参与将他汀类等药物从血液中清除到肝细胞中	rs4149015	与 AA 及 AG 基因型患者相比，GG 基因型患者对普伐他汀的反应性增加
		rs4149056	与 TT 基因型患者相比，CC 及 CT 基因型患者服用普伐他汀时血药浓度升高，药物毒性、肌病、横纹肌溶解症和中毒性肝病的发生风险增加
HMGCR	羟甲基戊二酰辅酶 A 还原酶，是胆固醇合成的限速酶	rs17238540	与 TT 基因型患者相比，GT 基因型患者服用普伐他汀治疗后总胆固醇下降更低
		rs17244841	与 AT 及 TT 基因型患者相比，AA 基因型患者对普伐他汀的反应性增加
KIF6	激肽家族成员 6。该基因在冠状动脉和其他血管组织中普遍表达，该基因中自然发生的突变与冠心病有关	rs20455	与 AG 及 GG 基因型患者相比，AA 基因型患者服用阿托伐他汀治疗时反应性较差

五、临床用药指导

1. 指导临床用药的基因检测：根据相关基因对他汀类药物疗效和不良反应的影响，建议检测 *SLCO1B1* 及 *APOE* 基因多态性，以指导他汀类药物的精准治疗。

2. 指导临床用药的品种选择及药物剂量调整：*SLCO1B1* 基因多态性与他汀类药物安全性存在关联性，*APOE* 基因多态性影响患者对他汀类药物的敏感性，*SLCO1B1* * 5 及 * 15 单倍体型携带者在选择高强度及中等强度他汀类药物时，应依据基因型选择更适合的他汀类药物种类和剂量。若同时合并 ApoE E4 单倍体型携带者，建议选择他汀类药物联用其他类降脂药或其他降脂方案，以达到更好的治疗效果。基于 *SLCO1B1* 和 *APOE* 基因多态性指导他汀类药物个体化用药的具体建议见表 3 - 24。

表 3 - 24 基于 *SLCO1B1* 和 *ApoE* 基因多态性指导他汀类药物个体化用药的建议

SLCO1B1 基因型	*APOE* 基因型	疾病风险	疗效	他汀类药物推荐	
				高强度降胆固醇	中强度降胆固醇
* 1a/ * 1a，* 1a/ * 1b，* 1b/ * 1b	E3/E4，E4/E4	低	较差	阿托伐他汀 40～80mg，瑞舒伐他汀 20mg	辛伐他汀 20～40mg，洛伐他汀 40mg，氟伐他汀 80mg，阿托伐他汀 10～20mg，瑞舒伐他汀 5～10mg，普伐他汀 40mg，匹伐他汀 1～4mg
* 1a/ * 1a，* 1a/ * 1b，* 1b/ * 1b	E2/E2，E3/E3，E2/E4	低	较好	阿托伐他汀 40～80mg，瑞舒伐他汀 20mg	辛伐他汀 20～40mg，洛伐他汀 40mg，氟伐他汀 80mg，阿托伐他汀 10～20mg，瑞舒伐他汀 5～10mg，普伐他汀 40mg，匹伐他汀 1～4mg
* 1a/ * 5，* 1a/ * 15，* 1b/ * 15，* 5/ * 5，* 5/ * 15，* 15/ * 15	E3/E4，E4/E4	高	较差	瑞舒伐他汀 20mg	阿托伐他汀 10～20mg，瑞舒伐他汀 5～10mg，普伐他汀 40mg，匹伐他汀 1mg
* 1a/ * 5，* 1a/ * 15，* 1b/ * 15，* 5/ * 5，* 5/ * 15，* 15/ * 15	E2/E2，E3/E3，E2/E4	高	较好	瑞舒伐他汀 20mg	阿托伐他汀 10～20mg，瑞舒伐他汀 5～10mg，普伐他汀 40mg，匹伐他汀 1mg

3. 指导临床用药的肌酸激酶及肝功能监测：临床使用他汀类药物治疗时，在开展 *SLCO1B1* 和 *APOE* 基因多态性检测评估他汀类药物治疗的安全性及有效性的同时，仍应密切监测肌酸激酶、肝功能等实验室指标。若连续监测肌酸激酶呈进行性升高，应慎重考虑减少他汀类药物剂量或暂时停药；若转氨酶水平高于 3 倍正常上限值，应停止继续使用他汀类药物。

4. 药物相互作用对治疗效果和安全性的影响：用药前应评估合并用药风险，避免与 CYP3A4 代谢药物及转运蛋白抑制剂联合使用；避免与炔诺酮、炔雌醇、地高辛等药物联用，如确需联合使用，应密切监测后者的血药浓度或不良反应。

（史金平）

参考文献

［1］　中华医学会心血管病学分会动脉粥样硬化与冠心病学组，中华医学会心血管病学分会介入心脏病学组，中国医师协会心血管内科医师分会血栓防治专业委员会，等．冠心病双联抗血小板治疗中国专家共识［J］．中华心血管病杂志，2021，49（5）：432 - 454.

［2］　中华医学会心血管病学分会，中华心血管病杂志编辑委员会．抗血小板药物治疗反应多样性临床检测和处理的中国专家建议［J］．中华心血管病杂志，2014，42（12）：986 - 991.

［3］　世界华人检验与病理医师协会，中国医师协会检验医师分会心血管检验医学专业委员会．血小板功能检测在急性冠脉综合征患者抗血小板治疗中的应用专家共识［J］．中华医学杂志，2018，98（22）：1743 - 1751.

［4］　于霄霖，杨苏民．阿司匹林抵抗相关影响因素的研究进展［J］．中国医药，2019，14（2）：301 - 303.

［5］　HAYBAR H，PEZESHKI S M S，SAKI N. Platelets in in - stent restenosis：from fundamental role to possible prognostic application［J］. Curr Cardiol Rev，2020，16（4）：285 - 291.

［6］　中华医学会心血管病学分会，中华心血管病杂志编辑委员会．急性 ST 段抬高型心肌梗死诊断和治疗指南（2019）［J］．中华心血管病杂志，2019，47（10）：766 - 783.

［7］　中华医学会，中华医学会杂志社，中华医学会全科医学分会，等．非 ST 段抬高型急性冠状动脉综合征基层诊疗指南（实践版·2019）［J］．中华全科医师杂志，2021，20（1）：14 - 20.

［8］　WANG Y，MENG X，WANG A，et al. Ticagrelor versus clopidogrel in CYP2C19 loss - of - function carriers with stroke or TIA［J］. N Engl J Med，

2021，385(27)：2520 - 2530.

[9] 边慧. 基因检测指导华法林抗凝治疗的临床应用价值[J]. 中国现代药物应用，2023，17(1)：70 - 72.

[10] 张进华，刘茂柏，蔡铭智，等. 模型引导的华法林精准用药：中国专家共识（2022 版）[J]. 中国临床药理学与治疗学，2022，27(11)：1201 - 1212.

[11] 中华医学会心血管病学分会，中国老年学学会心脑血管病专业委员会. 华法林抗凝治疗的中国专家共识[J]. 中华内科杂志，2013，52(1)：76 - 82.

[12] JOHNSON J A，CAUDLE K E，GONG L，et al. Clinical pharmacogenetics implementation consortium(CPIC)guideline for pharmacogenetics - guided warfarin dosing：2017 update[J]. Clin Pharmacol Ther，2017，102(3)：397 - 404.

[13] 中华医学会心电生理和起搏分会，中国医师协会心律学专业委员会，中国房颤中心联盟心房颤动防治专家工作委员会. 心房颤动：目前的认识和治疗建议（2021)[J]. 中华心律失常学杂志，2022，26(1)：15 - 88.

[14] GAGE B F，EBY C，JOHNSON J A，et al. Use of pharmacogenetic and clinical factors to predict the therapeutic dose of warfarin[J]. Clin Pharmacol Ther，2008，84(3)：326 - 331.

[15] KLEIN T E，ALTMAN R B，ERIKSSON N，et al. Estimation of the warfarin dose with clinical and pharmacogenetic data[J]. N Engl J Med，2009，360(8)：753 - 764.

[16] BISS T T，AVERY P J，BRANDAO L R，et al. VKORC1 and CYP2C9 genotype and patient characteristics explain a large proportion of the variability in warfarin dose requirement among children[J]. Blood，2012，119(3)：868 - 873.

[17] CHAN P H，HAI J J，CHAN E W，et al. Use of the SAMe - TT2R2 score to predict good anticoagulation control with warfarin in Chinese patients with atrial fibrillation：relationship to ischemic stroke incidence[J]. PLoS One，2016，11(3)：e0150674.

[18] 王辰，高润霖，邱贵兴. 中国血栓性疾病防治指南[M]. 北京：中国协和医科大学出版社，2022.

[19] 刘晓辉，宋景春，张进华，等. 中国抗血栓药物相关出血诊疗规范专家共识[J]. 解放军医学杂志，2022，47(12)：1169 - 1179.

[20] 中华医学会心血管病学分会，中国生物医学工程学会心律分会. 抗心律失常药物临床应用中国专家共识[J]. 中华心血管病杂志，2023，51(3)：256 - 269.

[21] 黄峻，黄祖瑚. 临床药物手册[M]. 5 版. 上海：上海科学技术出版社，2015.

[22] 张相林. 治疗药物监测临床应用手册[M]. 北京：人民卫生出版社，2020.

[23] 王拥军，赵志刚. 精准医疗与药物治疗个体化实操手册[M]. 北京：北京科学技

术出版社，2017.

[24] 中华医学会心血管病学分会，中华心血管病杂志编辑委员会．洋地黄类药物临床应用中国专家共识[J]．中华心血管病杂志，2019，47(11)：857－864.

[25] 李晶，段自皞，沈炳香，等．地高辛血药浓度超出安全限值风险预测模型的建立与评估[J]．中国医院药学杂志，2021，41(13)：1332－1336.

[26] 陈新谦，金有豫，汤光．新编药物学[M].18 版．北京：人民卫生出版社，2018.

[27] 中国中西医结合学会检验医学专业委员会，浙江省免疫学会临床免疫诊断专业委员会，浙江省药理学会治疗药物监测研究专业委员会．*SLCO1B1* 和 *ApoE* 基因多态性检测与他汀类药物临床应用专家共识[J]．中华检验医学杂志，2023，46(7)：672－680.

[28] 中国血脂管理指南修订联合专家委员会．中国血脂管理指南（2023 年）[J]．中国循环杂志，2023，3(38)：237－271.

第四章 内分泌系统疾病的精准药学服务

内分泌系统疾病用药包括垂体激素及其有关药物、肾上腺皮质激素和促肾上腺皮质激素、性激素和促性激素、避孕药、胰岛素和其他影响血糖的药物、甲状腺激素类药物和抗甲状腺药物，以及影响骨代谢的药物等。本章主要介绍口服降血糖药物相关精准药学服务内容。

口服降糖药物可分为以下几类。①磺酰脲类：第一代，如甲苯磺丁脲（tolbutamide）、氯磺丙脲（chlorpropamide）等；第二代，如格列本脲（glibenclamide）、格列吡嗪（glipizide）、格列美脲（glimepiride）等。②促胰岛素分泌剂：如瑞格列奈（repaglinide）、那格列奈（nateglinide）。③双胍类：如二甲双胍（metformin）。④α-葡萄糖苷酶抑制剂：如阿卡波糖（acarbose）、伏格列波糖（voglibose）。⑤噻唑烷二酮类胰岛素增敏剂：如吡格列酮（pioglitazone）、罗格列酮（rosiglitazone）。⑥DDP-4抑制剂：如西格列汀（sitagliptin）等。⑦钠-葡萄糖协同转运蛋白2（SGLT-2）抑制剂：如达格列净（dapagliflozin）、恩格列净（empagliflozin）等。

一、磺酰脲类

(一)药物特点

磺酰脲类口服降糖药可通过促进胰岛β细胞分泌胰岛素，增加体内胰岛素水平来发挥降糖作用。格列本脲、格列吡嗪、格列美脲均属于第二代磺酰脲类口服降糖药，其药物特点详见表4-1。

表4-1 格列本脲、格列吡嗪、格列美脲的药物特点

药物特点	药物名称		
	格列本脲	格列美脲	格列吡嗪
生物利用度	—	—	100%
峰浓度	老年患者：211～315ng/mL；年轻患者：144～302ng/mL	—	—
达峰时间	老年患者：0.9～1.0小时；年轻患者：1.3～3.0小时	2～3小时	1～3小时
血浆蛋白结合率	99.9%	99.5%	98%～99%

药物特点	药物名称		
	格列本脲	格列美脲	格列吡嗪
表观分布容积	老年患者：19.3～52.6L；年轻患者：21.5～49.3L	8.8L(113mL/kg)	11L
半衰期	老年患者：4.0～13.4 小时；年轻患者：4.0～13.9 小时	5～8 小时	2～4 小时
清除率	老年患者：2.70～3.55L/h；年轻患者：2.47～4.11L/h	47.8mL/min	3L/h
代谢	—	—	肝脏
排泄	经胆汁、尿液排泄	经尿液、粪便排泄	经尿液排泄
妊娠分级	B	C	C
哺乳分级	L2	L4	L2

(二)药物/食物相互作用

1. 格列本脲、格列吡嗪与酒精同服时，可以引起腹部绞痛、恶心、呕吐、头痛、面部潮红和低血糖。

2. 格列本脲、格列吡嗪与β受体阻滞剂合用，可增加低血糖的危险，且可掩盖低血糖症状，如脉率增快、血压升高等。

3. 胍乙啶、胰岛素、单胺氧化酶抑制剂、水杨酸盐、香豆素类抗凝剂、其他口服降糖药等与格列本脲、格列吡嗪、格列美脲合用时，可增加低血糖风险。

(三)不良反应

1. 胃肠道反应：如腹泻、恶心、呕吐、胃痛或不适。

2. 过敏反应：如瘙痒、皮疹等。

3. 肝脏损害：如黄疸、肝功能损害。

4. 血液系统损害：如骨髓抑制、粒细胞减少、血小板减少等。

5. 代谢改变：可致低血糖或低血糖时间延长。

(四)药物基因组学

目前与磺酰脲类口服降糖药相关的基因较多，其中对 $G6PD$、$CYP2C9$、$KCNJ11$ 等基因的研究较多、证据较为充分。主要相关基因对磺酰脲类口服降糖药疗效和不良反应的影响见表 4-2。

表4-2　主要相关基因对磺酰脲类口服降糖药疗效和不良反应的影响

基因	主要作用	双倍型	SNP位点	临床相关性
G6PD	葡萄糖-6-磷酸脱氢酶，可协助葡萄糖进行新陈代谢	—	—	G6PD缺乏患者服用磺酰脲类口服降糖药时可发生溶血性贫血
KCNJ11	钾内向整流通道亚家族J成员11，编码的蛋白是一种完整的膜蛋白和向内整流型钾通道，参与广泛的生理反应	—	rs5219	与CT、TT基因型患者相比，CC基因型患者对磺酰脲类口服降糖药治疗反应性较差
CYP2C9	编码细胞色素P450酶超家族的成员，可催化并参与药物代谢以及胆固醇、类固醇和其他脂质合成的许多反应	CYP2C9*1/*3、*3/*3	—	与其他双倍型患者相比，携带CYP2C9*1/*3、*3/*3双倍型患者酶活性减弱或基本丧失

(五)临床用药指导

1. 指导临床用药的基因检测：根据相关基因对磺酰脲类疗效和不良反应的影响，建议患者在使用此类药物前检测是否存在G6PD基因缺失及CYP2C9等位基因。

2. 指导临床用药的品种选择：G6PD基因缺失的患者使用磺酰脲类口服降糖药时可导致溶血性贫血，应考虑使用其他降糖药物替代治疗。

3. 药物相互作用对治疗效果和安全性的影响：服用降糖药物时应避免饮酒；与其他降糖药物及β受体阻滞剂合用时，注意监测血糖，避免发生低血糖反应。

二、双胍类

(一)药物特点

二甲双胍通过作用于PEN2(γ-分泌酶的一个亚基)激活腺苷酸活化蛋白激酶(AMPK)对多系统发挥作用。①作用于肝脏，抑制糖异生，减少肝糖输出；②作用于外周组织(肌肉、脂肪)，提高胰岛素敏感性，增加对葡萄糖的摄取和利用，促进肌糖原合成，降低游离脂肪酸；③作用于肠道，抑制肠壁细胞摄取葡萄糖，促进葡萄糖向肠道排泄，提高GLP-1水平。二甲双胍口服生物利用度为50%～60%，普通片剂达峰时间为4～8小时；不与血浆蛋白结合，表观分布容积为(654±358)L；以原型从尿液排出，消除半衰期为 17.6 小时；妊娠分级为 B 级，哺乳分级为 L1 级。

(二)药物相互作用

1. 二甲双胍与呋塞米合用时，二甲双胍 AUC 增加，呋塞米 C_{max} 和 AUC 降低。

2. 二甲双胍与经肾小管排泌的阳离子药物(如氨氯吡咪、地高辛、吗啡、普鲁卡因胺、奎尼丁、奎宁、雷尼替丁、氨苯蝶啶、甲氧苄氨嘧啶、万古霉素等)联用，可能会与二甲双胍竞争肾小管转运系统，发生相互作用。

3. 二甲双胍与某些可引起血糖升高的药物(如噻嗪类或其他利尿剂、糖皮质激素、钙离子通道阻滞剂、异烟肼等)联用，在停用此类药物后，易发生低血糖反应。

4. 二甲双胍与华法林合用，会增加华法林的抗凝作用。

5. 二甲双胍与树脂类药物(如苏合香、血竭、乳香等)合用，可减少二甲双胍的吸收。

(三)不良反应

1. 胃肠道反应：如恶心、呕吐、腹泻、腹痛和食欲不振，多发生于治疗早期，随着治疗时间的延长，大多数患者通常可以自行缓解。

2. 代谢障碍：可致乳酸性酸中毒，长期服用二甲双胍可引起维生素 B_{12} 缺乏。

3. 皮肤软组织损害：如红斑、瘙痒、荨麻疹。

4. 其他：如味觉障碍。

(四)药物基因组学

目前发现与二甲双胍相关的基因主要有 *SLC22A1*、*SLC22A2*。主要相关基因对二甲双胍疗效和不良反应的影响见表 4-3。

表 4-3　主要相关基因对二甲双胍疗效和不良反应的影响

基因	主要作用	SNP 位点	临床相关性
SLC22A2	编码有机阳离子转运蛋白 2，对于消除许多内源性小的有机阳离子以及多种药物和环境毒素至关重要	rs316019、rs316009	与 CC、CT 基因型患者相比，TT 基因型糖尿病患者对二甲双胍的反应增加
SLC47A1	溶质载体家族 47 成员 1，位于 17 号染色体上，编码一种功能未知的蛋白质	rs2289669	与 AG、GG 基因型患者相比，AA 基因型 2 型糖尿病患者对二甲双胍清除率降低

(五)临床用药指导

1. 指导临床用药的基因检测：根据相关基因与二甲双胍疗效及不良反应的关系和证据级别等信息，目前暂无使用二甲双胍时进行基因检测的建议。

2. 药物相互作用对治疗效果和安全性的影响：二甲双胍与经肾小管排泌的阳离子

药物联合使用或停用时，建议密切监测血糖水平，根据结果调整药物剂量；与某些可引起血糖升高的药物联用时，亦应密切监测血糖情况，停止联合使用这些药物时，应注意警惕低血糖的发生。

（史金平）

参考文献

[1]　陈新谦，金有豫，汤光．新编药物学[M]．18 版．北京：人民卫生出版社，2018．

[2]　阳国平，郭成贤．药物基因组学与个体化治疗用药决策[M]．北京：人民卫生出版社，2016．

[3]　王辰，姚树坤．精准医学：药物治疗纲要[M]．2 版．北京：人民卫生出版社，2021．

第五章 呼吸系统疾病的精准药学服务

第一节 平喘药

平喘药是指能作用于哮喘发病的不同环节，缓解或预防哮喘发作的一类药物，主要包括β肾上腺素受体激动剂、黄嘌呤类药物、M胆碱受体拮抗剂、糖皮质激素类、抗白三烯类药物及过敏介质阻释剂。

一、β肾上腺素受体激动剂

（一）药物特点

常用于平喘的β肾上腺素受体激动剂有沙丁胺醇（salbutamol）、特布他林（terbutaline）、沙美特罗（salmeterol）、茚达特罗（indacaterol）、福莫特罗（formoterol）等。沙丁胺醇作为短效β_2受体激动剂，主要用于治疗支气管哮喘或喘息型支气管炎等伴有支气管呼吸窘迫的呼吸道疾病。特布他林临床用于治疗支气管哮喘、喘息性支气管炎、肺气肿等，其支气管扩张作用比沙丁胺醇弱。仅用于口腔吸入的茚达特罗是一种超长效吸入β_2受体激动剂类支气管舒张剂，通过作用于支气管平滑肌的β_2肾上腺素受体，在肺内局部发挥支气管扩张作用，主要用于慢性阻塞性肺疾病及哮喘患者的维持治疗。福莫特罗为选择性β_2肾上腺素受体激动药，可用于缓解支气管哮喘、急性支气管炎、哮喘性支气管炎或肺气肿等气道阻塞性疾病引起的呼吸困难等症状。β肾上腺素受体激动剂常见药物的特点见表5-1。

表5-1 β肾上腺素受体激动剂常见药物的特点

药物特点	药物名称			
	沙丁胺醇	特布他林	茚达特罗	福莫特罗
生物利用度	—	30%～50%（口服）	43%～45%	43%
峰浓度	2.1ng/mL（3mg雾化吸入）	8.3ng/mL（口服 5mg 硫酸特布他林片）；8.6ng/mL（口服 5mL 硫酸特布他林溶液）	2.1ng/mL	92pg/mL

续表

药物特点	药物名称			
	沙丁胺醇	特布他林	茚达特罗	福莫特罗
达峰时间	0.5小时(雾化吸入3mg)	2小时和1.5小时	15分钟	<5分钟
血浆蛋白结合	—	—	94.1%～95.3%	61%～64%
表观分布容积	(156±38)L(静脉给药)	—	—	—
半衰期	2.7～5小时(吸入或口服)	3.4小时	45.5～126小时	7～10小时
清除率	(272±38)mL/min(口服给药);(291±70)mL/min(静脉给药)	(311±112)mL/min	0.46～1.20L/h	150mL/min
代谢	通过肝脏代谢	—	—	—
排泄	主要通过肾脏排泄	主要通过肾脏排泄	主要从粪便排泄	主要通过肾脏排泄
妊娠分级	C	C	C	C
哺乳分级	L1	L2	—	L3

(二)药物相互作用

1. 非选择性β肾上腺素受体阻断药与β2肾上腺素受体激动药合用,可能发生相互抑制作用,哮喘或慢性阻塞性肺疾病患者可能出现严重支气管痉挛,甚至会危及生命。

2. 三环类抗抑郁药与β2肾上腺素受体激动药合用,可能导致后者对心血管的作用增强,不良反应增加。

3. 黄嘌呤类药物与糖皮质激素类药物、利尿药合用,可能因低血钾而导致心律不齐。

4. 福莫特罗与胰岛素联用,会降低胰岛素的作用,应监测血糖。

(三)不良反应

1. 常见不良反应有头痛、头晕、抽搐或肌肉震颤等。

2. 大剂量或注射给药时,可引起心脏反应,特别是原有心律失常的患者。

3. 增加肌糖原分解,引起血乳酸、丙酮酸升高,并产生酮体。

4. 过量时或与糖皮质激素合用时,可引起低钾血症。

(四)药物基因组学

目前针对β肾上腺素受体激动剂的相关基因多态性研究有 *ADRB2*、*CRHR2*、

SLC22A1、*SPATS2L* 和 *DUSP1* 基因，研究较多的为 *ADRB2* 基因，主要信息见表 5-2。与沙丁胺醇疗效相关的基因多态性研究集中在 *ADRB2*、*CRHR2*、*CLOCK*、*ARG1*、*COL22A1*、*DUSP1* 和 *VDR* 基因，与沙美特罗和特布他林相关的基因多态性研究集中在 *ADRB2* 基因。

茚达特罗的相关检测基因有 *UGT1A1* 和 *CYP3A4*。UGT1A1 的主要功能是使各种不同外源性药物和内生底物葡萄糖醛酸化，使其更好地从体内被清除，是唯一能将茚达特罗代谢成酚醛衍生物的 UGT 酶类。各国药品说明书中提到，*UGT1A1*（rs8175347）基因表达与患者的稳态 AUC 和峰浓度有关，但目前各国临床指南均没有关于茚达特罗疗效的相关基因检测。相关研究未发现不同基因型对茚达特罗疗效或不良反应的影响。

与福莫特罗相关的基因主要为 *CYP2D6* 和 *CYP2C19*，它们是细胞色素 P450 第二亚家族中的重要成员，是人体重要的药物代谢酶，但关于对福莫特罗代谢过程的影响研究证据还不够充分，有待进一步研究。β 肾上腺素受体激动剂类药物相关主要基因信息见表 5-2。

表 5-2　β 肾上腺素受体激动剂类药物相关主要基因信息表

基因	主要作用	SNP 位点	临床相关性
ADRB2	肾上腺素能受体 β₂，是 G 蛋白偶联受体超家族的成员。该基因多态性与夜间哮喘、肥胖、2 型糖尿病和心血管疾病有关	rs1042713	与 AA 基因型患者相比，GG 基因型哮喘患者对选择性 β₂ 肾上腺素受体激动剂的反应增加，AG 基因型哮喘患者对沙丁胺醇、沙美特罗的反应可能增加
		rs1042714	与 CC 或 CG 基因型患者相比，GG 基因型患者对特布他林作用的脱敏速度可能较慢

(五)临床用药指导

1. 指导临床用药的基因检测：鉴于沙丁胺醇、沙美特罗、特布他林相关基因与药物疗效、不良反应的关系证据级别较低，若临床需要，建议必要时检测 *ADRB2* 基因型，以指导沙丁胺醇（rs1042713）、沙美特罗（rs1042713）与特布他林（rs1042714）的精准治疗。目前尚无关于茚达特罗、福莫特罗指导临床用药的基因检测。

2. 药物相互作用对治疗效果和安全性的影响：避免非选择性 β 肾上腺素受体阻断药与 β₂ 肾上腺素受体激动药合用；福莫特罗与胰岛素联用时应监测血糖。

二、黄嘌呤类药物

(一)药物特点

茶碱（theophylline）作为嘌呤受体阻滞剂，通过抑制气道平滑肌中的磷酸二酯酶发挥支气管扩张作用，主要用于支气管哮喘、阻塞性肺气肿、喘息型支气管炎等疾病，缓解喘息症状；也可用于心源性肺水肿引起的哮喘。氨茶碱（aminophylline）为茶碱的前体药，在体内通过释放茶碱发挥药效。茶碱类药物的主要特点见表5-3。

表5-3 茶碱类药物的特点

药物特点	药物名称	
	氨茶碱	茶碱
生物利用度	—	100%（溶液制剂、速释片或缓释片，口服）
峰浓度	—	—
达峰时间	—	缓释片：4～7小时
血浆蛋白结合率	60%	40%
表观分布容积	0.3～0.7L/kg	0.5L/kg
半衰期	7～9小时	8小时
清除率	出生3～15天：0.29mL/(kg·min)；出生25～57天：0.64mL/(kg·min)；1～4岁：1.7mL/(kg·min)；4～12岁：1.6mL/(kg·min)；13～15岁：0.9mL/(kg·min)；16～17岁：1.4mL/(kg·min)；16～60岁：0.65mL/(kg·min)（非吸烟哮喘患者）；＞60岁老人（肝、肾功能正常）：0.41mL/(kg·min)	出生3～15天：0.29mL/(kg·min)；出生25～57天：0.64mL/(kg·min)；1～4岁：1.7mL/(kg·min)；4～12岁：1.6mL/(kg·min)；13～15岁：0.9mL/(kg·min)；16～17岁：1.4mL/(kg·min)；16～60岁：0.65mL/(kg·min)（非吸烟哮喘患者）；＞60岁老人（肝、肾功能正常）：0.41mL/(kg·min)
代谢	肝脏	肝脏
排泄	肾脏，通过尿液排出	肾脏，通过尿液排出
妊娠分级	C	C
哺乳分级	—	L3

(二)药物相互作用

1. 黄嘌呤类药物与β受体阻滞药合用，支气管扩张作用会减弱；普萘洛尔可降低茶碱的清除率，可能会危及生命。

2. 黄嘌呤类药物与抗菌药物喹诺酮类、大环内酯类、林可霉素、克林霉素、西咪替丁、美西律等合用，可降低茶碱清除率，使茶碱血药浓度升高。

3. 黄嘌呤类药物与地尔硫䓬、维拉帕米、咖啡因等合用，会干扰茶碱在肝脏的代谢过程，增加茶碱的血药浓度。

4. 黄嘌呤类药物与锂盐合用，可增加锂的肾排泄。

（三）不良反应

1. 消化系统症状：如上腹部疼痛、恶心、呕吐、胃食管反流、食欲减退等。

2. 心血管系统表现：如心律失常、心悸、窦性心动过速等。

3. 中枢神经系统表现：如失眠、震颤和激动等。

4. 其他：可引起代谢与营养异常、全身过敏症状；严重时，可导致持续性呕吐、心律失常、致命的顽固性癫痫发作以及呼吸、心脏骤停等不良反应；偶见横纹肌溶解所致的急性肾衰竭。

（四）药物治疗浓度监测

1. 监测指征：茶碱的治疗窗较窄，个体差异大，不良反应的发生率与其血药浓度密切相关，血清茶碱峰值浓度＞20μg/mL 时，可能会出现一系列不良反应。

2. 检测方法：高效液相色谱法、荧光偏振免疫法和高效毛细管电泳法等。

3. 监测方法：具体如下。

（1）采血时间点：口服普通片剂，2 小时后采血测定峰浓度，血药浓度达稳态（一般是 5 个半衰期左右）时再次给药前采血测定谷浓度；静脉滴注结束 30 分钟后采血测定峰浓度，持续静脉滴注 16～24 小时后测定稳态血药浓度。

（2）采血类型：静脉血 3～5mL，留取血清样本。

（3）监测频率：给药后监测 1 次，根据血药浓度达标情况，调整给药剂量，并监测血药浓度直至达标；与影响茶碱血药浓度的药物合用时，应监测茶碱的血药浓度；出现肝、肾功能异常时，应随时监测。

（五）药物基因组学

目前研究发现与茶碱血药浓度或疗效相关的主要基因为 *CYP1A1* 和 *CYP2E1*。茶碱主要相关基因多态性对药物疗效或不良反应的影响见表 5－4。

表 5－4　茶碱类药物相关基因信息表

基因	主要作用	SNP 位点	临床相关性
CYP1A2	细胞色素 P450 第一亚家族中的重要成员，是人体重要的药物代谢酶	rs2069514	与 GG 基因型相比，AA、AG 基因型与哮喘患者茶碱代谢降低有关
		rs35694136	与其他等位基因相比，等位基因 T 与慢性阻塞性肺疾病患者的茶碱治疗时血浆药物水平降低有关
CYP2E1	细胞色素 P450 第二亚家族中的重要成员，是人体重要的药物代谢酶	rs3813867	与 CG 基因型相比，在哮喘患者中，使用茶碱治疗时，GG 基因型与 1,3 -二甲基尿酸/茶碱比值的增加有关
		rs2031920	与 CT 基因型相比，哮喘患者使用茶碱治疗时，CC 基因型与 1,3 -二甲基尿酸/茶碱的比率增加有关

(六)临床用药指导

1. 指导临床用药的基因检测：目前关于茶碱类药物遗传学的研究很少，暂无可用于指导临床用药的基因检测。

2. 指导临床用药的血药浓度监测：茶碱类药物有效血药浓度范围窄，个体差异大，不能通过年龄、性别、体重或其他人口统计学特征来预测。因此，建议给药后监测 1 次，根据血药浓度达标情况调整给药剂量，并监测血药浓度直至达标；与影响茶碱血药浓度的药物合用时，应监测茶碱的血药浓度；出现肝、肾功能异常时，应随时监测；儿童药物清除率比较高，给药剂量按体重计算，应监测血药浓度。

3. 药物相互作用对治疗效果和安全性的影响：茶碱类药物应避免与 β 受体阻滞药合用；与喹诺酮类、大环内酯类等可增加茶碱血药浓度的药物联用时，建议监测茶碱类药物的血药浓度，根据监测结果调整药物给药剂量。

三、M 胆碱受体拮抗剂——噻托溴铵

(一)药物特点

噻托溴铵(tiotropium bromide)为 M 受体阻滞药，通过与平滑肌 M3 受体结合，产生扩张支气管平滑肌作用，主要用于慢性阻塞性肺疾病的维持治疗、伴随呼吸困难的维持治疗及急性发作的预防。噻托溴铵干粉吸入剂的生物利用度为 19.5%，血药浓度达峰时间为 1 小时，峰浓度为 12.9pg/mL，血浆蛋白结合率为 72%，表观分布容积为 32L/kg。噻托溴铵主要以原型经由肾脏排泄，FDA 妊娠分级为 C 级，哺乳期妇女慎用。

(二)药物相互作用

1. 噻托溴铵与其他抗胆碱能药物联用，可能会增加叠加效应，导致抗胆碱能药物不良反应增多。

2. 噻托溴铵与沙丁胺醇合用，会导致毒性增加。

(三)不良反应

1. 呼吸系统：如咳嗽(常见)、咽喉炎、鼻窦炎、呼吸困难。

2. 消化系统：如口干(常见)、消化不良、腹痛、便秘等。

3. 泌尿系统：尿潴留只见于有易患因素的老年男性患者。

4. 其他：较少见心绞痛、房颤、室上性心动过速、血管性水肿、头晕、头痛等。

(四)药物基因组学

已经发现与噻托溴铵相关的基因包括 *CYP2D6*、*CYP3A4* 和 *ADRB2*。目前研究较多、证据较充分的为 *ADRB2*。主要相关基因多态性对噻托溴铵疗效或不良反应的影响见表 5-5。

表 5-5 主要相关基因多态性对噻托溴铵疗效或不良反应的影响

基因	主要作用	SNP 位点	临床相关性
ADRB2	肾上腺素能受体 β_2，是 G 蛋白偶联受体超家族的成员。该基因多态性与夜间哮喘、肥胖、2 型糖尿病和心血管疾病有关	rs1042713	与 AG 或 GG 基因型患者相比，AA 基因型患者可能对噻托溴铵的应答更好

(五)临床用药指导

1. 指导临床用药的基因检测：鉴于噻托溴铵相关基因与药物疗效、不良反应关系循证证据级别较低，建议必要时检测 *ADRB2* 基因型，以指导噻托溴铵的精准治疗。

2. 药物相互作用对治疗效果和安全性的影响：噻托溴铵会降低硝酸甘油、硝酸异山梨酯的作用，建议谨慎联用。

四、糖皮质激素类——布地奈德

(一)药物特点

布地奈德(budesonide)是一种强效糖皮质激素活性和弱盐皮质激素活性的抗炎性皮质类固醇药物，主要用于治疗支气管哮喘，也适用于慢性阻塞性肺疾病、季节性和常年性过敏性鼻炎。布地奈德气雾剂吸入后即刻达到峰浓度，生物利用度为 26％；粉雾剂吸入 0.5 小时达到峰浓度，生物利用度为 38％；鼻内给药 0.7 小时达到峰浓度，生物利用度为 33％。其血浆蛋白结合率为 85％～90％；成人半衰期为 2～3 小时，儿童半衰期为 1.5 小时；清除率为 0.9～1.8L/min；通过细胞色素 P450 代谢，代谢产物经尿液和粪便排出体外。

(二)药物相互作用

1. 布地奈德与 CYP3A4 抑制剂合用，可导致口服布地奈德平均血药浓度增加。

2. 布地奈德口服制剂与非甾体抗炎药合用时，胃肠道溃疡和出血的风险明显增加。

3. 布地奈德会增强卡介苗的毒性，禁止合用。

(三)不良反应

1. 局部雾化吸入常见不良反应主要表现为喉部轻微刺激、咳嗽和声嘶，咽部念珠菌感染已有报道。在极少数病例，曾有皮疹的报道。

2. 鼻喷雾剂常见不良反应为局部刺激、鼻出血、鼻腔出现轻度出血性分泌物。

3. 长期全身使用高剂量糖皮质激素，可能发生糖皮质激素的全身不良反应，如皮质醇增多症、肾上腺抑制和/或儿童生长迟缓等。

4. 其他不良反应，如荨麻疹、皮疹、皮炎、血管性神经水肿和瘙痒等。

(四)药物基因组学

研究发现与布地奈德治疗相关的基因有 *ZNF432*、*FCER2*、*CRHR1*、*GLCCI1*。主要相关基因对布地奈德疗效或不良反应的影响见表 5-6。

表 5-6　主要相关基因对布地奈德疗效或不良反应的影响

基因	主要作用	SNP 位点	临床相关性
ZNF432	锌指蛋白 432，能预测启动 DNA 结合转录因子活性、RNA 聚合酶 Ⅱ 特异性 等，参 与 RNA 聚合酶 Ⅱ 的转录调节	rs3752120	TT 基因型与哮喘患者对肾上腺素能吸入剂、倍氯米松、布地奈德、皮质类固醇、丙酸氟替卡松、氟替卡松/沙美特罗或沙丁胺醇的反应降低有关
FCER2	编码蛋白质是 B 细胞特异性抗原，是 IgE 低亲和力受体	rs28364072	与等位基因 A 相比，等位基因 G 与哮喘患者使用布地奈德治疗时哮喘严重加重有关
CRHR1	编码 G 蛋白偶联受体，该受体结合促肾上腺皮质激素释放激素家族的神经肽	rs242941	与 AC 和 CC 基因型相比，AA 基因型与用布地奈德或丙酸氟替卡松治疗哮喘儿童时延迟的皮质醇应激反应有关
		rs1876828	与 CT 基因型相比，TT 基因型与哮喘患儿布地奈德或丙酸氟替卡松治疗后应激皮质醇反应延迟有关
GLCCI1	基因的表达由糖皮质激素诱导，编码功能未知的蛋白质	rs37973	与 GG 基因型患者相比，AA 基因型患者对吸入性糖皮质激素的反应效果可能更好。AG 基因型患者反应效果弱于 AA 基因型患者，优于 GG 基因型患者

(五)临床用药指导

1. 指导临床用药的基因检测：鉴于布地奈德相关基因与药物疗效、不良反应关系的循证证据级别较低，建议必要时检测 *GLCCI1* 相关基因型，以指导布地奈德的精准治疗。

2. 药物相互作用对治疗效果和安全性的影响：葡萄柚汁可能通过抑制肠道 CYP3A4，能提高布地奈德的生物利用度，但其活性成分的含量不稳定，无法准确调整布地奈德的剂量；因与一些疫苗合用会增加毒性，故禁止布地奈德与卡介苗、麻疹减毒活疫苗、黄热减毒活疫苗合用。

第二节 镇咳药

目前常用的镇咳药根据作用部位不同可分为外周性镇咳药及中枢性镇咳药两大类。外周性镇咳药可以抑制咳嗽反射弧中感受器、传入神经及效应器中的任一环节而起到镇咳作用，代表药物为甘草片（licorice tablet）；中枢性镇咳药可抑制延髓咳嗽中枢，从而产生镇咳作用，代表药物有可待因（codeine）、吗啡（morphine）、右美沙芬（dextromethorphan）等。

一、药物特点

可待因常用于止咳及镇痛，经胃肠道吸收，给药 60 分钟后达到最大血浆浓度，血浆蛋白结合率为 7%～25%，表观分布容积为 3～6L/kg，可广泛分布到组织中。可待因的半衰期为 3 小时，清除率为（183±59）mL/min，70%～80%的可待因通过与葡萄糖醛酸结合生成可待因 6 -葡萄糖醛酸（C6G）并经 O -去甲基化生成吗啡（5%～10%）和 N -去甲基化生成可待因（约 10%）而代谢，约 90% 通过肾脏排泄；妊娠分级为 C 级，哺乳分级为 L4 级。

二、药物相互作用

1. 可待因与利福平合用，会促进可待因的 N -脱甲基和葡糖醛酸化，降低可待因血药浓度，使药效减弱。
2. 可待因与抗胆碱药物合用时，可加重便秘或尿潴留的不良反应。
3. 可待因与其他吗啡类药物或肌肉松弛药合用，会加重呼吸抑制作用。

三、不良反应

1. 呼吸系统：如呼吸微弱、缓慢或不规则。
2. 心血管系统：如面色发红、低血压、心悸、心源性晕厥。
3. 神经系统：如困倦、头晕、抑郁、焦虑、疲劳、头痛、失眠、紧张、视力障碍。
4. 消化系统：如恶心、呕吐、便秘、腹部痉挛、腹泻、胃肠炎。
5. 皮肤组织：如皮疹、荨麻疹、瘙痒。
6. 内分泌代谢疾病：如雄激素缺乏症、5 -羟色胺综合征。
7. 其他：如过敏反应，长期应用可引起成瘾性。

四、药物基因组学

研究发现与可待因相关的基因有 CYP2D6、ABCB1、OPRM1、UGT2B7 和 CYP1B1 等，纳入指南的有 CYP2D6、OPRM1 和 COMT。根据 CYP2D6 基因编码的

CYP2D6 酶活性评分，将其分为 4 种表型：慢代谢型、中间代谢型、正常代谢型、超快代谢型。主要相关基因对可待因疗效或不良反应的影响见表 5-7。

表 5-7   主要相关基因对可待因疗效或不良反应的影响

基因	主要作用	双倍型	SNP 位点	临床相关性
CYP2D6	细胞色素 P450 第二亚家族成员，人体重要的药物代谢酶	*3/*4、*4/*4、*5/*5、*5/*6	—	慢代谢型患者与正常代谢型患者相比，药物代谢和清除率降低，疗效减弱，避免使用可待因
		*4/*10、*4/*41、*10/*10、*10/*41	—	中间代谢型患者与正常代谢型患者相比，药物代谢和清除率降低，密切监测疗效，效果不佳时，考虑替代治疗方案
		*1/*10、*1/*41、*1/*9、*10/*41×3、*1/*1、*1/*2、*2×2/*10	—	按照说明书，推荐正常剂量用药
		*1/*1×N、*1/*2×N、*2/*2×N	—	超快代谢型患者会增加吗啡的形成，中毒风险增加，应避免使用可待因
ABCB1	编码 ABCB1 糖蛋白，即 P-糖蛋白，是一种广泛底物特异性的 ATP 依赖性外排泵	—	rs1045642	与等位基因 G 相比，当使用可待因治疗疼痛女性时，等位基因 A 与母乳喂养婴儿发生中枢神经系统抑制的可能性增加有关
		—	rs2032582	AA 基因型患者与疼痛女性使用可待因治疗时患中枢神经系统抑郁症的可能性增加有关
		—	rs1128503	与等位基因 G 相比，当使用可待因治疗疼痛女性时，等位基因 A 与母乳喂养婴儿发生中枢神经系统抑制的可能性增加有关
OPRM1	μ 阿片受体基因，编码 μ 阿片受体，是阿片类药物的重要作用靶点	—	rs62436463	与等位基因 C 相比，使用可待因治疗时，等位基因 T 与不良事件风险降低有关

基因	主要作用	双倍型	SNP 位点	临床相关性
UGT2B7	编码 UGT2B7，促进甲氧基、羧基、羟基和氨基化合物的葡糖醛酸化反应	—	rs7439366	与 CC 基因型相比，TT 基因型与女性可待因剂量降低有关
CYP1B1	编码肝外细胞色素 P450 1B1 酶，属于 CYP1 家族的药物代谢酶	—	rs1056837	与 GG 基因型患者相比，AA 基因型男性患者使用可待因治疗疼痛的临床获益降低
		—	rs1056836	与 GG 基因型患者相比，CC 基因型男性患者使用可待因治疗疼痛的临床获益降低

五、临床用药指导

1. 指导临床用药的基因检测：基于 *CYP2D6* 相关基因与可待因疗效、毒性或不良反应的关系，建议检测 *CYP2D6* 相关代谢型，指导临床用药的剂量调整。

2. 指导临床用药的选择：超快代谢型患者使用可待因易产生毒性，应避免使用；正常代谢型患者按照说明书用药；中间代谢型患者可按照说明书用药，若无效，则考虑其他替代方案；慢代谢型患者使用可待因疗效差，应避免使用。

3. 药物相互作用对治疗效果和安全性的影响：奎尼丁可抑制可待因在体内转化为吗啡，会显著降低可待因的疗效，应禁止同时使用；可待因与司来吉兰合用可能会导致昏迷、严重高血压等不良反应发生，应避免合用。

第三节　抗结核药

结核病是由结核分枝杆菌引起的一种慢性传染性疾病。抗结核药按照其杀菌活性、安全性、临床疗效等可划分为一线药物和二线药物。一线药物主要包括异烟肼（isoniazid，INH）、利福平（rifampin，RFP）、乙胺丁醇（ethambutol，EMB）、吡嗪酰胺（pyrazinamide，PZA）、利福喷丁（rifapentine，Rft）等。二线药物主要用于对一线抗结核药物已经产生耐药结核病的治疗，主要药物有左氧氟沙星（levofloxacin，Lfx）、莫西沙星（moxifloxacin，Mfx）、链霉素（streptomycin，Sm）、阿米卡星（amikacin，Am）、丙硫异烟胺（prothionamide，Pto）和卷曲霉素（capreomycin，Cm）等。目前关于抗结核药物的精准用药相关研究主要集中在一线药物利福平、异烟肼等。

一、利福平

(一)药物特点

利福平口服生物利用度为 90%～95%，达峰时间为 1～2 小时，峰浓度为 0.5～10μg/mL，血浆蛋白结合率为 80%，表观分布容积为 1.6L/kg，可分布到全身大部分组织和体液中。利福平单次给药后的半衰期为 2～5 小时，多次给药后的半衰期为 2～3 小时，肝损伤患者的半衰期可能延长。静脉注射 300mg 时，清除率为(0.19±0.06)L/(kg·h)；静脉注射 600mg 时，清除率为(0.14±0.03)L/(kg·h)。利福平参与肝脏循环，主要在肝脏中代谢，经胆汁和肠道排泄，60%～65%经粪便排出，6%～15%由尿液排出。利福平的妊娠分级为 C 级，哺乳分级为 L2 级，长期用药过程中需监测患者的血药浓度、肝功能等。

(二)药物相互作用

1. 利福平为 CYP3A4 酶强诱导剂，与其他经 CYP3A4 酶代谢的药物联合使用，会影响这类药物的治疗效果。

2. 利福平与异烟肼合用，对结核杆菌有协同抗菌作用，但同时肝毒性也增加。

3. 利福平与对氨基水杨酸钠合用，会影响后者的吸收，导致其血药浓度降低。

(三)不良反应

1. 消化系统：如胃灼热、上腹部不适、厌食、恶心、呕吐、黄疸、肠胃胀气等。

2. 肝脏毒性：如血清氨基转移酶升高、肝肿大、胆汁淤积等。

3. 变态反应：大剂量间歇疗法后可出现流感样症候群，表现为寒战、发热、呼吸困难、头晕等，偶可发生急性溶血或肾功能衰竭；也有患者出现瘙痒、荨麻疹、皮疹、类天疱疹反应、多形性红斑等。

4. 其他：如大小便、唾液、痰液、泪液等呈橘红色，偶见白细胞减少、凝血酶原时间缩短、视力障碍等。

(四)药物治疗浓度监测

1. 监测指征：因利福平治疗窗较窄，易诱导耐药菌产生，故血液浓度过高时易引起肝脏损伤，产生肝毒性，建议监测利福平的血药浓度。

2. 检测方法：可通过高效液相色谱法、液相色谱-质谱法等监测血药浓度。

3. 监测方法：具体如下。

(1)采血时间点：一般在给药后 2 小时，若考虑患者存在利福平吸收不良或延迟吸收，建议可在给药后 6 小时进行监测。

(2)采血类型：静脉血 3～5mL，留取血清样本。

(3)监测频率：给药后监测 1 次，如果血药浓度未达标，需要调整给药剂量，经剂量调整后再次监测直至达标；患者肝功能发生异常或联合使用影响利福平血药浓度的药物时，应随时监测；维持治疗期间应每 4～6 周监测 1 次。

(五)药物基因组学

目前研究发现与利福平相关的基因有 *NAT2*、*AGBL4*、*CUX2*、*CYP2B6*、*CYP2C19*、*CYP2C9*、*GSTP1*、*NR1I2*、*SLCO1B1* 和 *RIPOR2* 等。有研究报道，利福平在肺结核患者标准治疗过程中，*NAT2* 基因多态性并不是利福平血药浓度的主要影响因素，*NAT2* 基因主要与利福平引起不同程度的肝损伤有关；也有研究表明，*ALDH2* 基因发生纯合子突变可能会导致结核病患者肝功能异常，但因 *ALDH2* 基因多态性与多种疾病相关，还需进一步研究。主要相关基因对利福平疗效或不良反应的影响见表 5−8。

表 5−8　主要相关基因对利福平疗效或不良反应的影响

基因	主要作用	SNP 位点	临床相关性
NAT2	N−乙酰基转移酶 2，是人体内重要的 Ⅱ 相代谢酶	rs1041983	与 CT 和 TT 基因型患者相比，CC 基因型患者在使用抗结核药物利福平治疗时，肝毒性的发生风险偏低
		rs4646244	在结核病患者中，等位基因 A 与利福平治疗时肝炎风险增加有关
AGBL4	AGBL 羧肽酶 4，可预测启用金属羧肽酶活性和微管蛋白结合活性，对病毒具有防御反应	rs319952	与 GG 基因型患者相比，使用利福平治疗结核病时，AA 基因型患者与药物性肝损伤风险增加有关
		rs393994	与 GG 基因型患者相比，使用利福平治疗结核病时，AA 基因型患者与药物性肝损伤风险增加有关
		rs320003	与 AA 基因型患者相比，GG 基因型结核病患者使用利福平治疗时药物性肝损伤的风险增加
CUX2	该基因编码一种含有 3 个 CUT 结构域和 1 个同源结构域的蛋白质	rs7958375	与 AA 基因型患者相比，GG 基因型结核病患者使用利福平治疗时药物性肝损伤的风险增加
CYP2B6	细胞色素 P450 酶超家族成员，可参与催化药物代谢以及胆固醇、类固醇和其他脂质合成的许多反应	*CYP2B6* * 1、*CYP2B6* * 6	与 *CYP2B6* * 6/ * 6 相比，携带 *CYP2B6* * 1/ * 1 基因的男性结核病患者使用利福平治疗时药物性肝损伤风险降低
CYP2C19	细胞色素 P450 酶超家族成员，可参与催化药物代谢以及胆固醇、类固醇和其他脂质合成的许多反应	rs4986893	与 GG 基因型患者相比，AA、AG 基因型结核病患者使用利福平治疗时发生斑丘疹的可能性降低

续表

基因	主要作用	SNP 位点	临床相关性
CYP2C9	细胞色素 P450 酶超家族成员，可参与催化药物代谢以及胆固醇、类固醇和其他脂质合成的许多反应	rs9332096	与 CC 基因型患者相比，CT、TT 基因型结核病患者使用利福平治疗时发生斑丘疹的可能性降低
GSTP1	谷胱甘肽 S 转移酶 P1，可通过催化许多疏水和亲电化合物与还原型谷胱甘肽的偶联在解毒中发挥重要作用	rs1695	与 AG、GG 基因型患者相比，AA 基因型结核病患者使用异烟肼和利福平治疗时发生药物性肝损伤的可能性增加
NOS2	一氧化氮合酶 2，在多个生物过程中充当生物介质，诱导脂多糖和某些细胞因子的组合	rs11080344	与 CT、TT 基因型患者相比，CC 基因型结核病患者使用利福平治疗时发生中毒性肝病的可能性增加
NR1I2	属于核受体超家族，编码的蛋白质是细胞色素 P450 基因 *CYP3A4* 的转录调节因子，可被诱导 *CYP3A4* 的化合物激活	rs2472677	与 CC、CT 基因型相比，TT 基因型与使用依非韦伦、乙胺丁醇、异烟肼和利福平治疗 HIV 感染或结核病患者时发生外周神经系统疾病的严重程度增加相关
RIPOR2	RHO 家族相互作用细胞极化调节因子 2。该基因的位点突变可导致患者的听力损伤	rs10946739	与 TT 基因型患者相比，CC 基因型结核病患者使用利福平治疗时发生药物性肝损伤风险增加
		rs10946737	与 GG 基因型患者相比，AA 基因型结核病患者使用利福平治疗时发生药物性肝损伤风险增加
SLCO1B1	编码有机阴离子转运多肽 1B1，参与他汀类、利福平等药物从血液中清除到肝细胞中	rs4149056	与 TT 基因型相比，CT 基因型与使用利福平治疗结核病患者的血药浓度增加相关
		rs4149032	与 CC 基因型相比，TT 基因型与使用乙胺丁醇、异烟肼、吡嗪酰胺和利福平治疗结核病患者减少利福平暴露相关
		rs2306283	与 AA、AG 基因型相比，GG 基因型与健康人群利福平的清除率降低有关
		rs11045819	与 CC 基因型相比，AC 基因型与健康个体中利福平的清除率增加有关

（六）临床用药指导

1. 指导临床用药的基因检测：目前国内外有很多关于利福平毒性相关基因多态性的研究报道，但证据级别均相对较低，虽然 NAT2 和 CYP2E1 基因的研究最多，但 NAT2 基因多态性与抑制素、利福平和吡嗪酰胺可能均不存在直接关联。因此，NAT2 基因型与结核病患者标准治疗方案治疗后药物血药浓度的关系尚需进一步研究探索，以便为肺结核患者的临床个体化用药治疗提供参考。

2. 指导临床用药的给药方法调整：由于进食会影响利福平的吸收，应在饭前 1 小时或饭后 2 小时服用，清晨空腹一次服用吸收最好；用药期间不宜饮酒。对于肝功能减退的患者，需要减少给药剂量。

3. 指导临床用药的血药浓度监测：通常采用高效液相色谱法可准确测定肺结核患者服用利福平治疗期间的血药浓度，且操作简便、快速，适用于肺结核患者治疗监测，对临床安全、合理用药具有重要指导意义。一般在给药后 2 小时留取静脉血清测定血药峰浓度，参考范围为 $0.5\sim10\mu g/mL$。目前有研究提示，服药后 2 小时和 6 小时的血药浓度可准确展现出利福平在患者机体中的吸收状态，临床可将 2 小时和 6 小时作为常规检测时间点，以促进监测结果的精确性。但因实验样本量有限，结果具有一定局限性，后续还需进一步扩大样本量进行研究。

4. 药物相互作用对治疗效果和安全性的影响：避免 CYP3A4 酶强诱导剂利福平与其他经 CYP3A4 酶代谢的药物联合使用，以免影响药物的治疗效果。与异烟肼合用时，需注意其肝毒性增加；利福平与对氨基水杨酸钠合用会导致对氨基水杨酸钠血药浓度降低，需考虑剂量调整。

二、异烟肼

（一）药物特点

异烟肼又称雷米封，是异烟酸的肼类衍生物，与其他抗结核药联合，适用于各型结核病的治疗，对各型结核分枝杆菌都有高度选择性抗菌作用，是目前抗结核药物中具有最强杀菌作用的合成抗菌药。异烟肼口服吸收迅速，其生物利用度为 90%；每日空腹口服 5mg/kg 到 300mg 峰浓度为 $3\sim5\mu g/mL$，每周空腹口服 2 次的峰浓度为 $9\sim15\mu g/mL$；达峰时间为 $1\sim2$ 小时；血浆蛋白结合率为 $0\sim10\%$；表观分布容积为 $0.6\sim0.75L/kg$；快乙酰化者半衰期为 $0.5\sim1.6$ 小时，慢乙酰化者半衰期为 $2\sim5$ 小时。异烟肼通过肝脏代谢，主要由肾脏排泄，少量可随乳汁、唾液、痰液和粪便排出；妊娠分级为 C 级，哺乳分级为 L3 级。

（二）药物相互作用

1. 异烟肼与肾上腺皮质激素合用，会增加异烟肼在肝内的代谢及排泄，在乙酰化快代谢型患者中更为显著，尤其是泼尼松龙，应调整治疗剂量。

2. 异烟肼的药代动力学参数可被三硅酸镁或氧化镁改变，可能危及生命，应分开给予两种药物，谨慎合用。

3. 异烟肼与苯二氮䓬类，如与三唑仑、艾司唑仑和阿普唑仑等合用，可能增强苯二氮䓬类药物的药理作用。

4. 异烟肼与茶碱、氨茶碱等合用，茶碱类药物的药理作用和毒性反应可能会增加。

5. 异烟肼可能升高氯唑沙宗的血药浓度，增强其药理作用，可能出现中枢神经系统毒性。

6. 全身麻醉药地氟烷与异烟肼及其衍生物类合用时，发生肾病或肾毒性的风险增加。

7. 异烟肼与酮康唑、咪康唑和氟康唑等合用，可引起唑类抗真菌药血药浓度降低，导致治疗失败或感染复发。

(三)不良反应

1. 心血管系统：可见脉管炎。

2. 血液系统：如粒细胞、血小板、白细胞均减少，嗜酸性粒细胞增多等；也可引起咯血、鼻出血、眼底出血等。

3. 神经、精神系统：如中枢神经症状、周围神经炎、神经毒性、兴奋、欣快感。

4. 消化系统：如腹痛、便秘、肝毒性、血胆红素、谷丙转氨酶及谷草转氨酶升高等。

5. 泌尿生殖系统：可见月经不调、勃起功能障碍。

6. 肌肉骨骼肌系统：如类风湿关节炎和横纹肌溶解。

7. 内分泌代谢系统：可见男性乳腺发育、泌乳。

8. 免疫系统：可见淋巴结病。

9. 皮肤：可见多形性皮疹、表皮剥脱、表皮萎缩、瘙痒、痤疮、史-约综合征。

10. 其他：如视神经炎、眼球震颤、耳鸣、发热、多器官功能障碍综合征等。

(四)药物治疗浓度监测

1. 监测指征：药物治疗效果差或疾病复发，结核菌耐药，实施具有药物-药物相互作用的治疗方案，中至重度肾功能损害。

2. 检测方法：目前主要使用的检测方法有高效液相色谱法、气相色谱-质谱联用技术、高效液相色谱-质谱联用技术。

3. 监测方法：具体如下。

(1)采血时间点：异烟肼连续服药5～7天后的第2天清晨服药后2小时取静脉血进行监测。

(2)采血类型：静脉血3～5mL，留取血清样本。

(3)监测频率：肝功能异常时应随时监测，维持期每4～6周监测1次。

(五)药物基因组学

研究发现，*CYP2E1* ＊1A/＊1A 基因型与转氨酶升高显著相关，携带 *CYP2E1* C1/C1 基因型者发生肝毒性的风险更高，异烟肼还可抑制 CYP2E 和 CYP2C，引起肝炎。目前，关于异烟肼化学药物基因检测位点研究主要集中在 *NAT2* 基因(部分位点证据级别达 1B 或者 2A 水平)，见表 5－9 及表 5－10。除此之外，还有关于 *ABCB1*、*BACH1*、*CYP2B6*、*CYP2C19*、*CYP2C9*、*NOS2* 等基因的研究报告，但临床证据等级较低(3 级)。

表 5－9 *NAT2* 基因型与乙酰化代谢类型对应关系

基因型	代谢类型
341T→C 位点、590G→A 位点、857G→A 位点均为野生型	快代谢型
341T→C 位点为杂合突变型	中间代谢型
590G→A 位点为杂合突变型	中间代谢型
857G→A 位点为杂合突变型	中间代谢型
341T→C 位点和 590G→A 位点为杂合突变型	中间代谢型或慢代谢型
341T→C 位点和 857G→A 位点为杂合突变型	中间代谢型或慢代谢型
590G→A 位点和 857G→A 位点为杂合突变型	中间代谢型或慢代谢型
341T→C 位点、590G→A 位点、857G→A 位点为杂合突变型	中间代谢型或慢代谢型
341T→C 位点为纯合突变型，其他 2 个位点任意情况	慢代谢型
590G→A 位点为纯合突变型，其他 2 个位点任意情况	慢代谢型
857G→A 位点为纯合突变型，其他 2 个位点任意情况	慢代谢型

注：若基因型为双杂合或者三杂合的情况，其中乙酰化代谢类型可通过双亲的 *NAT2* 基因型来判断为中间代谢型还是慢代谢型。

表 5－10 *NAT2* 基因型代谢类型和异烟肼临床相关性

基因	主要作用	代谢类型	临床相关性
NAT2	N－乙酰基转移酶2，是人体内重要的Ⅱ相代谢酶	慢代谢型	患者体内异烟肼代谢慢，容易在体内积累造成肝损伤，发生不良反应风险高，需减少药量
		中间代谢型	患者体内异烟肼代谢正常，使用标准剂量进行治疗
		快代谢型	患者体内异烟肼代谢较快，体内血药浓度较低，发生不良反应风险较低，为达到有效治疗浓度，需增加药量

(六)临床用药指导

1. 指导临床用药的基因检测：根据基因在我国人群的分布情况、与药物疗效和不良反应的关系、临床证据等级等多种因素，建议检测 *NAT2* 基因相关位点，为异烟肼的精准用药提供依据。

2. 指导临床用药的给药方案调整：FDA 指出，乙酰化慢代谢型患者由于血药浓度升高，出现毒性的风险更大。推荐剂量：乙酰化慢代谢型患者按 2.5mg/kg 给药，乙酰化中间代谢型患者按 5.0mg/kg 给药，乙酰化快代谢型患者按 7.5mg/kg 给药。

3. 药物相互作用对治疗效果和安全性的影响：异烟肼与泼尼松龙合用时，需调整治疗剂量；异烟肼应避免与三硅酸镁、氧化镁、三唑仑、艾司唑仑和阿普唑仑等药物合用。

三、吡嗪酰胺

(一)药物特点

吡嗪酰胺仅对分歧杆菌有效，应始终与其他有效的抗结核药物（链霉素、异烟肼、利福平及乙胺丁醇）联合用于治疗结核病。口服吡嗪酰胺从胃肠道吸收良好，并在 2 小时内达到血浆峰浓度。口服 20～25mg/kg，血浆浓度范围通常为 30～50μg/mL。肝、肾功能正常患者服用吡嗪酰胺的半衰期为 9～10 小时，肝、肾功能不全患者的半衰期会延长。吡嗪酰胺在人体组织和体液中分布广泛，约 10% 与血浆蛋白结合，在肝脏中水解成活性代谢物吡嗪酸，被羟基化为 5-羟基吡嗪酸后排出体外；妊娠分级为 C 级，哺乳分级为 L3 级。

(二)药物相互作用

吡嗪酰胺可通过抑制尿酸排泄，增加血清中尿酸浓度，从而降低抗痛风药（别嘌醇、丙磺舒、磺吡酮、苯溴马隆）的疗效。

(三)不良反应

1. 全身反应：如发热。

2. 消化系统：如恶心、呕吐、厌食、肝毒性。

3. 血液病/淋巴系统：如血小板减少症、铁粒幼细胞贫血伴红细胞增生。

4. 骨骼肌肉系统：如轻度关节痛、肌痛、痛风。

5. 皮肤组织：如痤疮。

6. 泌尿系统：如排尿困难、间质性肾炎。

7. 其他：如过敏反应。

(四)药物基因组学

目前已发现与吡嗪酰胺相关的基因有 *NAT2*、*CYP2B6*、*CYP2C19*、*CYP2A9* 和 *TNF*，其中对 *NAT2* 基因多态性研究较多。主要相关基因对吡嗪酰胺疗效或不良反应的影响见表 5-11。

表 5-11 主要相关基因对吡嗪酰胺疗效或不良反应的影响

基因	主要作用	SNP 位点	临床相关性
NAT2	N-乙酰基转移酶 2，是人体内重要的 Ⅱ 相代谢酶	rs1041983	与 CT 和 TT 基因型患者相比，CC 基因型患者在使用抗结核药物吡嗪酰胺治疗时肝毒性的发生风险偏低
		rs4646244	在结核病患者中，等位基因 A 与吡嗪酰胺治疗时肝炎风险增加有关
CYP2B6	细胞色素 P450 酶超家族成员，可参与催化药物代谢以及胆固醇、类固醇和其他脂质合成的许多反应	*CYP2B6 * 1*, *CYP2B6 * 6*	与 *CYP2B6 * 6/* 6* 相比，携带 *CYP2B6 * 1/* 1* 基因的男性结核病患者使用吡嗪酰胺治疗时药物性肝损伤风险降低
CYP2C19	细胞色素 P450 酶超家族成员，可参与催化药物代谢以及胆固醇、类固醇和其他脂质合成的许多反应	rs4986893	与 GG 基因型患者相比，AA、AG 基因型患者使用吡嗪酰胺治疗时发生斑丘疹的可能性降低
CYP2C9	细胞色素 P450 酶超家族成员，可参与催化药物代谢以及胆固醇、类固醇和其他脂质合成的许多反应	rs9332096	与 CC 基因型患者相比，CT、TT 基因型患者使用吡嗪酰胺治疗时发生斑丘疹的可能性降低
TNF	肿瘤坏死因子，可与受体结合，参与多种生物过程，与多种疾病有关，如自身免疫性疾病、肺结核、类风湿关节炎等	rs1800629	与基因型 AA 或 AG 患者相比，使用吡嗪酰胺治疗结核病时，GG 基因型患者患中毒性肝病的可能性可能降低

(五)临床用药指导

1. 指导临床用药的基因检测：根据基因在我国人群的分布情况、与药物疗效和不良反应的关系、临床证据等级等多种因素，建议检测 *NAT2* 基因的相关位点，为吡嗪酰胺的精准用药提供依据。

2. 药物相互作用对治疗效果和安全性的影响：吡嗪酰胺可增加异烟肼的肝毒性，尤其是已有肝功能损害者或为异烟肼乙酰化快代谢型患者，应尽量避免合用，或在疗程前 3 个月监测有无肝毒性。

（田春艳）

参考文献

[1] 王辰，姚树坤．精准医学：药物治疗纲要［M］．2 版．北京：人民卫生出版社，2021．

［2］ 张相林．治疗药物监测临床应用手册［M］．北京：人民卫生出版社，2020．

［3］ CHI J，LI F，JENKINS R. Ultrasensitive sub－pg/ml determination of tiotropi-um bromide in human plasma by 2D－UHPLC－MS/MS：challenges and solu-tions［J］. Bioanalysis，2016，8(5)：385－395．

［4］ LI X，LI Y，XU B，et al. Pharmacokinetics and bioequivalence of a generic and a branded budesonide nasal spray in healthy Chinese subjects［J］. Clin Pharmacol Drug Dev，2022，11(4)：516－522．

［5］ WU A C，HIMES B E，LASKY－SU J，et al. Inhaled corticosteroid treatment modulates ZNF432 gene variant's effect on bronchodilator response in asthmatics ［J］. J Allergy Clin Immunol，2014，133(3)：723－813．

［6］ ZHENG Z，LI J，LIU Y，et al. Polymorphisms in the *FCER2* gene have associa-tions with asthma and chronic obstructive pulmonary disease［J］. J Thorac Dis，2023，15(2)：589－599．

［7］ WANG R S，CROTEAU－CHONKA D C，SILVERMAN E K，et al. Pharma-cogenomics and placebo response in a randomized clinical trial in Asthma［J］. Clin Pharmacol Ther，2019，106(6)：1261－1267．

［8］ 谢菌，胡美玲，葛卫红，等.《根据*CYP2D6*、*OPRM1*和*COMT*基因型选择阿片类药物治疗方案的临床药物遗传学实施联盟指南》解读［J］. 医药导报，2023，42(1)：6－11．

［9］ 郭超．基于 ABCB1 和 ABCG2 靶点 LS－2－3j 逆转肿瘤多药耐药的作用及机制研究［D］. 济南：山东大学，2019．

［10］ 余智操．癌痛患者阿片类药物应用情况多中心调研及*OPRM1*基因对其镇痛效应影响的荟萃分析［D］. 西安：中国人民解放军空军军医大学，2019．

［11］ HOCKINGS J K，PASTERNAK A L，ERWIN A L，et al. Pharmacogenomics：an evolving clinical tool for precision medicine［J］. Cleve Clin J Med，2020，87(2)：91－99．

［12］ 中国防痨协会．耐药结核病化学治疗指南（2019 年简版）［J］. 中国防痨杂志，2019，41(10)：1025－1073．

［13］ 陆宇，朱慧．抗结核药治疗药物监测临床应用专家共识［J］. 中国防痨杂志，2021(9)：867－873．

［14］ 赵凯，温立鸿．服用利福平后 2 小时和 6 小时血药浓度作为药物峰浓度指导临床用药的可行性研究［J］. 中国合理用药探索，2021，18(6)：54－57．

第六章 神经系统疾病与精神疾病的精准药学服务

第一节 抗抑郁药

抗抑郁药是用于治疗情绪低落、抑郁消极的一类药物。目前，临床上使用的抗抑郁药主要包括三环类抗抑郁药、去甲肾上腺素再摄取抑制药、5-羟色胺再摄取抑制药、去甲肾上腺素能和特异性5-羟色胺能抗抑郁剂及其他抗抑郁药。

一、三环类抗抑郁药

(一)药物特点

三环类抗抑郁药(TCA)结构中都有2个苯环和1个杂环，与吩噻嗪类结构具有一定的相关性，大多TCA具有抗胆碱作用，代表药物有丙米嗪(imipramine)、阿米替林(amitriptyline)、多塞平(doxepin)、氯米帕明(clomipramine)等。丙米嗪可用于各种原因引起的抑郁症，对内源性抑郁症、更年期抑郁症效果较好，对反应性抑郁症效果次之。阿米替林药理学特性和临床应用与丙米嗪相似，镇静作用和抗胆碱作用较强。多塞平的作用与丙米嗪类似，但抗抑郁作用较丙米嗪弱，抗焦虑作用强，对心脏的影响较小，对伴有焦虑症状的抑郁症效果较好。临床常用的三环类抗抑郁药的特点见表6-1。

表6-1 三环类抗抑郁药的特点

药物特点	药物名称			
	丙米嗪	阿米替林	多塞平	氯米帕明
生物利用度	29%～77%	30%～60%(口服给药)	30%	50%
峰浓度	—	—	8.8～45.8ng/mL	56～154ng/mL
达峰时间	2～6小时	2～12小时(口服或肌内注射)	3.5小时	2～6小时
血浆蛋白结合率	60%～95%	95%	75.5%	97%～98%
表观分布容积	10～20L/kg	(16±3)L/kg(静脉给药)	20L/kg	9～25L/kg
半衰期	12小时	25小时	15小时	32小时
清除率	1L/(h·kg)	(39.24±10.18)L/h	0.93L/(h·kg)	—
代谢	肝脏	肝脏	肝脏	肝脏

续表

药物特点	药物名称			
	丙米嗪	阿米替林	多塞平	氯米帕明
排泄	肾脏	肾脏	肾脏	肾脏
妊娠分级	C	C	C	C
哺乳分级	L2	L2	L5	L2

(二)药物相互作用

1. 三环类抗抑郁药与苯妥英钠、保泰松、吩噻嗪、东莨菪碱和阿司匹林合用，可竞争性结合血浆蛋白，导致三环类抗抑郁药与血浆蛋白结合减少。

2. 三环类抗抑郁药与中枢神经系统抑制药合用，可增强中枢神经系统抑制作用。

3. 三环类抗抑郁药与单胺氧化酶抑制剂（MAOI）合用，可升高血压，导致高血压危象。

4. 三环类抗抑郁药与CYP2D6抑制剂，如奎尼丁、西咪替丁、舍曲林等合用，会增加氯米帕明的血药浓度，延长消除半衰期。

(三)不良反应

丙米嗪的常见不良反应有扩瞳、视物模糊、口干、便秘、排尿困难、心动过速等，偶有头晕、失眠、多汗、无力、皮疹、直立性低血压、反射亢进、共济失调、肝功能异常、粒细胞缺乏症等。阿米替林、多塞平的不良反应与丙米嗪相似，但阿米替林的相关反应比丙米嗪严重，偶有加重糖尿病症状的报道。氯米帕明的主要不良反应有口干、出汗、眩晕、震颤、视物模糊、排尿困难、直立性低血压，大剂量时可产生焦虑、心律失常、传导阻滞、失眠等。

(四)药物治疗浓度监测

1. 监测指征：阿米替林、多塞平和氯米帕明药动学个体差异大，疗效指标不明确，临床疗效和副作用易受其血药浓度影响。此外，阿米替林副作用及中毒反应与症状加重不易区别。

2. 检测方法：高效液相色谱法和液相色谱-质谱法。

3. 监测方法：具体如下。

(1)采血时间点：固定剂量服药1周后的早晨服药前采血，监测谷浓度。

(2)采血类型：静脉血3～5mL，留取血清样本。

(3)监测频率：在急性病患者中，建议每1～2周检测1次血清阿米替林、多塞平和氯米帕明浓度，多塞平和氯米帕明在维持治疗期每1～3个月测定1次。

此外，当合用其他可影响阿米替林及去甲替林或多塞平血中浓度的药物时，应及时监测其血药浓度；当出现任何怀疑为药物浓度过高引起的不良反应或患者院外固定剂量治疗而疗效下降时，应及时监测血药浓度；当怀疑患者吞服大量药物时，应立即监测血药浓度。

(五)药物基因组学

目前关于三环类抗抑郁药相关基因多态性研究证据较充分，临床应用较广泛。与丙米嗪相关的基因有 *CYP2D6* 和 *CYP2C19*；与阿米替林相关的基因有 *CYP2D6*、*CYP2C19* 和 *ABCB1*，主要为 *CYP2D6* 和 *CYP2C19*；与多塞平相关的基因有 *CYP2C19*、*CYP2D6*、*CYP1A* 和 *CYP2C9*，主要为 *CYP2C19* 和 *CYP2D6*。*CYP2D6* 和 *CYP2C19* 不同代谢型基因对三环类抗抑郁药的影响见表 6-2。

表 6-2　*CYP2D6* 和 *CYP2C19* 不同代谢型基因对三环类抗抑郁药的影响

基因	主要作用	双倍型	代谢型	临床相关性
CYP2D6	细胞色素 P450 第二亚家族成员，影响多种药物代谢	＊1/＊1/×N、＊1/＊2×N	超快代谢型	重度抑郁症患者服用丙米嗪、阿米替林、多塞平或氯米帕明时，超快代谢型患者代谢快，应答效果差；正常代谢型患者应答效果最好，出现不良反应风险最低；中间代谢型、慢代谢型患者需要考虑减少剂量，特别是慢代谢型患者，不良反应风险增加，必要时需监测血药浓度，或考虑采用其他药物替代治疗
		＊1/＊1、＊1/＊2、＊2/＊2、＊1/＊5、＊2/＊5	正常代谢型	
		＊5/＊10、＊5/＊41、＊5/＊14A	中间代谢型	
		＊1/＊4、＊4/＊4	慢代谢型	
CYP2C19	细胞色素 P450 第二亚家族成员，是人体重要的药物代谢酶	＊17/＊17	超快代谢型	重度抑郁症患者服用丙米嗪时，正常代谢型患者较超快代谢型患者丙米嗪校正后的血药浓度可能会增加；中间代谢型患者支持剂量调整的相关研究数据不足，考虑选择其他药物；慢代谢型患者需要减少丙米嗪剂量，同时监测血药浓度，或考虑选择其他药物。服用阿米替林或氯米帕明时，患者代谢能力表现为超快代谢型＞快代谢型＞正常代谢型＞中间代谢型＞慢代谢型。服用多塞平时，＊1/＊1 型患者较＊1/＊2、＊2/＊2 型患者体内药物清除率高
		＊1/＊17、	快代谢型	
		＊1/＊1	正常代谢型	
		＊1/＊2、＊1/＊3、＊2/＊17、＊3/＊17	中间代谢型	
		＊2/＊2、＊2/＊3、＊3/＊3	慢代谢型	

注：*N* 表示等位基因的拷贝数。

(六)临床用药指导

1. 指导临床用药的基因检测：根据相关基因与三环类抗抑郁药剂量及疗效的关系、

证据级别等信息，参考 FDA 药物说明书及 CPIC、DPWG 相关指南，建议检测 *CYP2D6* 和 *CYP2C19* 相关基因代谢型。

2. 指导临床用药的剂量调整。

(1)丙米嗪：FDA 药物说明书提示，CYP2D6 慢代谢型患者在服用时需要降低给药量。CPIC 指南推荐 CYP2D6 与 CYP2C19 超快代谢型和 CYP2D6 慢代谢型抑郁症患者需服用其他类抗抑郁药，CYP2C19 慢代谢型抑郁症患者在服用时需减少 50％ 的剂量，CYP2D6 中间代谢型抑郁症患者在服用时需减少 25％ 的剂量。基于 *CYP2D6* 基因，DPWG 指南推荐超快代谢型患者剂量应增加 70％，同时监测血药浓度，或选择其他药物(如舍曲林、西酞普兰)；中间代谢型患者剂量应减少 30％，慢代谢型患者剂量应减少 70％，同时监测血药浓度。基于 *CYP2C19* 基因，DPWG 指南推荐中间代谢型患者选择其他药物(如米氮平、氟伏沙明)；慢代谢型患者剂量应减少 30％，同时监测血药浓度，或选用其他药物。

(2)阿米替林：基于 *CYP2D6* 和 *CYP2C19* 基因，CPIC 指南推荐临床用药的剂量调整见表 6-3。基于 *CYP2D6* 基因，DPWG 指南推荐超快代谢型、慢代谢型患者监测其血药浓度或使用其他药物替代治疗；中间代谢型患者考虑初始剂量减少 25％，或选择其他药物替代治疗。

表 6-3 基于 *CYP2D6* 和 *CYP2C19* 基因 CPIC 指南推荐临床使用阿米替林的剂量调整表

代谢型	剂量调整建议			
	CYP2C19（超快代谢型）	*CYP2C19*（正常代谢型）	*CYP2C19*（中间代谢型）	*CYP2C19*（慢代谢型）
CYP2D6（超快代谢型）	避免使用。必须使用时，监测血药浓度	避免使用。必须使用时，考虑增加初始剂量，并监测血药浓度	避免使用。必须使用时，监测血药浓度	避免使用。必须使用时，监测血药浓度
CYP2D6（正常代谢型）	选用不经 CYP2D6 代谢的药物。必须使用时，监测血药浓度	使用说明书推荐的初始剂量	使用说明书推荐的初始剂量	避免使用。必须使用时，监测血药浓度
CYP2D6（中间代谢型）	选用不经 CYP2D6 代谢的药物。必须使用时，监测血药浓度	建议初始剂量减少 25％，并监测血药浓度	建议初始剂量减少 25％，并监测血药浓度	避免使用。必须使用时，监测血药浓度
CYP2D6（慢代谢型）	避免使用。必须使用时，监测血药浓度	避免使用。必须使用时，初始剂量减少 50％，并监测血药浓度	避免使用。必须使用时，初始剂量减少 50％，并监测血药浓度	避免使用。必须使用时，监测血药浓度

（3）多塞平：FDA 药物说明书提示，CYP2D6 慢代谢型患者服用时，需要降低给药剂量。CPIC 指南推荐 CYP2D6 与 CYP2C19 超快代谢型和 CYP2D6 慢代谢型抑郁症患者需服用其他类抗抑郁药，CYP2C19 慢代谢型抑郁症患者服用时需减少 50％的剂量，CYP2D6 中间代谢型抑郁症患者服用时需减少 25％ 的剂量。基于 *CYP2D6* 基因，DPWG指南推荐超快代谢型患者剂量应增加 100％，同时监测血药浓度，或选择其他药物（如舍曲林、西酞普兰）；正常代谢型患者按照说明书用药；中间代谢型患者剂量应减少 20％，慢代谢型患者剂量应减少 60％，同时监测血药浓度，调整维持剂量。

（4）氯米帕明：①基于 *CYP2D6* 基因，CPIC 指南推荐超快代谢型患者避免使用，考虑其他不经 CYP2D6 代谢的药物替代治疗（必须使用时，需监测氯米帕明血药浓度）；正常代谢型患者按照说明书用药；中间代谢型患者考虑将推荐起始剂量减少 25％，同时监测血药浓度；慢代谢型患者避免使用，考虑其他不经 CYP2D6 代谢的药物替代治疗（必须使用时，考虑将推荐起始剂量减少 50％，同时监测氯米帕明血药浓度）。基于 *CYP2C19* 基因，CPIC 指南推荐超快代谢型及慢代谢型患者避免使用氯米帕明，考虑其他不经 CYP2C19 代谢的药物替代治疗（必须使用时，监测氯米帕明血药浓度）；正常代谢型及中间代谢型患者以推荐的起始剂量开始治疗。②基于 *CYP2D6* 基因，DPWG指南推荐超快代谢型患者使用标准剂量的 1.5 倍，并监测氯米帕明和去甲基氯米帕明血药浓度，观察其临床疗效和不良反应，调整维持剂量；若由于潜在的心脏毒性羟基代谢物而不想增加剂量，应避免使用氯米帕明，考虑其他不经 CYP2D6 代谢或在较小程度上代谢的抗抑郁药（如西酞普兰和舍曲林）。中间代谢型患者使用标准剂量的 70％，并监测氯米帕明和去甲基氯米帕明的效果和副作用或血浆浓度。慢代谢型患者使用标准剂量的 50％，并监测氯米帕明和去甲基氯米帕明的效果和副作用或血浆浓度，以设定维持剂量；若剂量减少没有达到预期的效果，应避免使用氯米帕明，选择不经 CYP2D6 代谢或在较小程度上代谢的抗抑郁药（如西酞普兰和舍曲林）。基于 *CYP2C19* 基因，DPWG 指南推荐超快代谢型患者避免使用氯米帕明，考虑其他不经 CYP2C19 代谢的药物替代治疗（必须使用时，监测氯米帕明血药浓度）；中间代谢及慢代谢型患者暂无充足证据指导临床用药的剂量调整。

3. 指导临床用药的血药浓度监测：患者在服用固定剂量的阿米替林、多塞平及氯米帕明 1 周后的早晨服药前采血，监测谷浓度；阿米替林血药浓度参考范围为 80～200ng/mL，实验室警戒浓度为 300ng/mL；多塞平治疗参考浓度（多塞平＋去甲多塞平）范围为 50～150ng/mL，实验室警戒浓度为 300ng/mL；氯米帕明血药浓度参考范围为 230～450ng/mL，实验室警戒浓度为 450ng/mL。

4. 药物相互作用对治疗效果和安全性的影响：三环类抗抑郁药与单胺氧化酶抑制剂合用时，可升高血压，导致高血压危象，引起发热和惊厥，应避免同时使用，可在停用单胺氧化酶抑制剂 2 周后使用三环类抗抑郁药；与 CYP2D6 抑制剂同时使用时，两者均需减少使用剂量，同时监测三环类抗抑郁药血药浓度。此外，与巴比妥类、非巴比妥类、抗癫痫药联用，因加快了肝脏代谢能力，故三环类抗抑郁药的治疗效果会减弱。

二、选择性5-羟色胺再摄取抑制剂

(一)药物特点

选择性5-羟色胺再摄取抑制剂(SSRI)可特异性地抑制5-羟色胺的再摄取，增加突触间隙5-羟色胺的浓度，从而达到抗抑郁作用。其代表药物有氟西汀(fluoxetine)、帕罗西汀(paroxetine)、舍曲林(sertraline)、西酞普兰(citalopram)、艾司西酞普兰(escitalopram)、氟伏沙明(fluvoxamine)等。SSRI主要用于治疗多种类型的抑郁症。其中，氟西汀可用于治疗惊恐障碍、强迫症，还可与奥氮平联合治疗难治性或双向Ⅰ型抑郁症；帕罗西汀可用于治疗强迫性神经症、社交恐惧症、社交焦虑症。临床常用选择性5-羟色胺再摄取抑制剂的药物特点详见表6-4。

表6-4 选择性5-羟色胺再摄取抑制剂的药物特点

药物特点	药物名称					
	氟西汀	帕罗西汀	舍曲林	西酞普兰	艾司西酞普兰	氟伏沙明
生物利用度	—	30%～60%	44%	80%	80%	53%
峰浓度	11.786ng/mL	—	20～55μg/L	—	—	—
达峰时间	1.5～12小时	2～8小时	4.5～8.4小时	5小时(口服)	5小时	3～8小时
血浆蛋白结合率	约94.5%	95%	98%～99%	80%	56%	77%～80%
表观分布容积	20～42L/kg	3～28L/kg	20L/kg	12L/kg	12L/kg	25L/kg
半衰期	急性给药：1～3天；慢性给药：4～6天	21小时	26小时	52.7小时	27～32小时	15.6小时
清除率	9.6mL/(min·kg)	167L/h	1.09～1.35L/(h·kg)	330mL/min	600mL/min	—
代谢	肝脏	肝脏	—	肝脏	肝脏	肝脏
排泄	肾脏	肾脏	肾脏	肾脏	肾脏	肾脏
妊娠分级	C	D	C	C	C	C
哺乳分级	L2	L2	L2	L2	L2	L2

(二)药物相互作用

1. SSRI与单胺氧化酶抑制剂合用，有产生5-羟色胺综合征的风险。

2. 氟西汀可与血浆蛋白紧密结合，当与另一种血浆蛋白结合率高的药物合用时，可能出现氟西汀相关不良反应。

3. 氟西汀可抑制 CYP2D6 活性，通过该酶代谢且治疗窗较窄的药物与氟西汀联用时，需注意调整剂量。

4. 舍曲林与其他 QT 间期延长的药物合用时，可导致 QTc 间期延长和室性心律失常的风险增加。

5. 西酞普兰、艾司西酞普兰与西咪替丁合用时，前者的血药浓度会升高；氟伏沙明与替扎尼定、硫利达嗪、阿洛司琼和匹莫齐特合用时，可诱发 5-羟色胺综合征。

(三)不良反应

1. 氟西汀的常见不良反应为口干、食欲减退、恶心、失眠、乏力，少数患者可见焦虑、头痛。

2. 帕罗西汀可引起失眠、口干、便秘、多汗、头痛、眩晕、心率加快、心悸、血管扩张、视物模糊、恶心、厌食、排尿困难、尿路感染、直立性低血压等。

3. 舍曲林可引起胃肠道不适，如厌食、恶心、腹泻等；也会出现头痛、不安、失眠、嗜睡、头晕或震颤等。大剂量使用时，可能诱发癫痫，突然停药可能会导致撤药综合征。

4. 西酞普兰不良反应有恶心、出汗增多、唾液分泌减少、头痛、睡眠时间缩短。

5. 艾司西酞普兰会引起约 5% 患者出现失眠、阳痿、恶心、便秘、多汗、口干、疲劳、嗜睡，约 2% 患者出现头痛、上呼吸道感染、背痛、咽炎和焦虑等。

6. 氟伏沙明无抗胆碱作用，不良反应常有恶心、呕吐、嗜睡、便秘、厌食、震颤、运动减少、疲乏等。

(四)药物治疗浓度监测

1. 监测指征：氟西汀、艾司西酞普兰和氟伏沙明药动学的个体差异大，西酞普兰治疗窗窄，疗效指标不明确，临床疗效和副作用易受其血药浓度影响。此外，氟西汀、西酞普兰和艾司西酞普兰的副作用及中毒反应与症状加重不易区别。帕罗西汀和舍曲林服药周期长，不良反应常见，患者服药依从性不高，且帕罗西汀血药浓度的个体差异大，呈非线性药动学。

2. 检测方法：高效液相色谱法和液相色谱-质谱法。

3. 监测方法：具体如下。

(1)采血时间点：固定剂量服药至少 4～6 个半衰期后，氟西汀、西酞普兰、艾司西酞普兰和氟伏沙明在清晨服药前或最长服药间隔后，帕罗西汀和舍曲林在给药后 12 小时采血。

(2)采血类型：静脉血 3～5mL，留取血清样本。

(3)监测频率：固定剂量给药(帕罗西汀为 10 日，舍曲林为 6～7 日)达稳态后监测

1 次；若血药浓度未达标，根据实际情况处理后再次监测，直至达标。在急性期时，建议每 1～2 周监测 1 次血清氟西汀、西酞普兰、艾司西酞普兰和氟伏沙明浓度；在维持治疗期时，氟西汀、西酞普兰、艾司西酞普兰和氟伏沙明每 1～3 个月监测 1 次，帕罗西汀和舍曲林每 4～6 周监测 1 次。

此外，当合用其他可影响其血中浓度的药物时，应及时监测；当出现任何怀疑为药物浓度过高引起的不良反应或患者院外固定剂量治疗而疗效下降时，应及时监测；当怀疑患者吞服大量药物时，应立即监测。服用舍曲林出现肝功能异常时，应随时监测。

(五)药物基因组学

目前与氟西汀相关的基因有 *ABCB1*、*ACE*、*BDNF*、*CRHR1*、*FKBP5*、*GSK3B*、*HTR1A*、*HTR1B*、*REEP5*、*SERPINE1*、*SLC6A4*、*SRP19*、*CYP2D6* 等，其中 *FKBP5*、*ABCB1* 和 *CYP2D6* 基因相关研究较多，*CYP2D6* 基因与氟西汀的药物相互作用相关；与帕罗西汀相关的基因有 *CYP2D6*、*FKBP5* 和 *HTR1A* 等；与舍曲林相关的基因有 *CYP2B6*、*CYP2C19*、*ABCB1*、*REEP5*、*SRP19*、*HTR1A* 和 *HTR2A* 等，其中 *CYP2B6* 和 *CYP2C19* 基因相关研究较多，证据较充分；与西酞普兰相关的基因有 *CYP2C19*、*ABCB1*、*CACNA1C*、*CYP2D6*、*FKBP5*、*ERICH3*、*HTR2A*、*HTR1B*、*REEP5* 和 *SRP19* 等，其中 *CYP2C19* 基因相关研究较多，证据较充分；与艾司西酞普兰相关的基因有 *CYP2C19*、*BDNF*、*CYP1A2*、*BMP5*、*FKBP5*、*HTR2A*、*HTR1B* 和 *RFK* 等，其中 *CYP2C19* 基因相关研究较多，证据较充分；与氟伏沙明相关的基因有 *CYP2D6*、*ABCB1*、*COMT*、*FGF2*、*SLC6A4*、*HTR1A* 和 *MDGA2* 等，其中 *CYP2D6* 基因相关研究较多，证据较充分。主要相关基因对选择性 5-羟色胺再摄取抑制剂疗效和不良反应的影响详见表 6-5。*CYP2D6*、*CYP2B6* 和 *CYP2C19* 基因不同代谢型对选择性 5-羟色胺再摄取抑制剂的影响见表 6-6。

表 6-5　主要相关基因对选择性 5-羟色胺再摄取抑制剂疗效和不良反应的影响

基因	主要作用	SNP 位点	临床相关性
ABCB1	三磷酸腺苷结合盒转运子 B 亚家族成员 1，编码的蛋白是一种 ATP 依懒性药物外排泵，适用于具有广泛底物特异性的外源性化合物	rs4148739	与 TT 基因型患者相比，接受抗抑郁药(氟西汀、帕罗西汀、舍曲林)治疗的 CT 基因型患者缓解的可能性增加；与 CC 基因型患者相比，缓解的可能性降低
FKBP5	FK506 结合蛋白家族成员 5，在免疫调节中发挥作用	rs4713916	与 GG 基因型患者相比，AA、AG 基因型患者可能对氟西汀、帕罗西汀的反应增加。AA 基因型患者对西酞普兰的应答效果最佳，GG 基因型患者的应答效果最差

续表

基因	主要作用	SNP 位点	临床相关性
GSK3B	糖原合酶激酶 3β，参与能量代谢、炎症、ER 应激、线粒体功能障碍和凋亡途径	rs334558	与 AG 或 AA 基因型患者相比，接受氟西汀和西酞普兰治疗的 GG 基因型重度抑郁症患者症状可能得到更多改善
HTR1B	5-羟色胺受体 1B，编码 5-羟色胺的 G 蛋白偶联受体	rs9361233	与 CT 基因型患者相比，TT 基因型重度抑郁症患儿对氟西汀治疗的反应可能更好
REEP5	受体辅助蛋白 5，位于内质网管状网络中，可能参与内质网组织和细胞内转运的调节	rs153549	与 GG 基因型患者相比，AA、AG 基因型重度抑郁症患者在接受西酞普兰、氟西汀、帕罗西汀或舍曲林治疗时可能更容易产生反应
		rs153560	与 GG 基因型患者相比，AG 基因型重度抑郁症患者在使用西酞普兰、氟西汀、帕罗西汀或舍曲林治疗时不太可能产生反应；与 AA 基因型患者相比，更有可能产生反应
HTR1A	属于 5-羟色胺受体家族，编码 5-羟色胺 G 蛋白偶联受体	rs6295	与 CC、CG 基因型患者相比，GG 基因型患者接受帕罗西汀治疗 4 周后的应答效果更好
SLC6A4	编码完整的膜蛋白，主要作用是将神经递质 5-羟色胺从突触间隙转运到突触前神经元	HTTLPR long form & short form	相对于 L/S 或 S/S 基因型，LL 基因型患者对西酞普兰的应答效果增加，不良反应风险降低
HTR2A	5-羟色胺受体，是一种神经递质	rs7997012	与 GG 基因型患者相比，AA、AG 基因型患者接受西酞普兰治疗后，症状改善更明显

注：L(long form)为 L 等位基因；S(short form)为 S 等位基因。

表 6-6 *CYP2D6*、*CYP2B6* 和 *CYP2C19* 基因不同代谢型对选择性 5-羟色胺再摄取抑制剂的影响

基因	主要作用	双倍型	代谢型	临床相关性
CYP2D6	细胞色素 P450 第二亚家族成员，影响多种药物代谢	*1/*1/×N、*1/*2×N	超快代谢型	重度抑郁症患者服用帕罗西汀时，超快代谢型患者代谢及清除率过快，应答效果差，可考虑其他药物替代治疗；正常代谢型患者应答效果最好，中间代谢型、慢代谢型患者代谢及清除率减慢，特别是慢代谢型患者，不良反应风险增加，可考虑其他药物替代治疗。抑郁症患者服用氟伏沙明时，超快代谢型患者暂无相关证据支持；与正常代谢型患者相比，中间代谢型、慢代谢型患者代谢减慢，血药浓度升高
		*1/*1、*1/*2、*2/*2、*2/*5	正常代谢型	
		*1/*5、*5/*10、*5/*41、*10/*14A、*5/*14B、*14A/*14B	中间代谢型	
		*1/*4、*4/*4	慢代谢型	
CYP2B6	细胞色素 P450 第二亚家族成员，参与许多药物代谢和胆固醇、类固醇及其他脂类合成的反应	*4/*4、*22/*22、*4/*22、*1/*4、*1/*22	超快代谢型	抑郁症患者服用舍曲林时，与正常代谢型患者相比，超快代谢型患者代谢加快，应答效果差；中间代谢型、慢代谢型患者代谢减慢，可考虑以推荐剂量开始治疗，减少维持剂量，或考虑降低起始剂量和维持剂量，或选择临床上其他适合的药物替代治疗
		*1/*1	正常代谢型	
		*1/*6、*1/*18、*4/*6、*4/*18、*6/*22、*18/*22	中间代谢型	
		*6/*6、*18/*18、*6/*18	慢代谢型	
CYP2C19	细胞色素 P450 第二亚家族成员，是人体重要的药物代谢酶	*1/*17、*17/*17	超快代谢型	抑郁症患者服用西酞普兰、舍曲林或艾司西酞普兰时，与正常代谢型患者相比，超快代谢型患者代谢加快，血药浓度降低，发生不良反应风险降低；中间代谢型、慢代谢型患者代谢减慢，血药浓度升高，耐受性降低
		*1/*1	正常代谢型	
		*1/*2、*1/*3、*2/*17	中间代谢型	
		*2/*2、*2/*3、*3/*3	慢代谢型	

注：N 表示等位基因的拷贝数。

(六)临床用药指导

1. 指导临床用药的基因检测：根据相关基因与药物剂量及疗效的关系，考虑证据

级别及国内外临床实践经验等因素，建议检测 *FKBP5* 基因型，以指导氟西汀的精准治疗；建议检测 *CYP2D6* 基因代谢型以及 *HTR1A* 和 *FKBP5* 相关基因型，以指导帕罗西汀的精准治疗；建议检测 *CYP2B6* 和 *CYP2C19* 基因代谢型，以指导舍曲林的精准治疗；建议检测 *CYP2C19* 基因代谢型以及 *SLC6A4*、*HTR2A* 和 *FKBP5* 相关基因型，以指导西酞普兰的精准治疗；建议检测 *CYP2C19* 基因代谢型，以指导艾司西酞普兰的精准治疗；建议检测 *CYP2D6* 基因代谢型，以指导氟伏沙明的精准治疗。

2. 指导临床用药的剂量调整。

（1）氟西汀：目前暂无可用于指导氟西汀临床用药剂量调整的相关证据。

（2）帕罗西汀：基于 *CYP2D6* 基因代谢型，根据 CPIC、DPWG 相关指南推荐，超快代谢型患者建议更换其他不经 CYP2D6 代谢的药物（如舍曲林、西酞普兰）；正常代谢型患者建议按照说明书正常剂量用药；中间代谢型患者建议按照说明书正常剂量用药，同时监测其潜在药物不良反应；慢代谢型患者建议更换其他不经 CYP2D6 代谢的药物，若需继续使用帕罗西汀，应将初始剂量降低 50%，逐渐调整至起效。

（3）舍曲林：基于 *CYP2B6* 基因代谢型，根据 CPIC 指南推荐，超快代谢型及正常代谢型患者建议按照说明书推荐起始剂量用药；中间代谢型患者建议按照说明书推荐起始剂量用药，考虑减少维持剂量；慢代谢型患者建议考虑降低起始剂量和将标准维持剂量减少 6%，或选择临床上不经 CYP2B6 代谢的替代抗抑郁药。基于 *CYP2C19* 基因代谢型，根据 CPIC 指南推荐，超快代谢型患者建议以推荐的起始剂量开始治疗，如果患者对推荐的维持剂量无反应，可考虑使用不经 CYP2C19 代谢的替代药物；正常代谢型及中间代谢型患者建议以推荐的起始剂量开始治疗，慢代谢型患者建议考虑将推荐的起始剂量减少 50%，或选择不经 CYP2C19 代谢的替代药治疗。基于 *CYP2B6* 和 *CYP2C19* 基因代谢型，根据 CPIC 指南推荐的舍曲林剂量调整见表 6-7。

表 6-7　基于 *CYP2B6* 和 *CYP2C19* 基因 CPIC 指南推荐舍曲林临床用药的剂量调整表

代谢型	剂量调整建议			
	CYP2C19（超快代谢型）	*CYP2C19*（正常代谢型）	*CYP2C19*（中间代谢型）	*CYP2C19*（慢代谢型）
CYP2B6（超快代谢型）	以推荐的起始剂量开始治疗。若患者对推荐的维持剂量反应效果差，应考虑逐渐调整至更高的维持剂量，或改用不经 CYP2C19、CYP2B6 代谢的替代抗抑郁药	以推荐的起始剂量开始治疗	以推荐的起始剂量开始治疗	与正常代谢者相比，考虑降低起始剂量、延缓维持剂量给药时间以及将标准维持剂量减少 19%，或选择不经 CYP2C19 代谢为主的抗抑郁药替代治疗

代谢型	剂量调整建议			
	CYP2C19（超快代谢型）	CYP2C19（正常代谢型）	CYP2C19（中间代谢型）	CYP2C19（慢代谢型）
CYP2B6（正常代谢型）	以推荐的起始剂量开始治疗	以推荐的起始剂量开始治疗	以推荐的起始剂量开始治疗，考虑延缓维持剂量给药时间和较低的维持剂量	与正常代谢者相比，考虑降低起始剂量、延缓维持剂量给药时间以及将标准维持剂量减少19%，或选择不经CYP2C19代谢为主的抗抑郁药替代治疗
CYP2B6（中间代谢型）	以推荐的起始剂量开始治疗	以推荐的起始剂量开始治疗，考虑延缓维持剂量给药时间和较低的维持剂量	以推荐的起始剂量开始治疗，考虑比正常代谢者更慢的滴定方案和更低的维持剂量	与正常代谢者相比，考虑降低起始剂量、延缓维持剂量给药时间以及将标准维持剂量减少19%，或选择不经CYP2C19代谢为主的抗抑郁药替代治疗
CYP2B6（慢代谢型）	以推荐的起始剂量开始治疗	与正常代谢者相比，考虑降低起始剂量和将标准维持剂量减少6%，或选择不经CYP2B6代谢为主的抗抑郁药替代治疗	与正常代谢者相比，考虑降低起始剂量、更慢的滴定方案和将标准维持剂量减少6%	选择不由CYP2C19或CYP2B6代谢为主的抗抑郁药替代治疗

（4）西酞普兰：基于 CYP2C19 基因代谢型，根据 CPIC 指南推荐，超快代谢型患者考虑使用其他不经 CYP2C19 代谢为主的药物替代治疗；正常代谢及中间代谢型患者按照说明书推荐剂量给药；慢代谢型患者建议更换其他不经 CYP2C19 代谢的药物，若需继续使用西酞普兰，应将初始剂量降低 50%，逐渐调整至起效。根据 DPWG 相关指南推荐，超快代谢型患者建议监测血药浓度，调整剂量最大可至推荐剂量的 150%，或考虑使用其他不经 CYP2C19 代谢为主的药物替代治疗（如氟西汀、帕罗西汀）；中间代谢型及慢代谢型患者无剂量推荐建议。

（5）艾司西酞普兰：基于 CYP2C19 基因代谢型，根据 CPIC 指南推荐，超快代谢型患者考虑使用其他不经 CYP2C19 代谢为主的药物替代治疗；正常代谢型及中间代谢型患者按照说明书推荐剂量给药；慢代谢型患者建议按照说明书推荐剂量的 50% 进行治疗，或根据患者的反应调整剂量。根据 DPWG 相关指南推荐，超快代谢型患者建议监测血药浓度，根据患者的反应调整给药剂量，调整剂量最大可至推荐剂量的 150%；中间代谢型及慢代谢型患者不需要调整剂量。

(6)氟伏沙明：基于 *CYP2D6* 基因代谢型，根据 CPIC 指南推荐，超快代谢型患者建议更换其他不经 CYP2D6 代谢的药物替代治疗；正常代谢型及中间代谢型患者建议按照说明书正常剂量用药；慢代谢型患者建议更换其他不经 CYP2D6 代谢的药物，若需使用氟伏沙明，需减少说明书推荐起始剂量的 25%～50%，逐渐调整至起效。

3. 指导临床用药的血药浓度监测：服用氟西汀、西酞普兰、艾司西酞普兰和氟伏沙明固定剂量达稳态，在清晨服药前或最长服药间隔后采血，监测血药浓度；帕罗西汀和舍曲林在给药后 12 小时采血，监测血药浓度。氟西汀血药浓度参考范围(氟西汀＋N-去甲氟西汀)为 120～500ng/mL，实验室警戒浓度为 1000ng/mL；帕罗西汀血药浓度参考范围为 20～65ng/mL，实验室警戒浓度为 120ng/mL。舍曲林血药浓度参考范围为 10～150ng/mL，实验室警戒浓度为 300ng/mL；西酞普兰血药浓度参考范围为 50～110ng/mL，实验室警戒浓度为 220ng/mL；艾司西酞普兰血药浓度参考范围为 15～80ng/mL，实验室警戒浓度为 160ng/mL；氟伏沙明血药浓度参考范围为 60～230ng/mL，实验室警戒浓度为 500ng/mL。

4. 药物相互作用对治疗效果和安全性的影响：氟西汀与其他经 CYP2D6 代谢的药物合用时，会影响该药的代谢。若患者同时服用氟西汀，或在前 5 周内曾服用过氟西汀，在使用主要由 CYP2D6 代谢并且治疗指数相对较窄的药物(如三环类抗抑郁药、普罗帕酮、长春碱和氟卡尼)时，需考虑减少相关药物剂量，并关注药物安全性。帕罗西汀联用其他通过 CYP2D6 代谢的药物(如利培酮、普罗帕酮、硫利达嗪)，会增加药物血药浓度，需谨慎使用。氟伏沙明可抑制其他细胞色素 P450 同工酶的活性，如 CYP1A2(华法林、茶碱、普萘洛尔)、CYP2C9(华法林)、CYP3A4(阿普唑仑)和 CYP2C19(奥美拉唑)，与其联用时，会发生相互作用。

三、5-羟色胺和去甲肾上腺素再摄取抑制剂

(一)药物特点

5-羟色胺和去甲肾上腺素均属于中枢神经递质，在调控情感和对疼痛的敏感度方面起着重要作用。5-羟色胺和去甲肾上腺素再摄取抑制剂属于新型抗抑郁药，代表药物有文拉法辛(venlafaxine)、度洛西汀(duloxetine)等。度洛西汀能够抑制神经元对 5-羟色胺和去甲肾上腺素的再摄取，由此提高这两种中枢神经递质在大脑和脊髓中的浓度，故可用于治疗某些心境疾病(如抑郁症和焦虑症)及缓解中枢性疼痛(如糖尿病外周

神经性疼痛和妇女纤维肌痛）等；主要通过 CYP2D6 和 CYP1A2 代谢，中度抑制 CYP2D6，但不抑制也不诱导 CYP1A2 和 CYP3A4。文拉法辛适用于各种类型的抑郁症，包括伴有焦虑的抑郁症及广泛性焦虑症。临床常用 5-羟色胺和去甲肾上腺素再摄取抑制剂药物的特点详见表 6-8。

表 6-8 5-羟色胺和去甲肾上腺素再摄取抑制剂类药物的特点

药物特点	药物名称	
	文拉法辛	度洛西汀
生物利用度	45%	50%
峰浓度	225ng/mL	—
达峰时间	2 小时	6 小时
血浆蛋白结合率	27%±2%	>90%
表观分布容积	(7.5±3.7)L/kg	1640L
半衰期	5 小时	12 小时
清除率	(1.3±0.6)L/(h·kg)	0.057~0.114L/h
代谢	肝脏	肝脏
排泄	肾脏	肾脏
妊娠分级	C	C
哺乳分级	L2	L3

（二）药物相互作用

1. 文拉法辛与选择性 5-羟色胺再摄取抑制剂（如艾司西酞普兰）合用，毒性相加，可能导致 5-羟色胺综合征。

2. 文拉法辛与其他使 QT 间期延长的药物合用，会导致 QTc 间期延长和室性心律失常的风险增加。

3. 度洛西汀与非甾体抗炎药、阿司匹林或华法林等合用，会增加出血风险。

4. 度洛西汀与抑制 CYP1A2 酶活性药物（如氟伏沙明）、西咪替丁或喹诺酮类抗生素等合用，需降低使用剂量。

5. 5-羟色胺和去甲肾上腺素再摄取抑制剂与其他主要通过 CYP2D6 代谢且治疗窗狭窄的药物（如三环类抗抑郁药、Ⅰc 类抗心律失常药物、吩噻嗪）合用时，应谨慎。

（三）不良反应

1. 文拉法辛的主要不良反应有疲乏、高血压、心悸、口干、头痛、头晕、失眠、嗜睡多汗，少见不良反应为血管性水肿、低血压、呼吸困难、腹泻、胃肠道出血、晕厥、尿潴留。

2．度洛西汀的常见不良反应有头晕、恶心、头痛、血糖小幅度升高；停药后，常见头晕、恶心、头痛、感觉异常、疲劳、呕吐、兴奋、梦魇、失眠、腹泻、焦虑、多汗和眩晕等。

(四)药物治疗浓度监测

1．监测指征：文拉法辛和度洛西汀服药周期长，不良反应多，患者服药依从性不高，故建议进行血药浓度监测。因文拉法辛会代谢为活性代谢产物去甲文拉法辛，故需同时监测文拉法辛和去甲文拉法辛的血药浓度。

2．检测方法：文拉法辛的检测方法有高效液相色谱法和液相色谱-质谱法，度洛西汀的检测方法有高效液相色谱法、液相色谱-质谱法/质谱联用技术。

3．监测方法：具体如下。

(1)采血时间点：文拉法辛、度洛西汀固定剂量服药至少4～6个半衰期后，末次用药后12小时左右采血。

(2)采血类型：静脉血3～5mL，留取血清样本。

(3)监测频率：固定剂量给药达稳态(文拉法辛3～4日，度洛西汀2～3日)后监测1次，若血药浓度未达标，根据实际情况处理后再次监测，直至达标。维持治疗期每4～6周监测1次。

此外，当合用其他可影响血药浓度的药物时，应及时监测血药浓度；出现肝功能异常时，应随时监测血药浓度。

(五)药物基因组学

目前发现的与文拉法辛相关的基因有 CYP2D6、FKBP5、ABCB1、COMT、CYP2C19、GABRA6、HTR1B、HTR2A、GABRP、SLC6A2 和 TPH2 等，其中FKBP5 和 CYP2D6 基因的相关研究较多，证据较充分；与度洛西汀相关的基因有ANO2、ATP10A、DRD3、CYP2D6 和 FCN2 等。主要相关基因对5-羟色胺和去甲肾上腺素再摄取抑制剂疗效和不良反应的影响详见表6-9。CYP2D6 基因不同代谢型对文拉法辛的影响见表6-10。

表6-9　主要相关基因对5-羟色胺和去甲肾上腺素再摄取抑制剂疗效和不良反应的影响

基因	主要作用	SNP 位点	临床相关性
FKBP5	FK506 结合蛋白家族成员 5，在免疫调节中发挥作用	rs1360780	与 CT、TT 基因型患者相比，接受文拉法辛治疗的 CC 基因型抑郁症患者自杀意念风险降低
		rs4713916	AA 基因型患者对文拉法辛治疗应答最好，AG 基因型患者次之，GG 基因型患者最差

续表

基因	主要作用	SNP 位点	临床相关性
ABCB1	三磷酸腺苷结合盒转运子 B 亚家族成员 1，编码的蛋白是一种 ATP 依懒性药物外排泵，适用于具有广泛底物特异性的外源性化合物	rs2235040	与 TT 基因型患者相比，接受抗抑郁药治疗的 CT 基因型重度抑郁症患者可能具有较低的不良反应风险，或者与 CC 基因型患者相比，不良反应的风险可能增加
		rs2235067	与 CC 基因型患者相比，接受文拉法辛治疗的 CT 基因型抑郁症患者可能具有更高的缓解可能性；与 TT 基因型患者相比，缓解的可能性降低
HTR1B	5-羟色胺受体 1B，编码 5-羟色胺的 G 蛋白偶联受体	rs130058	与 TT 基因型患者相比，接受文拉法辛治疗的 AA、AT 基因型抑郁症患者可能有更高的自杀意念风险
SLC6A2	溶质载体家族 6 成员 2，编码一种多通道膜蛋白	rs2242446	与 CC 基因型患者相比，TT、CT 基因型重度抑郁症患者对文拉法辛的反应可能降低
DRD3	多巴胺受体 D₃，编码多巴胺受体亚型	rs167770	与 AA、GG 基因型患者相比，接受度洛西汀治疗的 AG 基因型焦虑障碍患者对度洛西汀的反应可能降低
FCN2	编码不同亚型的替代剪接转录物变体，主要在肝脏中表达，具有碳水化合物结合和调理活性	rs3124955	与 CT、TT 基因型患者相比，CC 基因型患者对度洛西汀治疗重度抑郁症的反应可能增加
		rs3128624	与 AA、AG 基因型患者相比，GG 基因型患者对度洛西汀治疗重度抑郁症的反应可能增加

表 6-10　*CYP2D6* 基因不同代谢型对文拉法辛的影响

基因	主要作用	双倍型	代谢型	临床相关性
CYP2D6	细胞色素 P450 第二亚家族成员，影响多种药物代谢	＊1/＊1/×N、＊1/＊2×N	超快代谢型	服用文拉法辛治疗，超快代谢型患者不良反应发生风险增加，需考虑减少剂量，或选择其他药物替代治疗；中间代谢型、慢代谢型患者代谢及清除率减慢，对大剂量的文拉法辛耐受性减弱，不良反应风险增加
		＊1/＊1、＊1/＊2、＊2/＊2、＊1/＊5、＊2/＊5	正常代谢型	
		＊5/＊10、＊5/＊41、10/＊14A、＊5/＊14B、＊14A/＊14B	中间代谢型	
		＊1/＊4、＊4/＊4	慢代谢型	

注：N 表示等位基因的拷贝数。

(六)临床用药指导

1. 指导临床用药的基因检测：根据相关基因与药物剂量及疗效的关系，考虑证据级别及国内外临床实践经验等因素，建议检测 *CYP2D6* 基因代谢型，以指导文拉法辛的精准治疗。

2. 指导临床用药的剂量调整：基于 *CYP2D6* 基因代谢型，根据 DPWG 相关指南推荐，慢代谢型及中间代谢型患者建议选择其他药物(如西酞普兰、舍曲林)替代治疗，或调整剂量至起效，同时监测文拉法辛血药浓度。超快代谢型患者调整最大剂量可至常规剂量的 150％，或考虑其他药物替代治疗。

3. 指导临床用药的血药浓度监测：服用文拉法辛、度洛西汀固定剂量达稳态后，末次用药后 12 小时左右采血，监测血药浓度。文拉法辛的参考范围(文拉法辛＋去甲文拉法辛)为 100～400ng/mL，实验室警戒浓度为 800ng/mL；度洛西汀的参考范围为 30～120ng/mL，实验室警戒浓度为 240ng/mL。

4. 药物相互作用对治疗效果和安全性的影响：与 CYP2D6 抑制剂联用可导致文拉法辛的血浆浓度增加，但去甲基文拉法辛的浓度降低，因此文拉法辛和 CYP2D6 抑制剂联用时不需要调整剂量。CYP3A4 抑制剂会升高文拉法辛和去甲基文拉法辛血药浓度，应谨慎联用。

四、其他抗抑郁药——米氮平和曲唑酮

(一)药物特点

米氮平(mirtazapine)通过阻断突触前肾上腺受体而增加去甲肾上腺素的释放，间接提高 5-羟色胺活性发挥抗抑郁作用。在 15～80mg(最大推荐剂量的 1.78 倍)的剂量范围内，米氮平的血浆水平与剂量呈线性相关，在 5 天内达到稳态血浆水平。米氮平口服给药后，被广泛代谢，生物转化的主要途径是去甲基化和羟基化，然后是葡萄糖醛酸化结合。肝功能不全患者较肝功能正常患者的米氮平清除率下降约 30％。曲唑酮(trazodone hydrochloride)主要用于治疗各种类型的抑郁症和伴有抑郁症状的焦虑症，以及药物依赖者戒断后的情绪障碍。其抗抑郁的作用机制可能与 5-羟色胺再摄取有关，但目前还尚不清楚。曲唑酮的体内分布没有选择性，不会集中分布于任何组织中，主要由肝微粒体酶广泛代谢，其代谢产物易透过血-脑屏障，但极少通过胎盘屏障，代谢产物经肾脏排出。因曲唑酮体内清除率的个体差异较大，故一些患者可能会蓄积于血浆中。米氮平和曲唑酮的药代动力学特点详见表 6-11。

表 6 - 11　米氮平和曲唑酮的药代动力学特点

药物特点	药物名称	
	米氮平	曲唑酮
生物利用度	50%	63%~91%
峰浓度	—	—
达峰时间	2 小时	8 小时
血浆蛋白结合率	85%	89%~95%
表观分布容积	(107±42)L/kg	0.47~0.84L/kg
半衰期	20~40 小时	(7.3±0.8)小时
清除率	31L/h	(5.3±0.9)L/h
代谢	肝脏	肝脏
排泄	肾脏	肾脏
妊娠分级	C	C
哺乳分级	L3	L2

（二）药物相互作用

1. 米氮平与其他作用于 5 -羟色胺受体的药物，如曲坦类、三环类抗抑郁药、芬太尼、锂盐、曲马多、色氨酸和丁螺环酮等合用，需考虑 5 -羟色胺综合征发生率升高的潜在风险，尤其是在治疗开始和剂量增加时。

2. 米氮平与肝药酶诱导剂，如苯妥英钠、卡马西平及利福平等合用，会增加米氮平的清除率；与西咪替丁、酮康唑合用，会降低米氮平的清除率。

3. 曲唑酮与 CYP3A4 酶抑制剂（如利托那韦）合用，能明显升高曲唑酮的浓度，可能会增加发生心律失常的风险。

4. 曲唑酮与 CYP3A4 酶诱导剂（如卡马西平、苯巴比妥钠）合用，能明显降低曲唑酮的浓度。

5. 曲唑酮与地高辛或苯妥英钠合用，能升高地高辛或苯妥英钠的浓度；与华法林合用，可能会使凝血酶原时间延长。

（三）不良反应

1. 米氮平的常见不良反应为食欲及体重增加，嗜睡、镇静通常发生在服药 1 周内；少见不良反应为直立性低血压、狂躁症、惊厥发作、震颤和肌痉挛、水肿及相应的体重增加、急性骨髓抑制、血清转氨酶升高。

2. 曲唑酮的常见不良反应为疲乏、头痛、头晕、失眠、嗜睡、紧张和震颤等，以及视物模糊、口干、便秘；少见不良反应为直立性低血压、心动过速、恶心、呕吐和腹部不适。

(四)药物治疗浓度监测

1. 监测指征：米氮平为窄治疗窗药物，曲唑酮长期服药不良反应多，治疗窗窄。

2. 检测方法：米氮平的检测方法有高效液相色谱法、气相色谱-质谱联用技术/质谱联用技术和液相色谱-质谱法/质谱联用技术。曲唑酮的检测方法有高效液相色谱法和液相色谱-质谱法/质谱联用技术。

3. 监测方法：具体如下。

(1)采血时间点：固定剂量服药至少4～6个半衰期后，米氮平和曲唑酮均为给药后12小时采血。

(2)采血类型：静脉血3～5mL，留取血清样本。

(3)监测频率：固定剂量给药达稳态(米氮平为6日，曲唑酮为2～3日)后监测1次；若血药浓度未达标，经剂量调整后(米氮平服药6日)再次监测，直至达标。维持治疗期每4～6周监测1次。

此外，当合用其他可影响血药浓度的药物时，应及时监测血药浓度；出现肝、肾功能异常时，应随时监测血药浓度。

(五)药物基因组学

目前研究发现与米氮平相关的基因有 *CYP2D6*、*FKBP5*、*RABEP1*、*GAL*、*SH2B1* 和 *TPH2* 等，其中 *FKBP5* 和 *CYP2D6* 基因相关研究较多。主要相关基因对米氮平疗效和不良反应的影响详见表6-12。*CYP2D6* 基因不同代谢型对米氮平的影响见表6-13。目前暂无与曲唑酮相关的基因多态性研究。

表6-12 主要相关基因对米氮平疗效和不良反应的影响

基因	主要作用	SNP位点	临床相关性
FKBP5	FK506结合蛋白家族成员5，在免疫调节中发挥作用	rs4713916	与GG基因型患者相比，AA、AG基因型情绪障碍患者可能对米氮平的反应增加，AG型患者使用米氮平较AA型患者疗效差
RABEP1	RAB GTP酶结合效应蛋白，可启用蛋白质结构域特异性结合活性和蛋白质同源二聚化活性，参与囊泡介导的运输	rs1000940	与AG、GG基因型患者相比，给予米氮平治疗的AA基因型患者空腹血糖浓度可能升高
GAL	甘丙素和GMAP前肽，编码一种神经内分泌肽	rs948854	服用米氮平抗抑郁治疗的女性患者，TT基因型治疗应答效果最好，CC基因型反应较小，CT基因型不太可能对治疗产生反应

续表

基因	主要作用	SNP 位点	临床相关性
SH2B1	该基因编码含有介质家族的 SH2 结构域的成员	rs3888190	与 AC、AA 基因型患者相比，给予米氮平治疗的 CC 基因型患者可能更易引起低密度脂蛋白胆固醇浓度升高
TPH2	色氨酸羟化酶 2，编码蝶呤依赖性芳香酸羟化酶家族的成员	rs1487278	与 TT 基因型患者相比，CC、CT 基因型患者对米氮平抗抑郁治疗的反应可能更好
		rs10879346	与 TT 基因型患者相比，接受抗抑郁药治疗的 CT、CC 基因型患者症状可能得到更多改善

表 6-13 CYP2D6 基因不同代谢型对米氮平的影响

基因	主要作用	双倍型	代谢型	临床相关性
CYP2D6	细胞色素 P450 第二亚家族成员，影响多种药物代谢	＊1/＊1/×N	超快代谢型	服用米氮平后，超快代谢型患者清除率可能增加，代谢加快；与正常代谢型患者相比，中间代谢型、慢代谢型患者米氮平清除率降低
		＊1/＊1、＊1/＊2、＊1/＊5	正常代谢型	
		＊5/＊10、＊5/＊41	中间代谢型	
		＊1/＊4、＊4/＊4	慢代谢型	

注：N 表示等位基因的拷贝数。

(六)临床用药指导

1. 指导临床用药的基因检测：根据相关基因与药物剂量及疗效的关系，考虑证据级别及国内外临床实践经验等因素，建议检测 *CYP2D6* 基因代谢型以及 *FKBP5* 相关基因型，以指导米氮平的精准治疗。

2. 指导临床用药的血药浓度监测：服用固定剂量米氮平和曲唑酮达稳态，给药后 12 小时监测血药浓度。米氮平的参考范围为 $30\sim80\mu g/mL$，实验室警戒浓度为 160ng/mL；曲唑酮的参考范围为 $700\sim1000ng/mL$，实验室警戒浓度为 1200ng/mL。

3. 药物相互作用对治疗效果和安全性的影响：米氮平与其他作用于 5-羟色胺的药物合用，需考虑 5-羟色胺综合征发生率升高的潜在风险；与肝药酶诱导剂合用时，需调整剂量。曲唑酮与 CYP3A4 酶抑制剂或诱导剂合用时，建议进行治疗药物监测或调整剂量；与地高辛和苯妥英钠合用时，需监测地高辛或苯妥英钠的浓度。

第二节 抗精神分裂症药

精神分裂症是一组病因未明的严重精神疾病，多起病于青壮年，常有知觉、思维、情感和行为等方面的障碍，一般无意识及智能障碍。抗精神分裂症药可分为第一代抗精神病药物和第二代抗精神病药物。第一代抗精神病药物是指主要作用于中枢 D_2 受体的抗精神病药物，包括氯丙嗪、奋乃静、氟奋乃静及其长效制剂、三氟拉嗪、氟哌啶醇及其长效制剂、五氟利多、舒必利等，治疗精神分裂症阳性症状有效。第一代抗精神病药物的主要不足是对患者的认知损害与阴性症状疗效有限，约有 30% 的患者其阳性症状不能有效缓解；锥体外系不良反应和迟发性运动障碍风险较高等，导致患者的治疗依从性差。第二代抗精神病药物包括一系列药理机制或化学结构不同的化合物，如氯氮平、利培酮、奥氮平、喹硫平、齐拉西酮、阿立哌唑、氨磺必利、帕利哌酮、布南色林、哌罗匹隆和鲁拉西酮等。第二代抗精神病药物可有效改善精神分裂症患者的阳性症状、部分阴性症状与认知损害，治疗中断率低于第一代抗精神病药物。

一、第一代抗精神病药物

(一)吩噻嗪类

1. 药物特点：吩噻嗪类为经典抗精神分裂症药，典型代表药物有氯丙嗪（chlorpromazine）、奋乃静（perphenazine）、氟奋乃静（fluphenazine）。氯丙嗪是临床应用最广泛的抗精神分裂症药物，主要拮抗脑内边缘系统多巴胺受体，口服后吸收慢而不规则，不同个体口服相同剂量的氯丙嗪后血药浓度可差 10 倍以上，故给药剂量应个体化。奋乃静作用较氯丙嗪缓和，为多巴胺 D_1、D_2 受体拮抗剂，对幻觉妄想、思维障碍、淡漠、木僵及焦虑、激动等症状有较好的疗效，可用于治疗精神分裂症或其他精神病性障碍。氟奋乃静适用于治疗各型精神分裂症，有振奋和激活作用，可缓解情感淡漠及行为退缩等症状，口服吸收好，具有较高的亲脂性和高密度的蛋白结合率，并可通过胎盘屏障进入胎血循环，也可分泌入乳汁中。吩噻嗪类抗精神分裂症药物的具体药代动力学信息见表 6-14。

表 6-14 吩噻嗪类抗精神分裂症药物的特点

药物特点	药物名称		
	氯丙嗪	奋乃静	氟奋乃静
生物利用度	—	40%（口服给药）	—
峰浓度	—	—	—
达峰时间	2～4 小时	1～3 小时	
血浆蛋白结合率	>90%	—	—

药物特点	药物名称		
	氯丙嗪	奋乃静	氟奋乃静
表观分布容积	10～20L/kg	—	—
半衰期	—	9～12 小时	13～24 小时
清除率	—	—	—
代谢	肝脏	肝脏	肝脏
排泄	肾脏	肾脏	—
妊娠分级	C	C	C
哺乳分级	L3	L3	L3

2. 药物相互作用。

(1)氯丙嗪或氟奋乃静与抗高血压药合用易导致直立性低血压。

(2)抗酸剂可以降低氯丙嗪和奋乃静的吸收,苯巴比妥可加快氯丙嗪的排泄,因而会减弱氯丙嗪抗精神分裂症的作用。

(3)氯丙嗪或奋乃静与单胺氧化酶抑制剂合用时,两者的抗胆碱作用加强,不良反应加重。

(4)吩噻嗪类药物具有 α 肾上腺素受体拮抗作用,与苯丙胺类药物合用时,后者的药效会减弱。

(5)奋乃静与抗胆碱药合用时可产生协同作用,两者疗效均增强;奋乃静与吸入全麻药或巴比妥类等静脉全麻药合用时,可彼此增效。

(6)氯丙嗪或氟奋乃静与舒必利合用时,有发生室性心律失常的风险,严重者可致尖端扭转型心律失常;与阿托品类药物合用时,不良反应增加;与碳酸锂合用时,可引起血锂浓度增高。奋乃静与左旋多巴合用时,可抑制抗帕金森病效应;与肾上腺素合用时,肾上腺素的 α 受体效应受阻,仅显示出 β 受体效应,可导致明显的低血压和心动过速。

3. 不良反应:具体如下。

(1)氯丙嗪:常见不良反应为头晕、多汗、无力、嗜睡、便秘、恶心、呕吐、口干、直立性低血压、心动过速、食欲和体重增加、心电图异常改变、血糖升高、脑电图改变或癫痫发作,严重不良反应为粒细胞缺乏症及继发性感染。

(2)奋乃静:主要不良反应为锥体外系反应,长期大量服药可引起迟发性运动障碍、血浆中的泌乳素浓度增加、视物模糊、乏力、头晕、心动过速、出汗、口干、便秘等。

(3)氟奋乃静:不良反应以锥体外系反应多见,长期大量服药可引起迟发性运动障碍、口干、乏力、心悸、失眠、视物模糊、排尿困难、便秘、溢乳、月经失调、闭经、男性乳房女性化等。

4. 药物治疗浓度监测。

(1)监测指征：药动学个体差异大，疗效指标不明确，血药浓度与临床疗效和毒副作用密切相关，副作用及中毒反应不易与症状加重区别。

(2)检测方法：氯丙嗪的检测方法为高效液相色谱法和液相色谱-质谱法，奋乃静和氟奋乃静的检测方法为液相色谱-质谱法。

(3)监测方法：具体如下。①采血时间点：氯丙嗪和奋乃静固定剂量服药 1 周后、氟奋乃静固定剂量给药 4～5 日后的清晨服药前采血，监测稳态谷浓度。②采血类型：静脉血 3～5mL，留取血清样本。③监测频率：急性期每 1～2 周测定 1 次，维持治疗期每 1～3 个月测定 1 次。当合用可能影响氯丙嗪、奋乃静或氟奋乃静血药浓度的药物，或出现任何怀疑为药物浓度过高引起的不良反应时，应立即监测。此外，患者院外固定剂量治疗而疗效下降，或怀疑患者吞服大量药物时，应立即监测。

5. 药物基因组学：与氯丙嗪疗效及不良反应相关的基因有 CYP1A2、EPM2A 和 DRD2；与奋乃静疗效及不良反应相关的基因有 MAML3、CDH13、PRKCE、RGS4、CYP2D6、SKOR2 和 MCPH1，其中研究较多的是 RGS4，另外 FDA 提示 CYP2D6 参与奋乃静代谢；与氟奋乃静疗效及不良反应相关的基因为 CYP1A2。主要相关基因对吩噻嗪类抗精神分裂症药疗效和不良反应的影响详见表 6 - 15。

表 6 - 15　主要相关基因对吩噻嗪类抗精神分裂症药疗效和不良反应的影响

基因	主要作用	SNP 位点	临床相关性
CYP1A2	细胞色素 P450 酶超家族成员，可参与催化药物代谢以及胆固醇、类固醇和其他脂质合成的许多反应	rs762551	患者接受氯丙嗪、氟奋乃静治疗时，与 AA 基因型患者相比，AC、CC 基因型患者的 QT 间期可能延长
EPM2A	编码双重特异性磷酸酶，可能参与糖原代谢的调节	rs1415744	与 CT、TT 基因型患者相比，CC 基因型患者对氯丙嗪的反应可能增加
DRD2	多巴胺 D$_2$ 受体，与腺苷酸环化酶负偶联，作用于第二信使，从而抑制钙离子通道，并激活钾离子通道	rs1799732	接受氯丙嗪治疗的 GG 基因型患者的反应可能增加，del/del 或 G/del 基因型患者的反应可能降低
RGS4	G 蛋白信号转导调节子-4，可能通过负性调节 G 蛋白偶联受体抑制谷氨酸、多巴胺等神经递质及其受体的相互作用	rs2842030	与 GT、GG 基因型患者相比，TT 基因型患者在接受奋乃静治疗时，症状可能更容易改善
		rs951439	CC 基因型患者可能对奋乃静治疗反应较好，CT 基因型患者使用奥氮平可能具有更好的治疗反应

6. 临床用药指导。

(1)指导临床用药的基因检测：参考 FDA 药物说明书，建议在使用奋乃静抗精神分裂症治疗之前，检测 *CYP2D6* 基因相关代谢型，了解是否为慢代谢型患者，尤其是老年人；根据相关基因与奋乃静的关系和证据级别等信息，建议必要时检测 *RGS4* 相关基因型，以指导奋乃静的精准治疗。

(2)指导临床用药的血药浓度监测：患者给予氟奋乃静固定剂量 4～5 日后、氯丙嗪和奋乃静固定剂量 1 周后，于清晨服药前采血，监测稳态谷浓度。氯丙嗪血药浓度的参考范围为 30～300ng/mL，奋乃静血药浓度的参考范围为 0.6～2.4ng/mL，氟奋乃静血药浓度的参考范围为 1～10ng/mL。急性期每 1～2 周测定 1 次，根据患者血药浓度监测情况调整用药剂量；维持治疗期每 1～3 个月监测 1 次；当患者使用固定剂量治疗而疗效下降或怀疑因药物浓度过高引起不良反应时，应立即监测。

(3)药物相互作用对治疗效果和安全性的影响：氯丙嗪与降压药、单胺氧化酶抑制剂、阿托品等药物合用时不良反应会增加，故需谨慎使用；与抗酸剂、苯丙胺类药物合用会产生拮抗作用，降低药效。奋乃静与抗胆碱药、吸入全麻药或巴比妥类等静脉全麻药合用时，可彼此增效。氯丙嗪或氟奋乃静与舒必利合用时，有发生室性心律失常的风险，严重者可致尖端扭转型心律失常，需谨慎用药。

(二)丁酰苯类

1. 药物特点：氟哌啶醇(haloperidol)属于丁酰苯类经典抗精神分裂症药，适用于急、慢性各型精神分裂症，躁狂症，脑器质性精神障碍和老年性精神障碍。肌内注射本品可迅速控制兴奋躁动、敌对情绪和攻击行为。氟哌啶醇容易被胃肠道吸收，由于存在肝脏首过效应，口服给药后的血浆药物浓度低于肌内注射给药后的血浆药物浓度。其在体内广泛分布，表观分布容积为 9.5～21.7L/kg，并可透过血-脑屏障，约 92% 的氟哌啶醇可与血浆蛋白结合。口服后，氟哌啶醇的生物利用度为 40%～75%，达峰时间为 1.7～6.1 小时，血浆消除半衰期为 12～38 小时，清除率为 141.65L/h，经尿液和通过胆汁经粪便排出体外。其妊娠分级为 C 级，哺乳分级为 L3 级。

2. 药物相互作用。

(1)氟哌啶醇与巴比妥或其他抗惊厥药合用，会改变癫痫的发作形式，不能使抗惊厥药增效。

(2)氟哌啶醇与降压药合用，会产生严重的低血压。

(3)氟哌啶醇与抗胆碱药合用，有可能增高眼压。

(4)氟哌啶醇与苯丙胺合用，可降低后者疗效；与肾上腺素合用，可导致血压下降；与锂盐合用，需观察神经毒性与脑损伤；与甲基多巴或卡马西平合用，可使本品血药浓度降低，效应减弱；饮茶或咖啡，可减少氟哌啶醇吸收，降低药效。

3. 不良反应：氟哌啶醇常见不良反应为锥体外系反应，在儿童和青少年患者中易发生急性肌张力障碍，出现明显的扭转痉挛、吞咽困难、静坐不能及帕金森病，长期大剂量使用可出现迟发性运动障碍。

4. 药物治疗浓度监测。

(1)监测指征：常规剂量服用氟哌啶醇治疗无效、患者的服药依从性难以判断、药物耐受性不佳，以及可能存在药代动力学方面的药物-药物相互作用。

(2)检测方法：液相色谱-质谱法。

(3)监测方法：具体如下。①采血时间点：固定剂量服药1周后的早晨服药前采血，监测稳态谷浓度。②采血类型：静脉血3～5mL，留取血清样本。③监测频率：急性期每1～2周测定1次，维持治疗期每1～3个月测定1次；当合用可能影响氟哌啶醇血药浓度的药物、出现任何怀疑为药物浓度过高引起的不良反应及采用固定剂量治疗而疗效下降时，应立即监测血药浓度。

5. 药物基因组学：目前研究发现与氟哌啶醇疗效及不良反应相关的基因有 *CYP2D6*、*MC4R*、*ABCB5*、*CNR1*、*DTNBP1*、*EIF2AK4*、*EPM2A*、*SLC6A5*、*COMT*、*FAAH* 等，其中研究较多、证据较充分的基因为 *CYP2D6*。*CYP2D6* 基因不同代谢型对氟哌啶醇的影响见表6-16。

表6-16　*CYP2D6* 基因不同代谢型对氟哌啶醇的影响

基因	主要作用	双倍型	代谢型	临床相关性
CYP2D6	细胞色素 P450 第二亚家族成员，可影响多种药物代谢	*1/*1×N、*1/*2×N	超快代谢型	与正常代谢型患者相比，超快代谢型患者代谢增快，建议使用氟哌啶醇正常推荐剂量的1.5倍，或选择不经 CYP2D6 代谢的其他抗精神分裂症药物（如戊氟利多、喹硫平、奥氮平、氯氮平）；慢代谢型患者代谢减慢，推荐使用正常剂量的60%
		*1/*1、*1/*2、*2/*2、*1/*5	正常代谢型	
		*5/*10、*5/*41、*5/*14A	中间代谢型	
		*1/*4、*4/*4	慢代谢型	

注：N 表示等位基因的拷贝数。

6. 临床用药指导。

(1)指导临床用药的基因检测：根据相关基因与药物剂量及疗效的关系，考虑证据级别及国内外临床实践经验等因素，建议检测 *CYP2D6* 基因型，以指导氟哌啶醇的精准治疗。

(2)指导临床用药的剂量调整：根据 DPWG 相关指南推荐，建议超快代谢型患者使用氟哌啶醇正常推荐剂量的1.5倍，或选择不经 CYP2D6 代谢的其他抗精神分裂症药物，如戊氟利多、喹硫平、奥氮平、氯氮平；慢代谢型患者推荐使用正常剂量的 60%。

（3）指导临床用药的血药浓度监测：患者给予氟哌啶醇固定剂量 1 周后，于清晨服药前采血，监测稳态谷浓度（参考范围为 1～10ng/mL）。急性期每 1～2 周测定 1 次，根据患者血药浓度监测情况调整用药剂量；维持治疗期每 1～3 个月监测 1 次，当患者使用固定剂量治疗而疗效下降或怀疑因药物浓度过高引起不良反应时，应立即监测。

（4）药物相互作用对治疗效果和安全性的影响：氟哌啶醇与巴比妥或其他抗惊厥药合用会改变癫痫的发作形式，不能使抗惊厥药增效；与抗高血压药合用时，会产生严重的低血压；与抗胆碱药合用，有可能增高眼压。以上情况均需谨慎联合用药。

此外，氟哌啶醇与苯丙胺合用时，可降低后者疗效；与肾上腺素合用时，可导致血压下降；与锂盐合用时，需观察神经毒性与脑损伤；与甲基多巴或卡马西平合用时，可使本品血药浓度降低，效应减弱；饮茶或咖啡可减少氟哌啶醇吸收，降低药效。

（三）其他药物

1. 药物特点：舒必利（sulpirde）为经典抗精神分裂症药，适用于精神分裂单纯型、偏执型、紧张型及慢性精神分裂症的孤僻、退缩、淡漠症状，对抑郁症状有一定疗效。此外，舒必利还具有止吐作用。舒必利经胃肠道吸收，能快速分布到组织中，但不易透过血-脑屏障。舒必利的半衰期为 6～8 小时，无代谢，主要以原型经尿液和粪便排泄，哺乳分级为 L3 级。

2. 药物相互作用。

（1）舒必利与中枢神经系统抑制剂或三环类抗抑郁药合用，可导致过度嗜睡。

（2）舒必利与抗酸药和止泻药合用，会降低舒必利的吸收率。

（3）锂剂会降低舒必利疗效，加重其不良反应；与硫糖铝合用时，可降低舒必利的生物利用度约 40%；与曲马多、佐替平合用，会增加致癫痫发作的风险。

3. 不良反应：舒必利常见的不良反应有早醒、失眠、头痛、乏力、烦躁、食欲缺乏、口干、视物模糊、心动过速、排尿困难、便秘等，易引起血浆中的泌乳素浓度增加、心电图异常和肝功能损伤；大剂量使用时，可能出现锥体外系反应，或引起迟发性运动障碍。

4. 药物治疗浓度监测。

（1）监测指征：舒必利的药动学个体差异大，血药浓度与临床疗效和毒副作用密切相关，副作用及中毒反应不易与症状加重相区别，疗效指标不明确，易受主观影响。

（2）检测方法：高效液相色谱法和液相色谱-质谱法。

（3）监测方法：具体如下。①采血时间点：固定剂量服药 1 周后的早晨服药前采血，监测稳态谷浓度。②采血类型：静脉血 3～5mL，留取血清样本。③监测频率：急性期每 1～2 周测定 1 次，维持治疗期每 1～3 个月测定 1 次。当合用可能影响舒必利血药浓度的药物、出现任何怀疑为药物浓度过高引起的不良反应及采用固定剂量治疗而疗效下降时，应立即监测血药浓度。

5. 临床用药指导。

(1)指导临床用药的血药浓度监测：患者给予舒必利固定剂量 1 周后，于清晨服药前采血，监测稳态谷浓度(参考范围为 200～1000ng/mL)。急性期每 1～2 周测定 1 次，根据患者血药浓度监测情况调整用药剂量；维持治疗期每 1～3 个月监测 1 次；当患者使用固定剂量治疗而疗效下降或怀疑因药物浓度过高引起不良反应时，应立即监测。

(2)药物相互作用对疗效和不良反应的影响：舒必利与中枢神经系统抑制剂或三环类抗抑郁药合用，可导致过度嗜睡；与锂剂合用，会降低舒必利疗效，加重不良反应；与硫糖铝合用，会降低舒必利的生物利用度；与曲马多、佐替平合用，会增加致癫痫发作的风险。因此，舒必利需谨慎与上述药物联合使用。此外，舒必利与抗酸药和止泻药合用时，会降低舒必利的吸收率，两者同时服用，应间隔至少 1 小时。

二、第二代抗精神病药物

(一)苯二氮䓬类

1. 药物特点：苯二氮䓬类抗精神分裂症药物有氯氮平(clozapine)、奥氮平(olanzapine)、喹硫平(quetiapine)等，为 $5-HT_{2A}$/多巴胺 D_2 拮抗剂。氯氮平适用于急性与慢性精神分裂症的各亚型，对幻觉妄想型、青春型较好，口服吸收快而完全，食物对其吸收速率和程度无影响，有肝脏首过效应；奥氮平主要用于治疗精神分裂症和中、重度躁狂发作，部分用于预防双相情感障碍，可以减轻与精神分裂症有关的情感症状，口服吸收良好，不受食物影响，在肝脏主要通过葡糖醛酸结合和氧化通路代谢，年龄、性别、肾功能和吸烟会影响药物的消除；喹硫平适用于治疗精神分裂症和双相情感障碍，口服吸收良好，代谢完全，大多经尿液排出，较少部分经粪便排出。具体药物的特点见表 6 - 17。

表 6 - 17 苯二氮䓬类抗精神分裂症药物的特点

药物特点	药物名称		
	氯氮平	奥氮平	喹硫平
生物利用度	50%～60%	—	—
峰浓度	102～771ng/mL	156.9ng/mL	467ng/mL
达峰时间	2.5 小时	6 小时	<1.5 小时
血浆蛋白结合率	97%	93%	83%
表观分布容积	—	1000L	(10±4)L/kg
半衰期	4～66 小时	21～54 小时	6～7 小时
清除率	—	25 小时	(101.04±39.11)L/h

续表

药物特点	药物名称		
	氯氮平	奥氮平	喹硫平
代谢	肝脏	肝脏	肝脏
排泄	—	肾脏	—
妊娠分级	B	C	C
哺乳分级	L3	L2	L2

2. 药物相互作用。

(1)氯氮平与抗抑郁药(如氟伏沙明、氟西汀、帕罗西汀、舍曲林等)、大环内酯类抗生素合用，血药浓度会升高。

(2)氯氮平与抗肿瘤药、抗甲状腺药合用，可增加其对血细胞的毒性。

(3)氯氮平与锂剂合用，可导致脑病症状、脑损伤、锥体外系症状及运动障碍等多种不良反应；与地高辛、华法林、肝素合用，可加重骨髓抑制。

3. 不良反应：具体如下。

(1)氯氮平主要不良反应为体重增加、血糖和血脂升高，常见有头晕、头痛、精神萎靡、多汗、恶心、呕吐、便秘等。

(2)奥氮平主要不良反应与氯氮平相似，还可引起心动过缓、直立性低血压、QT间期延长、水肿、光敏反应等。

(3)喹硫平常见不良反应有直立性低血压、心悸、头晕、嗜睡、口干、食欲减退和便秘，少见体重增加、腹痛、碱性磷酸酶(ALP)升高、血总胆固醇和甘油三酯升高，偶见锥体外系反应、失眠与兴奋；长期用药时，可出现晶状体改变。

4. 药物治疗浓度监测。

(1)监测指征：在足剂量、足疗程的情况下，部分服用氯氮平、奥氮平、喹硫平的患者疗效不佳，引起的多种不良反应均呈浓度依赖性，浓度越高，不良反应发生率越高，通过监测控制血药浓度在治疗参考范围内，有助于提高疗效、降低不良反应发生率。

(2)检测方法：氯氮平和奥氮平采用高效液相色谱法和液相色谱-质谱法进行检测，喹硫平采用液相色谱-质谱法/质谱联用技术进行检测。

(3)监测方法。①采血时间点：服用氯氮平常规剂量达到固定剂量后2～3日，末次服药后8～12小时采血，监测稳态谷浓度；奥氮平临床常规剂量达到固定剂量后7～12日，末次服药后10～14小时采血，监测稳态谷浓度；喹硫平临床常规剂量达到固定剂量后2～3日，末次服药后10～14小时采血，监测稳态谷浓度。②采血类型：静脉血3～5mL，留取血清样本。③监测频率：达稳态后随时监测，维持治疗期每4～6周监测1次。此外，过量中毒的诊断应随时采血监测。

5. 药物基因组学：目前研究发现与氯氮平相关的基因主要有 ABCB1、CYP2D6、CNR1、DRD1、DRD2、DRD3、DTNBP1、EPM2A、GCG、GLP1R、ANKK1、MC4R、HLA-DRB3、HTR2C、TBC1D1、NTRK2、MTHFR 等，其中 ANKK1、MC4R 和 HTR2C 基因相关研究较多，证据较充分；与奥氮平相关的基因有 CYP1A2、CYP2D6、ANKK1、MC4R、HTR2C、FAAH、FMO1、FMO3、RGS4、GSTM3、MTHFR 等 51 种，其中 ANKK1 和 HTR2C 基因相关研究较多，证据较充分；与喹硫平相关的基因有 CYP3A4、CNR1、COMT、CYP3A5、DRD3、EIF2AK4、EPM2A、FAAH、HTR1A、MC4R、RGS4、SH2B1、PDE4D 等，其中 CYP3A4 基因相关研究较多，证据较充分。主要相关基因对苯二氮䓬类抗精神分裂症药物疗效和不良反应的影响详见表 6-18。

表 6-18 主要相关基因对苯二氮䓬类抗精神分裂症药物疗效和不良反应的影响

基因	主要作用	SNP 位点/代谢型	临床相关性
ANKK1	属于丝氨酸、苏氨酸蛋白激酶家族，参与信号转导途径	rs1800497	与 GG 基因型患者相比，AA、AG 基因型患者产生高催乳素血症及体重增加的不良反应风险增高，发生迟发性运动障碍的风险较低
MC4R	编码一种膜结合受体蛋白，是破坏受体家族的成员之一	rs489693	与 AC、CC 基因型患者相比，AA 基因型患者发生体重增加和患高甘油三酯血症不良反应风险更高
HTR2C	5-羟色胺 2C 受体，编码其跨膜 G 蛋白偶联受体；编码的蛋白质通过神经递质血清素响应信号转导	rs1414334	与 CC、CG 基因型女性患者相比，GG 基因型女性患者发生代谢综合征的风险较低；G 基因型男性患者发生代谢型综合征的风险较 C 基因型低
		rs3813929	与 CC、CG 基因型女性患者相比，GG 基因型女性患者发生代谢综合征的风险较低；G 基因型男性患者发生代谢型综合征的风险较 C 基因型低
DTNBP1	肌营养不良蛋白结合蛋白 1，是肌营养不良蛋白相关蛋白复合物的组成部分	rs742105	与 CT、TT 基因型患者相比，CC 基因型和精神分裂症患者对氯氮平的反应可能降低
TBC1D1	共享 180~200 个氨基酸 TBC 结构域的蛋白质家族的创始成员，被认为在调节细胞生长和分化方面发挥作用	rs9852	与 CT、TT 基因型患者相比，CC 基因型和精神分裂症患者在使用氯氮平或奥氮平治疗时体重增加可能更大

基因	主要作用	SNP 位点/代谢型	临床相关性
ABCB1	三磷酸腺苷结合盒转运子 B 亚家族成员 1，编码的蛋白是一种 ATP 依懒性药物外排泵，适用于具有广泛底物特异性的外源性化合物	rs10248420	与 GG 基因型患者相比，AA 基因型和精神分裂症患者对氯氮平治疗的反应可能较小
CYP3A4	编码细胞色素 P450 超家族酶的成员，是药物代谢的重要酶之一	中间代谢型、慢代谢型	对于 CYP3A4 慢代谢型正在接受抑郁症治疗的患者，应给予替代药物；对于因其他适应证接受治疗的患者，应给予减少剂量的喹硫平；对于 CYP3A4 中间代谢型患者，无须采取任何行动

6.临床用药指导。

(1)指导临床用药的基因检测：根据相关基因与药物剂量及疗效的关系，考虑证据级别及国内外临床实践经验等因素，建议检测 *ANKK1*、*MC4R* 和 *HTR2C* 相关基因型，以指导氯氮平、奥氮平的精准治疗；建议检测 *CYP3A4* 基因分型，以指导喹硫平的精准治疗。

(2)指导临床用药的剂量调整：目前暂无可用于指导氯氮平、奥氮平临床用药剂量调整的相关证据。基于 *CYP3A4* 基因不同代谢型，根据 DPWG 相关指南推荐，慢代谢型患者在进行抑郁症治疗时，不建议选择喹硫平，应选择不经 CYP3A4 代谢的药物进行替代治疗；在选用喹硫平治疗其他适应证时，需调整喹硫平剂量为正常剂量的 30%。中间代谢型患者暂无用于指导临床用药调整剂量的建议。

(3)指导临床用药的血药浓度监测：患者给予固定剂量氯氮平 2～3 日，末次服药后 8～12 小时采血，监测稳态谷浓度(参考范围为 350～600ng/mL，实验室警戒浓度为 >1000ng/mL)；奥氮平达到固定剂量 7～12 日，末次服药后 10～14 小时采血，监测稳态谷浓度(参考范围为 20～80ng/mL，实验室警戒浓度为 >100ng/mL)；喹硫平达到固定剂量 2～3 日，末次服药后 10～14 小时采血，监测稳态谷浓度(参考范围为 100～500ng/mL，实验室警戒浓度为 >1000ng/mL)。

(4)药物相互作用对治疗效果和安全性的影响：同时使用 CYP2D6 或 CYP3A4 抑制剂和 CYP3A4 诱导剂时，需适当调整氯氮平给药剂量；同时使用 CYP1A2 抑制剂、CYP1A2 诱导剂时，需适当调整氯氮平、奥氮平给药剂量。此外，吸烟会影响氯氮平、奥氮平疗效，需调整剂量；氟伏沙明会显著抑制奥氮平的代谢，应特别关注。

(二)苯丙异噁唑类

1.药物特点：苯丙异噁唑类抗精神分裂症药物有利培酮(risperidone)、齐拉西酮

(ziprasidone)等。利培酮作为苯丙异噁唑衍生物，通过阻断边缘系统的 D_2 受体和中脑皮质束的 $5-HT_2$ 受体增加多巴胺传递发挥作用，主要用于治疗精神分裂症、Ⅰ型双相情感障碍和自闭症。利培酮经 CYP2D6 代谢成 9-羟基利培酮，两者共同构成抗精神分裂症的有效成分。齐拉西酮口服经胃肠道吸收良好，经 3 种代谢途径清除，并生成 4 种主要的循环代谢产物，仅少量原型药经尿液和粪便排泄。苯丙异噁唑类抗精神分裂症药物的特点见表 6-19。

表 6-19 苯丙异噁唑类抗精神分裂症药物的特点

药物特点	药物名称	
	利培酮	齐拉西酮
生物利用度	50%～60%	60%
峰浓度	102～771ng/mL	467ng/mL
达峰时间	2.5 小时	6～8 小时
血浆蛋白结合率	97%	99%
表观分布容积	—	(10±4)L/kg
半衰期	4～66 小时	6～7 小时
清除率	—	(101.04±39.11)L/h
代谢	肝脏	肝脏
排泄	—	—
妊娠分级	B	C
哺乳分级	L3	L2

2. 药物相互作用。

(1)苯丙异噁唑类抗精神分裂症药物与中枢神经系统抑制药(如布桂嗪)合用，中枢抑制作用可互相增强。

(2)苯丙异噁唑类抗精神分裂症药物与肝药酶诱导药合用，会导致利培酮血药浓度下降。

(3)苯丙异噁唑类抗精神分裂症药物与抗高血压药物合用，可增强降压作用，增加直立性低血压发生的危险。

3. 不良反应：利培酮的不良反应包括脑血管不良事件、抗精神病药物所致恶性综合征、迟发性运动障碍、高血糖和糖尿病等，一些患者在服用非常低的剂量或低剂量齐拉西酮时，可能出现激活作用；在服用高剂量齐拉西酮时出现眩晕、锥体外系不良反应、镇静及肌张力障碍。齐拉西酮还可导致虚弱、直立性低血压、恶心、口干、皮疹、罕见迟发性运动障碍、恶性综合征、癫痫发作等不良反应。

4. 药物治疗浓度监测。

(1)监测指征：在足剂量、足疗程的情况下，部分服用利培酮、齐拉西酮的患者疗效不佳，引起的多种不良反应均呈浓度依赖性，浓度越高，不良反应发生率越高，通过监测控制血药浓度在治疗参考范围内，有助于提高疗效、降低不良反应发生率。

（2）检测方法：利培酮采用液相色谱-质谱法进行检测，齐拉西酮采用高效液相色谱法、液相色谱-质谱法进行检测。

（3）监测方法：具体如下。①采血时间点：口服利培酮临床常规剂量达到固定剂量后 4～5 日，末次服药后 12～14 小时采血；长效针剂在注射后 4～6 周，监测稳态谷浓度。口服齐拉西酮临床常规剂量达到固定剂量后 1～3 日，末次服药后 12～14 小时采血，监测稳态谷浓度。②采血类型：静脉血 3～5mL，留取血清样本。③监测频率：达稳态后随时监测，维持治疗期每 4～6 周监测 1 次。此外，对于过量中毒的诊断，应随时采血监测。

5. 药物基因组学：目前发现与利培酮相关的基因有 CYP2D6、ABCB1、ADRB2、AKT1、CCL2、CNR1、COMT、CYP1B1、CYP2E1、DRD2、DRD3、EIF2AK4、FAAH、HTR1A、HTR2A、CYP3A4 和 MC4R 等，其中 CYP2D6 基因相关研究较多，证据较充分；与齐拉西酮相关的基因有 EIF2AK4、RGS4、CYP2D6、APOE、HTR2C、MC4R 和 SV2C 等。主要相关基因对苯丙异噁唑类抗精神分裂症药物疗效和不良反应的影响详见表 6-20。

表 6-20　主要相关基因对苯丙异噁唑类抗精神分裂症药物疗效和不良反应的影响

基因	主要作用	SNP 位点/代谢型	临床相关性
CYP2D6	细胞色素 P450 第二亚家族成员，影响多种药物代谢	超快代谢型、中间代谢型、慢代谢型	超快代谢型患者代谢快，应答效果差；中间代谢型、慢代谢型患者代谢慢，特别是慢代谢型患者，不良反应风险增加
CCL2	C-C 基序趋化因子配体 2，该基因是聚集在 17 号染色体 q 臂上的几个细胞因子基因之一	rs2857657	与 CC 或 CG 基因型患者相比，GG 基因型精神分裂症患者在接受利培酮治疗时可能有更好的反应
HTR1A	5-羟色胺受体 1A，编码 5-羟色胺（血清素）的 G 蛋白偶联受体，属于 5-羟色胺受体亚家族	rs10042486	与 CC 或 CT 基因型患者相比，TT 基因型精神分裂症患者在接受利培酮治疗时可能具有更好的反应
EIF2AK4	真核翻译起始因子 2α 激酶 4，编码激酶家族的成员	rs2412459	与 TT 基因型患者相比，CT 基因型患者对利培酮或齐拉西酮治疗精神分裂症的反应可能增加；暂无 CC 基因型患者的研究证据

续表

基因	主要作用	SNP 位点/代谢型	临床相关性
RGS4	G 蛋白信号转导 4 调节剂，是 G 蛋白信号转导（RGS）家族成员的调节因子	rs951439	TT 基因型精神分裂症患者在喹硫平和齐拉西酮治疗后可能出现治疗反应增加

6. 临床用药指导。

（1）指导临床用药的基因检测：根据相关基因与药物剂量及疗效的关系，考虑证据级别及国内外临床实践经验等因素，建议检测 *CYP2D6* 基因代谢型，以指导利培酮的精准治疗。目前，暂无指导齐拉西酮临床用药的基因检测建议，必要时可考虑检测 *RGS4* 基因。

（2）指导临床用药的剂量调整：基于 *CYP2D6* 基因代谢型，根据 DPWG 相关指南推荐，慢代谢型患者使用利培酮时可给予正常剂量的 67%，如果患者在此给药剂量下仍发生中枢神经系统的不良反应，则需进一步减少剂量为正常剂量的 50%。目前，暂无可用于指导齐拉西酮临床用药剂量调整的建议。

（3）指导临床用药的血药浓度监测：患者口服利培酮固定剂量 4～5 日，在末次服药后 12～14 小时采血，监测稳态谷浓度；如为长效针剂，则在注射后 4～6 周采血，监测稳态谷浓度（血药浓度参考范围：利培酮＋9-羟基利培酮 20～60ng/mL，实验室警戒浓度为＞120ng/mL）。口服齐拉西酮固定剂量 1～3 日，末次服药后 12～14 小时采血，监测稳态谷浓度（血药浓度参考范围为 50～200ng/mL，实验室警戒浓度为 400ng/mL）。

（4）药物相互作用对治疗效果和安全性的影响：肝药酶诱导药会使利培酮的血药浓度下降，药效降低。利培酮、齐拉西酮与抗高血压药物联用，会增加直立性低血压发生的风险，建议监测血压。

（三）苯酰胺类

1. 药物特点：氨磺必利（amisulpride）用于治疗以阳性症状（如幻觉、妄想、认知障碍）和（或）阴性症状（如反应迟缓、情感淡漠及社会能力退缩）为主的急性或慢性精神分裂症，也包括以阴性症状为特征的精神分裂症。在人体内，氨磺必利有两个吸收峰：第一个吸收峰到达较快，服药后约 1 小时到达；第二个吸收峰在服药后 3～4 小时到达。氨磺必利的血浆蛋白结合率较低（约为 16%），代谢较少，多以原型从尿液中排泄，半衰期约为 12 小时，肾脏清除率约为 330mL/min，妊娠分级为 A 级，哺乳分级为 L2 级。

2. 药物相互作用。

（1）氨磺必利与 QT 间期延长药，如三环类抗抑郁药、胺碘酮、红霉素、比索洛尔等联用，会增加心脏毒性的风险。

（2）氨磺必利与抗帕金森药联用，药效会减弱。

（3）氨磺必利与多巴胺能激动药联用，会减弱药效，引起疾病恶化。

（4）氨磺必利与抗高血压药物联用，会增加直立性低血压发生的风险。

（5）氨磺必利与丙泊酚联用，毒性会增强；与巴氯芬合用，可增加中枢镇静作用。

3. 不良反应：氨磺必利的常见不良反应有体重增加、锥体外系反应和血中的催乳素水平增高，少见嗜睡和胃肠道功能紊乱的发生，极少数患者会有急性肌张力障碍、迟发性运动障碍、低血压、心动过缓、QT 间期延长、过敏反应、惊厥等。

4. 药物治疗浓度监测。

（1）监测指征：在足剂量、足疗程的情况下，服用氨磺必利的疗效不佳，为降低不良反应发生率，需监测患者的服药依从性。

（2）检测方法：高效液相色谱法和液相色谱-质谱法。

（3）监测方法：具体如下。①采血时间点：临床常规剂量达到固定剂量后 2～4 日，末次服药后 12～14 小时采血。②采血类型：静脉血 3～5mL，留取血清样本。③监测频率：达稳态后随时监测，维持治疗期每 4～6 周监测 1 次，过量中毒者应随时采血监测。

5. 药物基因组学：目前发现与氨磺必利相关的基因有 *MC4R*、*ANKS1B*、*DRD2*、*HTR1A*、*RABEP1* 和 *SH2B1* 等。主要相关基因对氨磺必利的疗效及不良反应的影响详见表 6-21。

表 6-21 主要相关基因对氨磺必利疗效和不良反应的影响

基因	主要作用	SNP 位点	临床相关性
ANKS1B	ANKS1B 编码一种多域蛋白，可能在正常的大脑发育和阿尔茨海默病的发病机制中发挥作用	rs7968606	与 CT、TT 基因型患者相比，CC 基因型精神分裂症患者对氨磺必利的反应可能增加
DRD2	多巴胺 D_2 受体，与腺苷酸环化酶负偶联，作用于第二信使，从而抑制钙离子通道，并激活钾离子通道	rs1079597	精神分裂症患者在接受氨磺必利治疗时的应答能力：CC 基因型＞TT 基因型＞CT 基因型
MC4R	编码一种膜结合受体蛋白，是破坏受体家族的成员之一	rs489693	与 AC 或 CC 基因型患者相比，AA 基因型患者在接受氨磺必利治疗时出现副作用的风险可能增加
HTR1A	5-羟色胺受体 1A，编码 5-羟色胺（血清素）的 G 蛋白偶联受体，属于 5-羟色胺受体亚家族	rs10042486	与 CC 或 CT 基因型患者相比，TT 基因型精神分裂症患者在接受氨磺必利治疗时可能具有更好的反应

续表

基因	主要作用	SNP 位点	临床相关性
RABEP1	RAB GTP 酶结合效应蛋白 1，启用蛋白质结构域特异性结合活性和蛋白质同源二聚化活性，参与囊泡介导的运输	rs1000940	与 AG 或 GG 基因型患者相比，AA 基因型患者给予氨磺必利治疗时，空腹血糖浓度升高的可能性增加
SH2B1	编码含有介质家族的 SH2 结构域成员，可介导各种激酶的活化，并可能在细胞因子和生长因子受体信号转导和细胞转化中起作用	rs3888190	与 AC 或 AA 基因型患者相比，CC 基因型患者给予氨磺必利治疗时，LDL 胆固醇浓度升高的可能性增加

6. 临床用药指导。

(1)指导临床用药的基因检测：根据相关基因与药物剂量及疗效的关系，考虑证据级别及国内外临床实践经验等因素，目前暂无氨磺必利药物基因检测的推荐意见，必要时可检测 *MC4R* 基因型，以指导氨磺必利的精准治疗。

(2)指导临床用药的血药浓度监测：患者给予氨磺必利达到固定剂量 2～4 日，末次服药后 12～14 小时采血，监测稳态谷浓度（血药浓度参考范围为 100～320ng/mL，实验室警戒浓度为 640ng/mL）。

(3)药物相互作用对治疗效果和安全性的影响：氨磺必利与 QT 间期延长药、抗高血压药、丙泊酚合用时，不良反应的发生风险会增加；与抗帕金森药或多巴胺能激动药合用，可能使任何一种药物药效减弱，应避免合用（必须合用时，需监测药效）。

(四)阿立哌唑

1. 药物特点：阿立哌唑(aripiprazole)是多巴胺 D_2 和 $5-HT_{1A}$ 受体的部分激动剂，也是 $5-HT_{2A}$ 受体的拮抗剂，与其他具有抗精神分裂症作用的药物一样，主要通过激动部分多巴胺 D_2 和 $5-HT_{1A}$ 受体，以及拮抗 $5-HT_{2A}$ 受体而产生抗精神分裂症作用，用于治疗精神分裂症。阿立哌唑的生物利用度为 87%，表观分布容积为 4.9L/kg，3～5 小时达到峰浓度。阿立哌唑及其代谢物的血浆蛋白结合率大于 99%，主要通过脱氢、羟化和 N -脱烷基化三种途径代谢，半衰期为 75 小时，清除率约为 0.8mL/min，妊娠分级为 C 级，哺乳分级为 L3 级。

2. 药物相互作用。

(1)阿立哌唑与苯二氮䓬类药物合用，副作用会增加。

(2)阿立哌唑与碘造影剂合用，会导致癫痫发作风险增加。

(3)阿立哌唑与丙泊酚、乙醇合用，可导致毒性相加。

3. 不良反应：阿立哌唑的常见不良反应有体重增加、便秘、恶心、呕吐、静坐不能、锥体外系反应、视物模糊、疲劳等，严重时可能发生心脏及呼吸骤停、心肺功能衰竭、心肌梗死、糖尿病酮症酸中毒、抗精神病药恶性综合征等。

4. 药物治疗浓度监测。

(1)监测指征：在足剂量、足疗程的情况下，服用阿立哌唑疗效不佳，应进行剂量滴定、维持期监测，降低不良反应发生率，监测患者的服药依从性。

(2)检测方法：高效液相色谱法和液相色谱-质谱法。

(3)监测方法：具体如下。①采血时间点：临床常规剂量达到固定剂量后约14日，末次服药后12～14小时采血，监测稳态谷浓度。②采血类型：静脉血3～5mL，留取血清样本。③监测频率：达稳态后随时监测，维持治疗期每4～6周监测1次，过量中毒的患者应随时采血监测。

5. 药物基因组学：目前发现与阿立哌唑相关的基因有 CPY3A4、CYP2D6、MC4R、CYP3A5、FAT1、DTNBP1、DRD3、DAOA、CNR1、ANKK1、FAAH、DRD2。主要相关基因对阿立哌唑疗效和不良反应的影响详见表6-22。

表6-22 主要相关基因对阿立哌唑疗效和不良反应的影响

基因	主要作用	SNP位点/基因分型	临床相关性
ANKK1	属于丝氨酸、苏氨酸蛋白激酶家族，参与信号转导途径	rs1800497	与GG基因型患者相比，使用阿立哌唑治疗时，AA基因型精神分裂症患者可能有更好的反应
MC4R	编码一种膜结合受体蛋白，是破坏受体家族的成员之一	rs489693	与AC、CC基因型患者相比，AA基因型患者发生体重增加的不良反应风险更高
CYP2D6	细胞色素P450第二亚家族中的重要成员，是人体重要的药物代谢酶之一	超快代谢型、正常代谢型、中间代谢型、慢代谢型	超快代谢型患者相关信息暂无支持证据；正常代谢型患者正常代谢阿立哌唑；与正常代谢型患者相比，中间代谢型、慢代谢型患者阿立哌唑的代谢减慢，清除率降低

6. 临床用药指导。

(1)指导临床用药的基因检测：根据相关基因与药物剂量及疗效的关系，考虑证据级别及国内外临床实践经验等因素，建议检测 MC4R 基因型及 CYP2D6 相关代谢型，以指导阿立哌唑的精准治疗。

(2)指导临床用药的剂量调整：根据 FDA 说明书，阿立哌唑主要经 CYP3A4 和 CYP2D6 代谢，CYP2D6 慢代谢型患者将初始剂量调整为常用剂量的 50%；使用

CYP3A4 强抑制剂的慢代谢型患者在同时服用阿立哌唑时，需调整剂量为常规剂量的 25％。阿立哌唑与 CYP3A4 强抑制剂或 CYP2D6 强抑制剂合用时，阿立哌唑的剂量需调整为常规剂量的 50％。阿立哌唑与 CYP3A4 诱导剂联用时，需将阿立哌唑的剂量增加 1 倍。根据 DPWG 相关指南推荐，建议超快代谢型、中间代谢型患者使用阿立哌唑正常推荐剂量，慢代谢型患者推荐阿立哌唑的最大剂量降至 10mg/d，即最大推荐剂量的 67％。

(3)指导临床用药的血药浓度监测：给予阿立哌唑常规剂量达到固定剂量约 14 日，末次服药后 12～14 小时采血，监测稳态谷浓度(血药浓度参考范围：阿立哌唑为 100～350ng/mL，阿立哌唑＋脱氢阿立哌唑为 150～500ng/mL；阿立哌唑的实验室警戒浓度为 1000ng/mL)。

(4)药物相互作用对治疗效果和安全性的影响：阿立哌唑可拮抗 α_1 肾上腺素受体，增强某些降压药的降压作用，联用时应监测血压，并调整给药剂量。阿立哌唑与劳拉西泮联用，会增加劳拉西泮直立性低血压的不良反应，同时劳拉西泮可增强阿立哌唑的镇静作用。因此，两药联用时，应监测患者的血压及是否存在过度镇静情况，并根据监测情况调整给药剂量。

第三节 抗癫痫药

癫痫是一种反复发作的神经系统疾病，是由脑局部病灶的神经元兴奋性过高而产生阵发性的异常高频放电，并向周围组织扩散，导致大脑功能短暂失调的综合征。抗癫痫药是用于防治癫痫发作的药物，主要作用机制之一是增强 γ-氨基丁酸(GABA)的作用，拮抗兴奋性氨基酸的作用；另一作用机制是干扰 Na^+ 和 Ca^{2+} 内流，能造成神经元去极化，而 $GABA_B$ 受体激活导致的 K^+ 外流及 $GABA_A$ 受体激活所致的 Cl^- 内流能造成超极化。临床常用的传统抗癫痫药有卡马西平(carbamazepine)、苯巴比妥(phenobarbital)、苯妥英钠(phenytoin sodium)、丙戊酸钠(sodium valproate)等，新型抗癫痫药有氯巴占(clobazam)、拉莫三嗪(lamotrigine)、左乙拉西坦(levetiracetam)、奥卡西平(oxcarbazepine)、托吡酯(topiramate)、非氨酯(felbamate)、唑尼沙胺(zonisamide)等。

一、苯妥英钠

(一)药物特点

苯妥英钠为苯妥英的钠盐制剂，适用于治疗癫痫全身强直-阵挛发作、复杂部分性发作、单纯部分性发作和癫痫持续状态，也可用于三叉神经痛、洋地黄中毒所致的室性及室上性心律失常等的治疗。苯妥英钠口服给药后生物利用度为 79%，血药浓度达峰时间为 4~12 小时，血浆蛋白结合率为 88%~92%，表观分布容积为 0.6L/kg，半衰期为 7~42 小时，经肝脏代谢，经肾脏排泄，妊娠分级为 D 级，哺乳分级为 L2 级。

(二)药物相互作用

1. 苯妥英钠为 CYP3A4 诱导药，与环孢素、洋地黄、奎尼丁等药物合用时，可能导致这些药物的疗效降低。

2. 苯妥英钠与氯霉素、异烟肼、保泰松、磺胺类药物合用，会导致苯妥英钠的代谢减低、血药浓度升高、毒性增加。

3. 长期使用对乙酰氨基酚的患者合用苯妥英钠时，会增加肝毒性，且疗效降低。

4. 苯妥英钠与丙戊酸钠合用，由于竞争血浆蛋白，降低苯妥英钠蛋白结合率，可使其毒性增加。

5. 苯妥英钠与含有镁、铝或碳酸钙的制酸药合用，可降低苯妥英钠的生物利用度。

(三)不良反应

1. 消化系统：如厌食、恶心、呕吐等。

2. 神经系统：如眼球震颤、复视、眩晕、共济失调等。

3. 血液系统：如巨幼细胞贫血、血小板减少、粒细胞缺乏、再生障碍性贫血等。

4. 其他：如齿龈增生、过敏反应、中毒性表皮坏死松解症(TEN)、史-约综合征、骨软化症、淋巴结肿大等。

(四)药物治疗浓度监测

1. 监测指征：苯妥英钠治疗窗较窄，需监测其血药浓度。

2. 检测方法：高效液相色谱法、化学发光免疫分析、荧光偏振免疫分析和液相色谱-质谱法。

3. 监测方法：具体如下。

(1)采血时间点：固定剂量服药至少 4~6 个半衰期后，下次服药前采血，监测稳态血药浓度。

(2)采血类型：静脉血 3~5mL，留取血清样本。

(3)监测频率：妊娠期每月监测 1 次，产后每周固定监测 1 次(血药浓度参考范围为 10~20μg/mL，实验室警戒浓度为 25μg/mL)。

(五)药物基因组学

目前研究发现与苯妥英钠相关的基因有 *CYP2C9*、*HLA-B*、*ABCB1*、*SCN1A*、*SCN2A*、*GABRA1*、*EPHX1*、*HLA-C*、*MTHFR*、*NAT2*、*CYP2C19* 和 *CFHR4* 等。主要相关基因对苯妥英钠疗效和不良反应的影响详见表 6-23。

表 6-23 主要相关基因对苯妥英钠疗效和不良反应的影响

基因	主要作用	SNP 位点/代谢型	临床相关性
CFHR4	补体因子 H 基因家族的成员，编码 5 种 CFH 相关蛋白，可增强 CFH 的辅因子活性，参与补体调节	rs78239784	与 GT、TT 基因型患者相比，GG 基因型患者因苯妥英钠治疗而发生斑丘疹的风险可能增加
HLA-B	人类白细胞抗原 B，主要负责免疫系统中细胞之间的相互识别和诱导免疫反应，调节免疫应答	HLA-B * 15：02	携带 1 或 2 个 HLA-B15：02：01 等位基因者，服用苯妥英钠时会增加史-约综合征或中毒性表皮坏死松解症的发生风险
SCN1A	电压门控钠通道 α 亚基 1，编码钠通道 α 亚基	rs3812718	不同基因型患者在接受苯妥英钠治疗时，CC 基因型患者所需剂量最小，TT 基因型患者所需剂量最大
CYP2C9	细胞色素 P450 第二亚家族成员，是人体重要的药物代谢酶	超快代谢型、正常代谢型、中间代谢型、慢代谢型	超快代谢型患者暂无相关证据支持；正常代谢型患者代谢能力正常，使用正常推荐剂量；中间代谢型、慢代谢型患者较正常代谢型患者代谢能力减弱，需调整剂量
CYP1A1	编码细胞色素 P450 超家族的成员，参与多种药物代谢	rs2606345	与 AC 或 CC 基因型患者相比，AA 基因型女性癫痫患者在接受抗癫痫药物治疗时的反应可能较差

(六)临床用药指导

1. 指导临床用药的基因检测：根据相关基因与苯妥英钠不良反应、用药剂量的关系和证据级别等信息，建议必要时检测 HLA-B 相关基因型，以判断服用苯妥英钠后发生史-约综合征或中毒性表皮坏死松解症等严重不良反应的风险，同时还应检测 CYP2C9 和 SCN1A 相关基因型，以指导苯妥英钠临床用药的剂量调整。

2. 指导临床用药的剂量调整：基于 CYP2C9 代谢型，根据 CPIC、DPWG 相关指南推荐，建议正常代谢型患者给予药品说明书推荐的常规剂量治疗；中间代谢型患者苯妥英钠的起始服药剂量减少 25%，7～10 天后评价疗效及血清浓度；慢代谢型患者苯妥英钠的起始服药剂量减少 50%，7～10 天后评价疗效及血清浓度。

3. 药物相互作用对治疗效果和安全性的影响：苯妥英钠可能导致抗疟药本芴醇、

高甲醚疗效降低，禁止同时使用。此外，苯妥英钠也会降低奈玛特韦/利托那韦血药浓度，也应禁止合用。

二、苯巴比妥

(一)药物特点

苯巴比妥具有镇静、催眠、抗惊厥及抗癫痫作用，主要用于治疗焦虑、失眠、癫痫及运动障碍，是治疗癫痫大发作及局限性发作的重要药物。口服或胃肠道外给药后，苯巴比妥类药物有不同程度的吸收。口服苯巴比妥的起效时间为 1 小时或更长，作用持续时间为 10～12 小时。苯巴比妥可分布于各组织与体液中，血浆蛋白结合率为 20%～45%，主要经肝脏代谢。苯巴比妥在成人的血浆半衰期为 53～118 小时，在儿童和新生儿为 40～70 小时。苯巴比妥的代谢产物主要经肾脏排出体外，妊娠分级为 D 级，哺乳分级为 L4 级。

(二)药物相互作用

1. 苯巴比妥为 CYP3A4 诱导剂，长期用药可加速自身或联合用药的代谢，导致药效降低或不良反应发生。

2. 苯巴比妥与口服抗凝药物合用，可加快抗凝药物代谢速度，降低抗凝疗效。

3. 苯巴比妥与口服雌激素或避孕药合用，会降低避孕效果。

4. 苯巴比妥与 Ca^{2+} 拮抗剂合用，会导致血压下降。

5. 苯巴比妥与氟哌啶醇合用，会导致癫痫发作形式的改变。

6. 苯巴比妥与四环类或吩噻嗪类抗抑郁药物合用，会降低抽搐阈值，有增加抑郁的风险。

(三)不良反应

1. 苯巴比妥最常见的不良反应为镇静，但随着疗程持续，其镇静作用逐渐变得不明显。

2. 其他反应：①皮肤反应，严重者可出现剥脱性皮炎或多型红斑、史-约综合征等；②长期用药发生药物依赖，停药后易发生停药综合征。

(四)药物治疗浓度监测

1. 监测指征：苯巴比妥治疗浓度范围窄，抗癫痫作用和不良反应与血药浓度密切相关，且个体差异大，易发生毒性反应。

2. 检测方法：荧光偏振免疫分析、化学发光微粒子免疫检测法、高效液相色谱法和液相色谱-质谱法。

3. 监测方法：具体如下。

(1)采血时间点：固定剂量服药 1 周后的早晨服药前采血。

(2)采血类型：静脉血 3～5mL，留取血清样本。

（3）监测频率：根据临床治疗需要确定。

（五）药物基因组学

目前研究发现与苯巴比妥相关的基因有 *ABCB1*、*CYP1A1*、*MTHFR* 和 *HLA - B* 等。主要相关基因对苯巴比妥疗效和不良反应的影响详见表6-24。

表6-24　主要相关基因对苯巴比妥疗效和不良反应的影响

基因	主要作用	SNP 位点	临床相关性
ABCB1	三磷酸腺苷结合盒转运子 B 亚家族成员 1，编码蛋白质是 MDR/TAP 亚家族的成员，参与多重耐药性	rs1045642	与 GG 或 AG 基因型患者相比，AA 基因型患者在服用苯巴比妥治疗时耐药的可能性降低
MTHFR	编码蛋白质催化 5，10-亚甲基四氢叶酸转化为 5-甲基四氢叶酸，是同型半胱氨酸再甲基化为蛋氨酸的共底物	rs1801133	与 GG 基因型患者相比，AA 基因型患者在给予苯巴比妥治疗后发生精神病的风险可能增加
HLA - B	人类白细胞抗原 B，主要负责免疫系统中细胞之间的相互识别和诱导免疫反应，调节免疫应答	*HLA - B * 51：01*	与未携带 *HLA - B * 51：01* 等位基因患者相比，携带 1 个或 2 个 *HLA - B * 51：01* 等位基因患者接受苯巴比妥治疗时，发生史-约综合征的风险增加
CYP1A1	编码细胞色素 P450 超家族的成员，参与多种药物代谢	rs2606345	与 AC 或 CC 基因型患者相比，AA 基因型女性癫痫患者在接受抗癫痫药物治疗时的反应可能较差

（六）临床用药指导

1. 指导临床用药的基因检测：根据相关基因与苯巴比妥疗效及不良反应的关系和证据级别信息，目前暂无相关基因检测的推荐建议。

2. 指导临床用药的血药浓度监测：患者在服用固定剂量的苯巴比妥 1 周后的早晨服药前采血，监测谷浓度。苯巴比妥的血药浓度参考范围为 $10\sim40\mu g/mL$，实验室警戒值为 $50\mu g/mL$。

3. 药物相互作用对治疗效果和安全性的影响：苯巴比妥会通过酶诱导作用加快伊立替康、他克莫司的代谢清除，应禁止同时使用。此外，苯巴比妥可能导致抗疟药本芴醇、高甲醚的血药浓度及疗效降低，需禁止合用。蛋白酶抑制剂阿扎那韦和苯巴比妥合用，会导致蛋白酶抑制剂的浓度降低，需谨慎合用，及时监测患者临床情况，酌情调整药物剂量。

三、丙戊酸钠

(一)药物特点

丙戊酸钠为丙戊酸的钠盐制剂，用于治疗癫痫、狂躁症、与双相情感障碍相关的躁狂发作等。丙戊酸钠片口服吸收迅速，1～4小时血药浓度达峰值，生物利用度约为90%，血浆蛋白结合率为80%～94%，半衰期为13～19小时，大部分由肝脏代谢，主要经肾脏排泄，妊娠分级为D级，哺乳分级为L4级。

(二)药物相互作用

1. 丙戊酸钠与圣约翰草合用会降低血药浓度，减弱抗惊厥疗效，应禁止合用。

2. 丙戊酸钠与碳青霉烯类、氨曲南等抗菌药物合用，会导致丙戊酸钠的血药浓度降低，疗效减弱。

3. 丙戊酸钠与卡马西平合用，会导致卡马西平活性代谢物的血药浓度增加，药物过量反应出现；同时，由于卡马西平的肝药酶诱导作用，导致丙戊酸钠的血药浓度降低。

4. 丙戊酸钠与拉莫三嗪联用，发生严重皮肤反应的风险会增加。

5. 丙戊酸钠与抗凝血药或抗血小板药合用，发生出血的风险会增加。

(三)不良反应

1. 神经系统：如疲乏、视物模糊、震颤、平衡失调、嗜睡等。

2. 胃肠道系统：常见恶心、呕吐、牙龈异常，极少数患者会出现中毒性肝炎和胰腺炎。

3. 血液系统：如白细胞减少、血小板减少造成的紫癜。

4. 其他：如体重增加、耳聋、脱发、出血、肝脏损伤、痛经、意识错乱等。

(四)药物治疗浓度监测

1. 监测指征：丙戊酸钠药动学个体差异大，血药浓度与临床疗效和毒副作用密切相关，且丙戊酸钠起效时间长，疗效指标不明确。

2. 检测方法：高效液相色谱法、荧光偏振免疫分析、化学发光微粒子免疫检测法和液相色谱-质谱法。

3. 监测方法：具体如下。

(1)采血时间点：固定剂量服药1周后的清晨服药前采血。

(2)采血类型：静脉血3～5mL，留取血清样本。

(3)监测频率：急性期每1～2周测定1次，维持治疗期每1～3个月测定1次。

此外，合用可能影响丙戊酸钠的药物或出现任何怀疑因药物浓度过高引起的不良反应时，应立即监测血药浓度；在怀疑患者吞服大量药物或患者院外固定剂量治疗而疗效下降时，应立即监测。

（五）药物基因组学

目前研究发现与丙戊酸钠相关的基因有 *CYP1A1*、*POLG*、*UGT1A6*、*UGT1A10*、*UGT1A7*、*UGT1A8*、*UGT1A9*、*OTC*、*GPS1*、*GABRA1*、*GRIN2B*、*UGT2B7* 等。主要相关基因对丙戊酸钠疗效和不良反应的影响详见表 6-25。

表 6-25　主要相关基因对丙戊酸钠疗效和不良反应的影响

基因	主要作用	SNP 位点	临床相关性
CYP1A1	编码细胞色素 P450 超家族的成员，参与部分药物代谢	rs2606345	与 AA 基因型患者相比，AC、CC 基因型女性癫痫患者在接受抗癫痫药物治疗时，可能具有更好的反应
GABRA1	编码 γ-氨基丁酸（GABA）受体（GABA 是哺乳动物大脑中的主要抑制性神经递质）	rs2279020	与 AA 基因型患者相比，GA、GG 基因型癫痫患者使用丙戊酸治疗可能增加耐药风险
GRIN2B	N-甲基-D-天冬氨酸（NMDA）受体家族的成员，为谷氨酸的激动剂结合位点	rs1019385	与 AC 或 CC 基因型患者相比，AA 基因型癫痫患者可能需要增加丙戊酸钠剂量
POLG	编码线粒体 DNA 聚合酶，其突变与遗传性神经代谢综合征有关	rs3087374	接受丙戊酸治疗时，不同基因型患者具有肝毒性风险可能：AA 基因型＞AC 基因型＞CC 基因型
UGT1A6	编码一种 UDP-葡萄糖醛酸糖基转移酶，可将亲脂性小分子转化为水溶性、可排泄的代谢物	rs1105879	与 AA 基因型患者相比，接受丙戊酸治疗的 AC、CC 基因型癫痫患者可能需要增加剂量
OTC	鸟氨酸转氨甲酰酶，编码线粒体基质酶。编码的蛋白质参与尿素循环，其功能是将氨解毒成尿素排泄，OTC 缺乏易导致尿素循环障碍（UCD）	—	接受丙戊酸钠治疗的 UCD 患者发生高氨血症性脑病的风险增加
CPS1	氨基甲酰磷酸合成酶 1，编码的线粒体酶催化氨和碳酸氢盐合成氨基甲酰磷酸酯是尿素循环的第一个步骤，CPS1 缺乏易导致尿素循环障碍	—	
UGT2B7	编码一种葡萄糖醛酸化转移酶，在消除有毒的外源性和内源性化合物中起重要作用	rs12233719、rs7668258	与 CC 基因型患者相比，TC 和 TT 基因型癫痫患者可能具有更高的丙戊酸浓度

(六)临床用药指导

1. 指导临床用药的基因检测：根据相关基因与丙戊酸钠不良反应、药物剂量及疗效的关系，考虑证据级别，建议必要时检测 *UGT2B7*、*POLG*、*OTC* 和 *CPS1* 基因型。*POLG* 基因突变患者及 *OTC* 和 *CPS1* 基因缺失患者应避免使用丙戊酸钠，选用其他替代药物治疗。

2. 指导临床用药的血药浓度监测：患者服用固定剂量的丙戊酸钠 1 周后的清晨服药前采血监测。丙戊酸的血药浓度参考范围为 $50 \sim 100\mu g/mL$，实验室警戒值为 $120\mu g/mL$。

3. 药物相互作用对治疗效果和安全性的影响：甲氟喹可增加丙戊酸的代谢，并可引发惊厥，联合治疗时可能出现癫痫发作，故应禁止合用。丙戊酸钠不宜与水杨酸合用，因会增加肝毒性风险。

四、卡马西平和奥卡西平

(一)药物特点

卡马西平用于治疗癫痫、三叉神经痛、情绪障碍，为临床常用的抗癫痫药。奥卡西平为卡马西平的 10-酮基衍生物，也是临床常用的抗癫痫药物之一，主要用于治疗原发性癫痫全面性强直-痉挛发作和部分性发作，伴有或不伴有继发性全面性发作。两种药物的特点见表 6-26。

表 6-26　抗癫痫药物卡马西平和奥卡西平的特点

药物特点	药物名称	
	卡马西平	奥卡西平
生物利用度	75%~85%	—
峰浓度	$(1.9\pm0.3)\mu g/mL$（单次口服，200mg，缓释剂）；$(11.0\pm2.5)\mu g/mL$（长期给药，800mg/12h）	$34\mu mol/L$
达峰时间	$(19\pm7)\mu g/mL$（单次口服，200mg，缓释剂）；$(5.9\pm1.8)\mu g/mL$（长期给药，800mg/12h）	片剂：4.5 小时；混悬液：6 小时
血浆蛋白结合率	75%~80%	40%
表观分布容积	0.7~1.4L/kg	49L
半衰期	35~40 小时（单剂量）；12~17 小时（多剂量）	奥卡西平：2 小时；活性代谢物 MHD：9 小时
清除率	$(25\pm5)mL/min$（单剂量）；$(80\pm30)mL/min$（多剂量）	奥卡西平：84.9L/h；活性代谢物 MHD：2L/h

续表

药物特点	药物名称	
	卡马西平	奥卡西平
代谢	肝脏	肝脏
排泄	肾脏	肾脏
妊娠分级	D	C
哺乳分级	L2	L3

(二)药物相互作用

1. 卡马西平与CYP3A4抑制剂，如布洛芬、红霉素、氟西汀、酮康唑等药物合用时，会导致其有效代谢物血药浓度升高，诱发不良反应。

2. 卡马西平与CYP3A4诱导剂，如苯巴比妥、利福平等药物合用时，会导致其有效代谢物血药浓度下降，药效降低。

3. 卡马西平与抗疟药高甲醚等合用，可导致后者的血药浓度和疗效明显降低。

4. 奥卡西平与需要经过CYP2C19代谢的药物，如苯巴比妥、苯妥英钠等合用时，可能导致这些药物的代谢减慢，血药浓度增加。

5. 奥卡西平与需要经过CYP3A4或CYP3A5代谢的药物，如二氢吡啶类钙离子拮抗剂、环孢素等联合使用时，会导致后者的血药浓度降低，药效下降。

6. 卡马西平、奥卡西平可能使抗肿瘤药物，如阿帕替尼、厄洛替尼、吉非替尼、索拉非尼等血药浓度降低，疗效减弱。

7. 卡马西平、奥卡西平可能降低避孕药(如炔雌醇、左炔诺孕酮、炔诺酮、甲羟孕酮等)的药理作用，可能导致避孕失败及突破性出血。

(三)不良反应

1. 神经系统：如共济失调、中枢抑制、定向力障碍、头晕、头痛等。

2. 胃肠道系统：如呕吐、肠蠕动减少、胃排空延迟等。

3. 内分泌系统：如水潴留、低钠血症。

4. 其他：如皮肤和皮下组织异常(荨麻疹、过敏性皮炎等)、疲劳、无力、复视。

(四)药物治疗浓度监测

1. 监测指征：卡马西平药动学个体差异大，血药浓度与临床疗效和毒副作用密切相关，且起效时间长，疗效指标不明确，副作用及中毒反应不易与症状加重相区别。

2. 检测方法：卡马西平的血药浓度检测方法有高效液相色谱法、荧光偏振免疫分析、化学发光微粒子免疫检测法和液相色谱-质谱法。

3. 监测方法：具体如下。

(1)采血时间点：服用固定剂量的卡马西平1周后的清晨服药前采血，监测稳态谷浓度。

　　(2)采血类型：静脉血 3～5mL，留取血清样本。

　　(3)监测频率：急性期每 1～2 周测定 1 次，维持治疗期每 1～3 个月测定 1 次。

　　此外，合用可能影响卡马西平的药物或出现任何怀疑因药物浓度过高引起的不良反应时，<u>应立即监测血药浓度</u>；在怀疑患者吞服大量药物或患者院外固定剂量治疗而疗效下降时，应立即监测。

(五)药物基因组学

　　目前研究发现与卡马西平相关的基因有 *HLA-A*、*HLA-B*、*SCN1A*、*ABCB1*、*ABCC2*、*CYP1A1*、*CYP1A2*、*CYP3A4*、*CYP3A5*、*EPHX1*、*GABRA1* 和 *UGT2B7* 等，其中 *HLA-A* 和 *HLA-B* 基因相关研究较多，证据较充分；与奥卡西平相关的基因有 *HLA-A*、*HLA-B*、*ABCB1*、*SCN2A*、*UGT1A10*、*UGT1A7*、*UGT1A8* 和 *UGT1A9* 等，其中 *HLA-B* 基因相关研究较多，证据较充分。主要相关基因对卡马西平和奥卡西平疗效和不良反应的影响详见表 6-27。

表 6-27　主要相关基因对卡马西平和奥卡西平疗效和不良反应的影响

基因	主要作用	SNP 位点	临床相关性
HLA-A	人类白细胞抗原 A，主要负责免疫系统中细胞之间的相互识别和诱导免疫反应，调节免疫应答	*HLA-A* * 31：01	与未携带 *HLA-A* * 31：01 等位基因的患者相比，携带 1 个或 2 个 *HLA-A* * 31：01 等位基因的患者接受卡马西平治疗时，发生中毒性表皮坏死松解症、史-约综合征的风险可能增加
HLA-B	人类白细胞抗原 B，主要负责免疫系统中细胞之间的相互识别和诱导免疫反应，调节免疫应答	*HLA-B* * 15：02	与未携带 *HLA-B* * 15：02 等位基因的患者相比，携带 1 个或 2 个 *HLA-B* * 15：02 等位基因的患者接受卡马西平或奥卡西平治疗时，发生中毒性表皮坏死松解症、史-约综合征的风险可能增加
		HLA-B * 15：11	与未携带 HLA-B * 15：11 等位基因的患者相比，携带 1 个或 2 个 HLA-B * 15：11 等位基因的患者接受卡马西平治疗时，发生中毒性表皮坏死松解症、史-约综合征的风险可能增加
		HLA-B * 40：01	与未携带 *HLA-B* * 40：01 等位基因的患者相比，携带 1 个或 2 个 *HLA-B* * 40：01 等位基因的患者接受卡马西平治疗时，发生中毒性表皮坏死松解症、史-约综合征的风险降低

基因	主要作用	SNP 位点	临床相关性
SCN1A	电压门控钠通道 α 亚基 1，编码钠通道 α 亚基，而钠通道主导动作电位的产生和传播	rs3812718	与 CC 基因型患者相比，接受卡马西平治疗的 CT 基因型患者可能需要更高的剂量；与 TT 基因型患者相比，需要更低的剂量

(六)临床用药指导

1. 指导临床用药的基因检测：根据相关基因与药物剂量及不良反应的关系，考虑证据级别及国内外临床实践经验等因素，建议在使用卡马西平治疗前检测 *HLA - A* 和 *HLA - B* 相关等位基因及 *SCN1A* 相关基因型；携带 *HLA - B* * 15：02 或 *HLA - B* * 15：11 等位基因的患者，应避免使用卡马西平；携带 *HLA - A* * 31：01 等位基因的患者，权衡利弊后使用卡马西平；还建议在使用奥卡西平治疗前检测 *HLA - B* 相关等位基因，携带 *HLA - B* * 15：02 等位基因的患者应避免使用奥卡西平。

2. 指导临床用药的剂量调整：根据检测的 *SCN1A* 基因类型，调整卡马西平的用药剂量。

3. 指导临床用药的血药浓度监测：患者服用固定剂量的卡马西平 1 周后，清晨服药前采血，监测稳态谷浓度。卡马西平治疗癫痫的参考范围为 $4\sim12\mu g/mL$，治疗情感障碍的参考范围为 $4\sim10\mu g/mL$，实验室警戒值为 $20\mu g/mL$。

4. 药物相互作用对治疗效果和安全性的影响：卡马西平与 CYP3A4 抑制剂合用时，易诱发不良反应，应谨慎合用或禁止合用。奥卡西平与需要经过 CYP2C19 代谢的药物合用时，可能导致这些药物的代谢减慢，血药浓度增加，应谨慎合用。此外，卡马西平、奥卡西平可能降低抗肿瘤药物和避孕药疗效，应谨慎合用。

五、拉莫三嗪

(一)药物特点

拉莫三嗪是一种电压门控式钠离子通道的使用依赖性阻滞剂，适用于治疗多种类型的癫痫发作。拉莫三嗪口服后可迅速和完全吸收，首过消除效应可忽略不计，生物利用度可达到 98%，用药后 $1.4\sim4.8$ 小时血浆浓度达到峰值，体内分布广泛，血浆蛋白结合率为 55%，表观分布容积为 $0.92\sim1.3L/kg$，在肝脏中代谢，半衰期为 $14\sim59$ 小时，平均表观血浆清除率范围为 $0.18\sim1.21mL/(min \cdot kg)$，最后以葡糖苷酸结合物的形式经尿排泄，妊娠分级为 C 级，哺乳分级为 L2 级。

(二)药物相互作用

1. 拉莫三嗪与肝药酶诱导药物，如苯妥英钠、苯巴比妥等合用，可增加拉莫三嗪的代谢。

2. 拉莫三嗪与丙戊酸钠合用，可轻度抑制拉莫三嗪的代谢，延长半衰期，使其血药浓度升高。

3. 拉莫三嗪与卡马西平合用，会增加卡马西平发生中枢神经系统不良反应的风险。

4. 拉莫三嗪与洛匹那韦/利托那韦合用，可降低拉莫三嗪的血药浓度。

(三)不良反应

1. 神经系统：如头痛、疲倦、头晕、嗜睡、共济失调、精神错乱、幻觉和失眠等。

2. 消化系统：如消化不良、厌食、便秘、恶心、呕吐和腹泻等。

3. 血液系统：如中性粒细胞减少症、白细胞减少症、贫血、血小板减少症、全血细胞减少症。

4. 呼吸系统：如支气管炎、流感综合征、鼻炎、咽炎、咳嗽、气喘等。

5. 其他：如皮疹、中毒性表皮坏死松解症、史-约综合征、疲劳、视物模糊、感染、面部水肿、体重增加等。

(四)药物治疗浓度监测

1. 监测指征：指导用药剂量个体化，优化治疗方案，预防不良反应的发生。

2. 检测方法：高效液相色谱法、气相色谱-质谱联用技术和液相色谱-质谱法/质谱联用技术。

3. 监测方法：具体如下。

(1)采血时间点：监测稳态血药浓度，连续服药 5 日，于第 6 日早上服药前 0.5 小时内采血，新生儿除外。

(2)采血类型：静脉血 3~5mL，留取血清样本。

(3)监测频率：出现中毒或疑似药物过量时立即监测。

(五)药物基因组学

目前研究发现与拉莫三嗪相关的基因有 $HLA-B$、$ABCG2$、$HLA-A$、$SCN2A$、$SLC22A1$、$UGT2B7$、$UGT1A4$ 等，其中 $HLA-B$ 基因相关研究较多。主要相关基因对拉莫三嗪疗效和不良反应的影响详见表 6-28。

表 6-28　主要相关基因对拉莫三嗪疗效和不良反应的影响

基因	主要作用	SNP 位点	临床相关性
$HLA-B$	人类细胞抗原B，主要负责免疫系统中细胞之间的相互识别和诱导免疫反应，调节免疫应答	$HLA-B*51:02$	与未携带 $HLA-B*15:02$ 等位基因的患者相比，携带 1 个或 2 个 $HLA-B*15:02$ 等位基因的患者接受拉莫三嗪治疗时，发生中毒性表皮坏死松解症、史-约综合征的风险可能增加

(六)临床用药指导

1. 指导临床用药的基因检测：根据相关基因与药物剂量及不良反应的关系，考虑证据级别及国内外临床实践经验等因素，使用拉莫三嗪前检测 $HLA-B$ 相关等位基因，建议携带 $HLA-B*51:02$ 等位基因的患者避免使用拉莫三嗪。

2. 指导临床用药的血药浓度监测：患者连续服用拉莫三嗪 5 日后，于第 6 日早上服药前 0.5 小时内采血，监测稳态血药浓度。治疗癫痫的血药浓度参考范围为 3～15μg/mL，治疗情感障碍的血药浓度参考范围为 1～6μg/mL，实验室警戒值为 20μg/mL。

3. 药物相互作用对治疗效果和安全性的影响：丙戊酸钠可轻度抑制拉莫三嗪的代谢，延长半衰期，使拉莫三嗪血药浓度升高；而苯巴比妥、卡马西平能降低拉莫三嗪的血药浓度，可能会危及生命，必须同时使用时，需以医疗干预来减少或避免严重不良反应的发生。

六、托吡酯

(一)药物特点

托吡酯主要用于初诊为癫痫的患者的单药治疗或曾经合并用药现转为单药治疗的癫痫患者。托吡酯的生物利用度约为 80%，用药后 1.8～4.3 小时血浆浓度达到峰浓度（峰浓度为 1.73～28.7μg/mL）。托吡酯在体内分布广泛，血浆蛋白结合率为 15%～41%，表观分布容积为 0.6～0.8L/kg，在肝脏中代谢，半衰期为 19～23 小时，血浆清除率为 20～30mL/min，经肾脏排泄，妊娠分级为 D 级，哺乳分级为 L3 级。

(二)药物相互作用

1. 托吡酯与苯妥英钠或卡马西平联用，可导致托吡酯血药浓度降低，因此在联合用药或停用苯妥英钠、卡马西平时，可能需调整托吡酯的剂量。

2. 托吡酯与其他易引起肾结石的药物合用可能会增加肾结石的风险，在使用托吡酯时应避免使用这类药物。

3. 托吡酯与口服避孕药合用可能降低避孕药的疗效，增加非月经性出血的可能性。同时服用含雌激素成分的避孕药的患者，应注意阴道流血的任何改变特征。

4. 托吡酯与地高辛、锂盐联用，需注意监测地高辛及锂离子的血药浓度；氢氯噻嗪可能升高托吡酯的血药浓度，联用时可能需要调整托吡酯的用药剂量；二甲双胍、吡格列酮、格列本脲与托吡酯合用时，应注意常规检测，以有效控制糖尿病病情。

(三)不良反应

1. 神经系统：如眩晕、感觉异常、不自觉的肌肉收缩、意识模糊、记忆困难、认知问题等。

2. 皮下/皮下组织：如脱发、瘙痒、皮疹、痤疮。

3. 胃肠道系统：如恶心、腹泻、便秘、口干等。

4. 其他：如鼻出血、虚弱、发热、体重下降、感染、视物模糊等。

(四)药物治疗浓度监测

1. 监测指征：对于儿童、孕妇及肝、肾功能不全的患者，血药浓度监测具有一定意义。

2. 检测方法：高效液相色谱法和气相色谱-质谱联用技术。

3. 监测方法：具体如下。

(1)采血时间点：固定剂量服药至少 4～6 个半衰期后，下次服药前采血，监测稳态血药浓度。

(2)采血类型：静脉血 3～5mL，留取血清或血浆测定。

(3)监测频率：给药后监测 1 次，若血药浓度未达标，经剂量调整后再次监测，直至达标。

(五)药物基因组学

目前研究发现与托吡酯相关的基因有 *GRIK1*、*SCN2A*、*CA12*、*GABRA1*、*GABRA3* 和 *INSR* 等。主要相关基因对托吡酯疗效和不良反应的影响详见表 6-29。

表 6-29 主要相关基因对托吡酯疗效和不良反应的影响

基因	主要作用	SNP 位点	临床相关性
GRIK1	谷氨酸电离受体红藻氨酸亚基 1，可激活离子通道	rs2832407	与 CC 基因型患者相比，AA、AC 基因型患者可能对托吡酯的反应较差
INSR	胰岛素受体，编码受体酪氨酸激酶家族蛋白质成员，可调节葡萄糖的摄取和释放，以及碳水化合物、脂质和蛋白质的合成和储存	rs2396185	与 AA 基因型患者相比，携带 AC、CC 基因型的癫痫患者对托吡酯的反应可能增加
SCN2A	钠电压门控通道 α 亚基 2，在神经元和肌肉动作电位的产生和传播中起作用	rs2304016	与 GG 基因型患者相比，携带 AA、AG 基因型的癫痫患者接受托吡酯治疗时，出现耐药的风险可能增加

(六)临床用药指导

1. 指导临床用药的基因检测：目前研究发现，*GRIK1* 和 *SCN2A* 基因与托吡酯疗效及不良反应有相关性，但证据级别相对较低，临床如有必要，可检测 *GRIK1* 和 *SCN2A* 基因型，以指导托吡酯的精准治疗。

2. 指导临床用药的血药浓度监测：固定剂量服药至少 4～6 个半衰期后，下次服药前采血，监测稳态血药浓度(有效浓度参考范围为 2～10mg/mL，实验室警戒值为

$16\mu g/mL$）。

3. 药物相互作用对治疗效果和安全性的影响：托吡酯可增强丙戊酸钠、丙戊酰胺的毒性，应禁止合用；若必须同时使用时，需极为谨慎，且随时监测药物毒性症状、肝功能。

七、左乙拉西坦

(一)药物特点

左乙拉西坦是一种吡咯烷酮衍生物，其化学结构与现有抗癫痫药物无相关性，适用于成人及 4 岁以上儿童癫痫患者部分发作的添加治疗。左乙拉西坦口服后可被迅速吸收，生物利用度接近 100%，达峰时间为 1.3 小时。左乙拉西坦及其主要代谢物与血浆蛋白结合率低于 10%，表观分布容积为 0.5～0.7L/kg。左乙拉西坦在体内代谢很少，主要代谢途径是乙酰胺基的酶促水解，产生一种无药理活性的羧酸代谢物。左乙拉西坦的半衰期为(7±1)小时，不受剂量、给药途径或重复给药的影响，约 66% 未经代谢即由肾脏排泄，全身清除率为 0.9mL/(min·kg)，肾脏清除率为 0.6mL/(min·kg)，妊娠分级为 C 级，哺乳分级为 L2 级。

(二)药物相互作用

左乙拉西坦与苯巴比妥联用时，由于苯巴比妥能诱导细胞色素 P450，可导致左乙拉西坦代谢增加。

(三)不良反应

1. 神经系统：常见嗜睡、头痛、共济失调、健忘、头晕、易怒、抑郁、紧张等。

2. 全身系统：可导致虚弱。

3. 血液系统：可引起贫血、鼻出血。

4. 呼吸系统：如流感、咽痛、咽炎、鼻炎。

(四)药物治疗浓度监测

1. 监测指征：超量服用左乙拉西坦的患者、新生儿及肾脏疾病患者需监测血药浓度，降低不良反应的发生风险。

2. 检测方法：高效液相色谱法和液相色谱-质谱法。

3. 监测方法：具体如下。

(1)采血时间点：患者固定剂量治疗至少 4～6 个半衰期后，下次给药前半小时采血。

(2)采血类型：静脉血 3～5mL，留取血清测定。

(3)监测频率：暂无相关信息。

(五)药物基因组学

目前研究发现与左乙拉西坦相关的基因有 *HLA - A*、*SCN1A* 和 *HLA - DRB1* 等。

主要相关基因对左乙拉西坦疗效和不良反应的影响详见表 6 - 30。

表 6 - 30　主要相关基因对左乙拉西坦疗效和不良反应的影响

基因	主要作用	SNP 位点	临床相关性
HLA - A	人类白细胞抗原 A，主要负责免疫系统中细胞之间的相互识别和诱导免疫反应，调节免疫应答	HLA - A * 11：01	与不携带 HLA - A * 11：01 等位基因的患者相比，携带 HLA - A * 11：01 等位基因的癫痫患者在服用左乙拉西坦时发生精神不良事件的风险可能增加
SCN1A	钠电压门控通道 α 亚基 1，调节细胞内外钠交换的异质复合物，对肌肉细胞和神经元动作电位的产生和传播至关重要	rs2298771	与 TT 基因型患者相比，CT 基因型癫痫患者在接受单一或联合（如卡马西平、奥卡西平、拉莫三嗪、左乙拉西坦或丙戊酸）抗癫痫治疗时，可能有更好的反应，但与 CC 基因型癫痫患者相比反应较差

(六)临床用药指导

1. 指导临床用药的基因检测：根据相关基因与左乙拉西坦剂量及疗效的关系，考虑证据级别及国内外临床实践经验等因素，目前暂无用于指导其精准用药的基因检测信息。

2. 指导临床用药的血药浓度监测：患者固定剂量治疗至少 4～6 个半衰期后，下次给药前半小时采血，监测稳态谷浓度，尤其对老年患者，清除率随年龄显著下降，需根据肾功能状况调整剂量，将剂量减少 30％～50％。左乙拉西坦的稳态谷浓度参考范围为 $10～40\mu g/mL$，实验室警戒浓度为 $50\mu g/mL$。

3. 药物相互作用对治疗效果和安全性的影响：左乙拉西坦和苯巴比妥合用可能增强中枢神经抑制作用，潜在加重患者病情，严重者需调整治疗方案，应谨慎合用。

八、加巴喷丁

(一)药物特点

加巴喷丁可用于成人和 12 岁以上儿童伴或不伴继发全身发作的癫痫部分发作的辅助治疗，也可治疗成人疱疹后神经痛。加巴喷丁的生物利用度与剂量不成比例，在 900mg/d、1200mg/d、2400mg/d、3600mg/d 和 4800mg/d 的剂量下分 3 次服用，其生物利用度分别约为 60％、47％、34％、33％和 27％。静脉给药 150mg 加巴喷丁的表观分布容积为(58 ± 6)L，达峰时间为 2～3 小时，血浆蛋白结合率＜3％。加巴喷丁在人体中没有明显代谢，以原型药物通过肾脏排泄，肾功能正常患者的药物半衰期为 5～7 小时，肾功能减退、肌酐清除率＜30mL/min 的患者的药物半衰期约为 52 小时。加巴喷丁的妊娠分级为 C 级，哺乳分级为 L2 级。

（二）药物相互作用

1. 加巴喷丁与产生依赖性中枢作用药物（如吗啡）联用，可升高本药的血药浓度，并可增加中枢神经系统不良反应。

2. 加巴喷丁与西咪替丁、丙磺舒合用，可使本药的肾脏清除率轻度降低。

3. 加巴喷丁与月见草油合用，可使癫痫发作的风险升高。

4. 加巴喷丁与含镁、铝的抗酸药联用，可使本药的生物利用度降低，如必须联用，建议间隔 2 小时。

（三）不良反应

1. 加巴喷丁较常见的不良反应有共济失调、站立不稳、头晕、嗜睡、眼球震颤、外周性水肿、恶心、呕吐、畏食等，较少见的不良反应有遗忘、疲劳、抑郁、易激动、心境不稳、敌对行为及其他情绪和精神方面的改变，严重的不良反应有史-约综合征、癫痫发作、昏迷。

2. 加巴喷丁过量用药可引起严重腹泻、复视、严重头晕、嗜睡和严重的构音障碍、口齿不清，最严重者可致死。

（四）药物治疗浓度监测

1. 监测指征：用于控制已知剂量药物的血药浓度的合理性，或用于血药浓度过低的无效患者，通过增加药物剂量而获得应有的临床疗效时进行血药浓度监测是有用的。

2. 检测方法：高效液相色谱法和液相色谱-质谱法。

3. 监测方法：具体如下。

（1）采血时间点：固定剂量服药至少 4～6 个半衰期后，下次服药前采血，监测稳态血药浓度。

（2）采血类型：静脉血 3～5mL，留取血清测定。

（3）监测频率：暂无相关信息。

（五）临床用药指导

1. 指导临床用药的血药浓度监测：患者给予药物治疗 4 日后，第 5 日清晨给药前采血，监测谷浓度。2017 年版神经精神药理学与药物精神病学协会（AGNP）共识指南推荐加巴喷丁的治疗参考浓度范围为 $2\sim20\mu g/mL$，实验室警戒浓度为 $25\mu g/mL$。

2. 药物相互作用对治疗效果和安全性的影响：服用加巴喷丁期间不宜饮酒，因体内同时摄入酒精会加重加巴喷丁嗜睡、头晕等不良反应发生。加巴喷丁可能会增强抗惊厥药的药理作用，合用时应减少抗惊厥服药剂量或监测血药浓度。加巴喷丁与含镁、铝抗酸药合用时，宜间隔 2 小时。

九、非氨酯

(一)药物特点

非氨酯也称非尔氨酯,单用或辅助治疗用于伴或不伴全身发作的癫痫部分性发作,也可用于 Lennox-Gastaut 综合征的辅助治疗。非氨酯口服吸收良好,不受食物影响,生物利用度超过 90%,服药后 1~4 小时达到峰浓度,组织分布良好,表观分布容积为 0.76~0.85L/kg,血浆蛋白结合率为 22%~25%,妊娠分级为 C 级,哺乳分级为 L4 级。

(二)药物相互作用

1. 非氨酯与中枢神经系统抑制剂(如抗组胺药、镇静药、麻醉药、吩噻嗪类抗精神病药或三环类抗抑郁药)合用,会导致过度嗜睡。

2. 非氨酯与丙戊酸、苯妥英、苯巴比妥合用,可导致血药浓度增加。

3. 非氨酯与苯妥英钠、卡马西平合用,会导致非氨酯代谢加快、疗效降低。

(三)不良反应

1. 非氨酯的常见不良反应有恶心、呕吐、厌食、便秘、头痛、头晕、失眠、嗜睡等,偶见皮疹、光敏性增加,少见异常步态、视物模糊、流感样症状、呼吸困难、震颤、尿失禁等。

2. 非氨酯的严重不良反应可见再生障碍性贫血、肝损伤。

(四)药物治疗浓度监测

1. 监测指征:使用非氨酯的不同患者个体差异大,严重器官毒性(肝损伤)的发生与血药浓度相关。

2. 检测方法:高效液相色谱法和液相色谱-质谱法。

3. 监测方法:具体如下。

(1)采血时间点:固定剂量服药至少 4~6 个半衰期后,下次服药前采血,监测稳态血药浓度。

(2)采血类型:静脉血 3~5mL,留取血清测定。

(3)监测频率:给药后监测 1 次;若血药浓度未达标,经剂量调整后再次监测,直至达标;维持期每 4~6 周监测 1 次;合用可影响非氨酯血药浓度药物或出现肝功能异常及血液系统指标异常时,应随时监测血药浓度。

(五)临床用药指导

1. 指导临床用药的血药浓度监测:患者给予固定剂量非氨酯治疗 4 日后,服药前采血,监测谷浓度。2017 年版 AGNP 共识指南推荐参考浓度范围为 30~80μg/mL,实验室警戒浓度为 100μg/mL。

2. 药物相互作用对治疗效果和安全性的影响：卡马西平、苯巴比妥能够降低非氨酯的血药浓度，非氨酯也可降低卡马西平、苯巴比妥的血药浓度，存在相互作用，应避免合用。必须同时使用时，需以医疗干预来减少或避免不良反应的发生。

十、唑尼沙胺

(一)药物特点

唑尼沙胺是一种磺胺类抗癫痫药，可能通过作用于钠通道和钙通道发挥作用，对碳酸酐酶也有较弱的抑制作用，可用于成人癫痫部分发作的添加治疗。口服唑尼沙胺 200～400mg 后，2～6 小时血浆浓度达峰值；与食物同服，达峰时间延迟，但食物对其生物利用度没有影响。唑尼沙胺口服 400mg 后，表观分布容积约为 1.45L/kg，血浆蛋白结合率约为 40%。单次给药后，唑尼沙胺的肾脏清除率约为 3.5mL/min，在血浆中的消除半衰期约为 63 小时。唑尼沙胺的妊娠分级为 C 级，哺乳分级为 L4 级。

(二)药物相互作用

1. 唑尼沙胺与其他碳酸酐酶抑制剂(如托吡酯、多佐胺、布林佐胺、乙酰唑胺等)合用，可能增加肾结石及严重代谢性酸中毒的风险。此外，托吡酯与唑尼沙胺合用于抗癫痫治疗时，可能引起认知受损和体重减轻。

2. 唑尼沙胺与诱导或抑制 CYP3A4 的药物合用，会影响唑尼沙胺的血药浓度。

3. 喹硫平具有中枢神经系统作用，唑尼沙胺作为中枢神经系统药物与其合用时需谨慎。唑尼沙胺与沙格列汀/二甲双胍合用，可能会增加乳酸性酸中毒的风险。

(三)不良反应

1. 全身反应：如头痛、腹痛、流感样症状。

2. 消化系统：如厌食、恶心、腹泻、消化不良、便秘、口干。

3. 神经系统：如头晕、共济失调、眼球震颤、感觉异常、意识模糊、焦虑、失眠、嗜睡、疲劳等。

4. 其他：如严重皮肤反应(史-约综合征/中毒性表皮坏死松解症)、严重血药事件(再生障碍性贫血)、体重减轻、鼻炎、复视等。

(四)药物基因组学

目前研究发现与唑尼沙胺相关的基因有 CYP3A4、CA12、HLA - A、HLA - B 和 HLA - DRB1 等。主要相关基因对唑尼沙胺疗效和不良反应的影响详见表 6 - 31。

(五)临床用药指导

1. 指导临床用药的基因检测：根据相关基因与药物疗效及不良反应的关系，考虑证据级别及国内外临床实践经验等因素，目前暂无用于指导唑尼沙胺精准用药的基因检测信息。

表 6-31　主要相关基因对唑尼沙胺疗效和不良反应的影响

基因	主要作用	SNP 位点/代谢型	临床相关性
CA12	碳酸酐酶 12，可催化二氧化碳的可逆水合作用	rs4984241	与 GG 基因型患者相比，接受唑尼沙胺治疗的 AA、AG 型癫痫患者血清碳酸氢盐水平可能降低
		rs2306719	与 TT 基因型患者相比，接受唑尼沙胺治疗的 CT 基因型癫痫患者血清碳酸氢盐水平可能升高
HLA-A	人类白细胞抗原 A，主要负责免疫系统中细胞之间的相互识别和诱导免疫反应，调节免疫应答	HLA-A*02：07	与未携带 HLA-A*02：07 等位基因患者相比，携带 1 个或 2 个 HLA-A*02：07 等位基因的癫痫患者在接受唑尼沙胺治疗时发生严重皮肤不良反应的风险可能增加

2. 指导临床用药的剂量调整：EMA 提示唑尼沙胺经 CYP3A4 代谢，若同时使用 CYP3A4 诱导剂或抑制剂时，需要调整剂量。

3. 药物相互作用对治疗效果和安全性的影响：唑尼沙胺与托吡酯或醋甲唑胺不推荐合用，必须合用时，应监测代谢性酸中毒的发生或恶化，采用医疗干预来减少或避免严重不良反应。唑尼沙胺与沙格列汀/二甲双胍合用可能会增加乳酸性酸中毒的风险，必须合用时，应更频繁地监测患者临床情况。

第四节　解热镇痛药

本节介绍的药物除曲马多（tramadol）为镇痛药（仅有镇痛作用）外，其他药物均为解热镇痛药，具有解热及镇痛作用，其中大多还具有抗炎、抗风湿作用。解热镇痛药按照化学结构可分为甲酸类，如阿司匹林（aspirin）；乙酸类，如双氯芬酸（diclofenac）、吲哚美辛（indomethacin）；丙酸类，如布洛芬（ibuprofen）、氟比洛芬（flurbiprofen）；芬那酸类，如氯芬那酸（clofenamic acid）；吡唑酮类，如氨基比林（aminopyrine）；苯胺类，如对乙酰氨基酚（acetaminophen）；萘酰碱酮类，如尼美舒利（nimesulide）；昔康类，如吡罗昔康（piroxicam）；昔布类，如塞来昔布（celecoxib）。不同药物在选择使用上具有一定的差异。

一、曲马多

（一）药物特点

曲马多属于弱阿片类中枢性镇痛药，适用于治疗多种原因所致的中、重度疼痛。

口服 100mg 曲马多的生物利用度约为 75%，给药后 1.6～1.9 小时达峰浓度；直肠给药 100mg 的生物利用度为 77%，给药后 3.3 小时达峰浓度。曲马多的血浆蛋白结合率为 20%，口服后通过多种途径被广泛代谢，包括 CYP2D6 和 CYP3A4，以及与母体和代谢物结合；主要通过 N-去甲基化、O-去甲基化和葡萄糖醛酸化或硫酸化在肝脏代谢，代谢产物经肾脏排出，半衰期为 5～6 小时。曲马多的妊娠分级为 C 级，哺乳分级为 L3 级。

(二)药物相互作用

1. 曲马多与单胺氧化酶抑制药(如司来吉兰、利奈唑胺等)合用，5-羟色胺综合征、癫痫发作等风险会增加。

2. 曲马多与 CYP3A4 诱导剂(如卡马西平等)合用，会降低曲马多的血药浓度，导致疗效下降。

3. 曲马多与 CYP2D6 抑制剂(如帕罗西汀)、CYP3A4 抑制剂(如酮康唑等)合用，可能会引起曲马多的血药浓度升高，增加严重不良事件(如癫痫发作或 5-羟色胺综合征)的发生风险。

(三)不良反应

1. 神经系统：如头痛、恶心、嗜睡、头晕、口干、出汗等。

2. 消化系统：如便秘、呕吐、厌食、消化不良等。

3. 其他：如皮疹、瘙痒、视觉障碍、肌张力亢进、尿频和尿潴留等。

(四)药物基因组学

目前研究发现与曲马多相关的基因有 *CYP2D6*、*ABCB1*、*COPRD1*、*ICA1*、*OPRM1*、*SLC22A1*、*ARRB2* 和 *CYP3A4* 等。主要相关基因对曲马多疗效和不良反应的影响详见表 6-32。

表 6-32　主要相关基因对曲马多疗效和不良反应的影响

基因	主要作用	双倍型	代谢型	临床相关性
CYP2D6	细胞色素 P450 第二亚家族成员，是人体重要的药物代谢酶	*1/*1×N、*1/*2×N、*2/*2×N	超快代谢型	超快代谢型患者药物代谢加快，中间代谢型患者药效可能会减弱，慢代谢型患者建议换用其他药物
		*1/*1、*1/*41、*1/*9、*1/*10	正常代谢型	
		*4/*10、*4/*41、*41/*41、*1/*5	中间代谢型	
		*3/*4、*4/*4、*5/*5、*5/*6	慢代谢型	

（五）临床用药指导

1. 指导临床用药的基因检测：根据相关基因与曲马多疗效和不良反应的关系，以及证据级别等信息，建议必要时检测 *CYP2D6* 基因相关代谢型。

2. 指导临床用药的剂量调整：基于 *CYP2D6* 基因代谢型，CPIC 指南建议超快代谢型、慢代谢型患者使用替代药物进行治疗；对于正常代谢型、中间代谢型患者，可按照药品说明书推荐，按照不同年龄、体重等因素个体化给药。DPWG 建议超快代谢型患者选择其他替代药物治疗，必须使用时，建议使用标准剂量的 40%，并警惕发生不良反应；中间代谢型患者的药效会减弱，考虑升高给药剂量，若治疗效果欠佳，可选择其他镇痛药；慢代谢型患者宜选择其他镇痛药。

3. 药物相互作用对治疗效果和安全性的影响：曲马多与单胺氧化酶抑制药合用，不良反应发生的风险会增加，应禁止合用，或在停用单胺氧化酶抑制药至少 14 天后方可使用曲马多，或在选择单胺氧化酶抑制药治疗时选用更为安全的可待因或氢可酮替代曲马多。

二、对乙酰氨基酚

（一）药物特点

对乙酰氨基酚通过抑制下丘脑体温调节中枢前列腺素合成和释放达到解热目的，同时能提高痛阈而产生镇痛效果，适用于治疗普通感冒或流行性感冒引起的发热，也可用于轻至中度头痛、关节痛、偏头痛、牙痛、肌肉痛、痛经等。口服对乙酰氨基酚的生物利用度为 88%，给药后 1.5 小时达峰浓度，血浆蛋白结合率为 10%～25%。在临床常用剂量下，绝大部分药物在肝脏与葡萄糖醛酸或硫酸结合为无活性代谢物，从尿中排出，半衰期为 2～4 小时。对乙酰氨基酚的妊娠分级为 B/C 级，哺乳分级为 L1 级。

（二）药物相互作用

1. 对乙酰氨基酚与扑米酮、齐多夫定、司可巴比妥和异戊巴比妥等合用，可增加对乙酰氨基酚的毒性。

2. 对乙酰氨基酚与巴比妥类药物合用，会导致对乙酰氨基酚血浆浓度和药效降低，产生肝毒性代谢产物，增加对乙酰氨基酚诱导的肝损害风险。

3. 对乙酰氨基酚与香豆素类药品（如华法林）合用，会导致国际标准化比值改变。

4. 对乙酰氨基酚与氟氯西林合用，可能会竞争肾脏排泄，加重急性肾损伤。

5. 中度饮酒的同时服用对乙酰氨基酚，可能会增加肝脏毒性的风险。

（三）不良反应

对乙酰氨基酚的常见不良反应有皮肤反应，如皮肤变红、水疱、皮疹、荨麻疹、瘙痒症等；也可见面部、口腔和喉咙肿胀等其他过敏反应，以及呼吸困难等。对乙酰氨基酚的严重不良反应有肝衰竭、急性全身性红斑性脓疱病、过敏性休克等。

(四)药物治疗浓度监测

1. 监测指征：目前尚无文献报道治疗时进行对乙酰氨基酚血药浓度监测的必要性，主要为药物中毒后的监测。

2. 检测方法：高效液相色谱法和液相色谱-质谱法。

3. 监测方法：具体如下。

(1)采血时间点：速释制剂单次急性过量后 4 小时，应测定对乙酰氨基酚的血药浓度；若就诊时摄入过量对乙酰氨基酚已经超过 4 小时，应立即检测患者对乙酰氨基酚的血药浓度；若不确定过量摄入对乙酰氨基酚的时间，应立即检测患者对乙酰氨基酚的血药浓度，并在 4 小时后再次测定。

(2)采血类型：静脉血 3~5mL，留取血清样本。

(3)监测频率：每隔 4 小时测定 1 次。

(五)药物基因组学

目前研究发现与对乙酰氨基酚相关的基因有 *UGT1A*、*HLA-DQB1*、*NPIPB8*、*OPRM1*、*PLCG1*、*TRPV1*、*PLA2G4A*、*SULT1A1* 和 *SULT1A3* 等。主要相关基因对对乙酰氨基酚疗效和不良反应的影响详见表 6-33。

表 6-33 主要相关基因对对乙酰氨基酚疗效和不良反应的影响

基因	主要作用	SNP 位点	临床相关性
UGT1A	葡萄糖醛酸基转移酶家族 1 成员，编码几种 UDP-葡萄糖醛酸基转移酶的复杂位点	rs1042640	与 CG、GG 基因型患者相比，CC 基因型患者对乙酰氨基酚过量使用所致的肝毒性风险较高
		rs8330	与 CG、GG 基因型患者相比，CC 基因型患者对乙酰氨基酚过量使用所致的肝毒性风险较高
		rs10929303	与 CT、TT 基因型患者相比，CC 基因型患者对乙酰氨基酚过量使用所致的肝毒性风险较高
PLCG1	磷脂酶 C，编码的蛋白质催化磷脂酰肌醇 4,5-二磷酸，生成肌醇 1,4,5-三磷酸和二酰甘油	rs2228246	与 AA 基因型患者相比，接受对乙酰氨基酚治疗的 AG、GG 基因型患者患血管性水肿的风险可能增加

(六)临床用药指导

1. 指导临床用药的基因检测：根据相关基因与对乙酰氨基酚疗效及不良反应的关系和证据级别等信息，建议必要时检测 *UGT1A* 相关基因型，有助于判断使用对乙酰氨基酚出现肝毒性的风险。当使用对乙酰氨基酚和曲马多的复合制剂时，建议检测 *CYP2D6* 相关基因型(参照"曲马多")，慢代谢型患者发生不良反应的风险可能增高。

2. 药物相互作用对治疗效果和安全性的影响：苯巴比妥可增强对乙酰氨基酚的毒性，两者合用需极为谨慎，应及时监测患者的临床情况及肝功能，必要时进行医疗干预，以减少或避免严重不良反应的发生。对乙酰氨基酚可不同程度地增强华法林的抗凝作用，应谨慎合用，合用时应监测国际标准化比值。

三、氟比洛芬

(一)药物特点

氟比洛芬主要通过抑制前列腺素合成酶起作用，具有解热、镇痛及抗炎作用，适用于治疗类风湿关节炎、骨关节炎、强直性脊椎炎等。氟比洛芬具有 R-氟比洛芬和 S-氟比洛芬两种构型，给药后约 2 小时达峰浓度，表观分布容积为 0.12L/kg，血浆蛋白结合率均超过 99%，R-氟比洛芬的半衰期为 4.7 小时，S-氟比洛芬的半衰期为 5.7 小时。氟比洛芬极少随乳汁排泄，约 70% 的剂量以氟比洛芬、4′-羟基-氟比洛芬及其酰基-葡糖醛酸结合物形式随尿液排泄。氟比洛芬的妊娠分级为 C 级，哺乳分级为 L2 级。

(二)药物相互作用

1. 氟比洛芬与其他解热镇痛、抗炎药联用，会增加胃肠道不良反应的发生率。

2. 氟比洛芬与抗凝药合用，会导致凝血酶原时间延长，增加出血风险。

3. 氟比洛芬与氨基糖苷类药物合用，可能通过降低肾小球滤过率来增加后者的血浆浓度，导致毒性反应发生。

4. 氟比洛芬与避孕药(如醋酸甲地孕酮、炔诺酮、孕二烯酮等)合用，可减弱避孕效果，导致避孕失败、子宫内膜突破出血发生率增高。

(三)不良反应

1. 消化系统：如消化道出血、腹痛、便秘、腹泻等。

2. 神经系统：如头痛、紧张、焦虑、失眠、失忆、反射增强、嗜睡等。

3. 全身反应：如水肿、体重变化、过敏反应、寒战。

(四)药物基因组学

目前研究发现与氟比洛芬相关的基因为 *CYP2C9*。主要相关基因 *CYP2C9* 不同代谢型对氟比洛芬疗效和不良反应的影响详见表 6-34。

表 6 - 34　主要相关基因 *CYP2C9* 不同代谢型对氟比洛芬疗效和不良反应的影响

基因	主要作用	双倍型	代谢型	临床相关性
CYP2C9	细胞色素 P450 第二亚家族成员，是人体重要的药物代谢酶	—	超快代谢型	暂无超快代谢型患者的相关证据；相较于正常代谢型患者，中间代谢型、慢代谢型患者对药物的代谢速度减慢
		＊1／＊1	正常代谢型	
		＊1／＊2、＊1／＊3、＊2／＊2	中间代谢型	
		＊2／＊3、＊3／＊3	慢代谢型	

(五)临床用药指导

1. 指导临床用药的基因检测：根据相关基因与氟比洛芬疗效及不良反应的关系和证据级别等信息，建议必要时检测 *CYP2C9* 相关基因代谢型，以指导氟比洛芬的精准治疗。

2. 指导临床用药的剂量调整：基于 *CYP2C9* 基因不同代谢型，CPIC 指南推荐：正常代谢型患者以氟比洛芬说明书推荐起始剂量治疗，中间代谢型患者以说明书推荐最低起始剂量治疗，慢代谢型患者以说明书推荐最低起始剂量的 25％～50％开始治疗。

3. 药物相互作用对治疗效果和安全性的影响：氟比洛芬应避免与其他解热镇痛、抗炎药联用；与抗凝药合用时，应监测凝血酶原时间，及时调整药物剂量；与氨基糖苷类药物合用时，应监测氨基糖苷类药物的血药浓度。

四、塞来昔布

(一)药物特点

塞来昔布通过抑制环氧化酶-2(COX - 2)抑制前列腺素的生成，发挥解热、镇痛、抗炎作用，适用于缓解骨关节炎、类风湿关节炎、强直性脊柱炎的症状和体征，也可用于治疗急性疼痛。塞来昔布口服给药后约 3 小时达峰浓度(705ng/mL)，表观分布容积为 429L，血浆蛋白结合率达 97％；单次口服给药 200mg，半衰期为 11 小时。氟比洛芬的清除率为 27.7L/h，主要经 CYP2C9 代谢，大部分从粪便排泄，少量经尿液排出体外，妊娠分级为 C/D 级，哺乳分级为 L2 级。

(二)药物相互作用

1. 氟比洛芬与抗凝药联用，会增加出血倾向。

2. 氟比洛芬与避孕药(如醋酸甲地孕酮、炔诺酮、孕二烯酮等)合用，可减弱避孕效果，导致避孕失败、子宫内膜突破出血发生率增高。

3. 氟比洛芬与噻嗪类利尿药(如吲达帕胺)合用，会导致抗高血压效应和利尿作用降低。

(三)不良反应

1. 心血管系统：如血栓、高血压、心力衰竭、心肌梗死等。

2. 消化系统：如肠道出血、溃疡和穿孔。

3. 全身反应：如过敏反应、严重的皮肤反应。

(四)药物基因组学

目前研究发现与塞来昔布相关的基因有 *CYP2C9*、*IL23R*、*PTGER4*、*PTGES* 和 *ALOX12* 等。主要相关基因 *CYP2C9* 不同代谢型对塞来昔布疗效和不良反应的影响详见表 6-35。

表 6-35 主要相关基因 *CYP2C9* 不同代谢型对塞来昔布疗效和不良反应的影响

基因	主要作用	双倍型	代谢型	临床相关性
CYP2C9	细胞色素 P450 第二亚家族成员，是人体重要的药物代谢酶	—	超快代谢型	暂无超快代谢型患者的相关证据；相较于正常代谢型患者，中间代谢型、慢代谢型患者对药物的代谢能力降低
		＊1/＊1	正常代谢型	
		＊1/＊2、＊1/＊3、＊2/＊2	中间代谢型	
		＊2/＊3、＊3/＊3	慢代谢型	

(五)临床用药指导

1. 指导临床用药的基因检测：根据相关基因与塞来昔布疗效及不良反应的关系和证据级别等信息，建议检测 *CYP2C9* 基因不同代谢型，以指导塞来昔布的精准治疗。

2. 指导临床用药的剂量调整：基于 *CYP2C9* 基因不同代谢型，CPIC 指南推荐：正常代谢型患者以塞来昔布说明书推荐起始剂量开始治疗，中间代谢型患者以说明书推荐最低起始剂量治疗，慢代谢型患者以说明书推荐最低起始剂量的 25％～50％ 开始治疗；FDA 说明书推荐：*CYP2C9* 基因慢代谢型患者减少 50％ 常规剂量或更换其他治疗方案；加拿大卫生部(HCSC)说明书推荐：*CYP2C9* 基因慢代谢型患者起始剂量为推荐剂量的 50％，最大剂量为 100mg/d。

3. 药物相互作用对治疗效果和安全性的影响：氟比洛芬应避免与其他解热镇痛、抗炎药联用；与抗凝药合用时，应监测凝血酶原时间，及时调整药物剂量；与噻嗪类利尿药(如吲达帕胺)合用时，应监测患者血压。

五、吲哚美辛

(一)药物特点

吲哚美辛通过对环氧合酶的抑制而减少前列腺素的合成来发挥解热镇痛、抗炎作用，适用于治疗关节炎、软组织损伤和炎症，以及对症解热和缓解局部疼痛等。吲哚美辛的血药浓度和曲线下面积与剂量成比例，显示出线性的药代动力学曲线。吲哚美辛的口服生物利用度约为 100%，清除率为 1～2.5mL/(kg·min)，单次口服后达峰时间为(0.9±0.4)～(1.5±0.8)小时。在口服、静脉或直肠给予单剂量或多次剂量吲哚美辛后，表观分布容积为 0.34～1.57L/kg，血浆蛋白结合率达 90%～99%；在直肠给药后，吲哚美辛的生物利用度为 80%～90%。吲哚美辛主要经肝脏代谢，通过肾脏排泄出体外，妊娠分级为 C/D 级，哺乳分级为 L3 级。

(二)药物相互作用

1. 吲哚美辛与肝素、口服抗凝药及溶栓药合用时，抗凝作用加强，会增加出血风险。

2. 吲哚美辛与抗病毒药物合用时，可降低后者的清除率，导致毒性增加。

3. 吲哚美辛与胰岛素或口服降血糖药物合用时，可加强降血糖效应，可能导致低血糖。

4. 吲哚美辛与甲氨蝶呤合用时，可导致后者的血药浓度升高，并延长高血药浓度时间。

(三)不良反应

1. 神经系统：如头痛、头晕、嗜睡等。

2. 消化系统：如恶心、呕吐、便秘、腹泻、消化不良等。

3. 其他：如皮肤瘙痒、皮疹、手术后水肿等。

(四)药物治疗浓度监测

1. 监测指征：吲哚美辛的药动学个体差异大，在治疗新生儿动脉导管未闭时，其疗效和不良反应与血药浓度有关。

2. 检测方法：高效液相色谱法和液相色谱-质谱法/质谱联用技术。

3. 监测方法：具体如下。

(1)采血时间点：首次给药后 12 小时和 24 小时采血。

(2)采血类型：小儿静脉血，0.3～0.5mL。

(3)监测频率：可在再次给药后继续监测吲哚美辛的血药浓度。

(五)药物基因组学

目前研究发现与吲哚美辛相关的基因有 *CYP2C9*、*EPAS1* 和 *TFAP2B*。主要相关基因对吲哚美辛疗效和不良反应的影响详见表 6-36。

表 6-36 主要相关基因对吲哚美辛疗效和不良反应的影响

基因	主要作用	双倍型	临床相关性
CYP2C9	细胞色素 P450 第二亚家族成员，是人体重要的药物代谢酶	*1/*1、*1/*3、*3/*3	与 *1/*1 或 *1/*3 双倍型患者相比，*3/*3 双倍型患者在使用吲哚美辛治疗时毒性可能更低

(六)临床用药指导

1. 指导临床用药的基因检测：目前暂无与吲哚美辛临床用药相关的基因检测建议，必要时可检测 *CYP2C9* 基因型。

2. 药物相互作用对治疗效果和安全性的影响：吲哚美辛应避免与甲氨蝶呤、抗病毒药物齐多夫定合用；与肝素、口服抗凝药及溶栓药合用时，需监测患者的凝血功能；与胰岛素或口服降血糖药物合用时，应密切监测患者的血糖水平。

六、布洛芬

(一)药物特点

布洛芬通过对环氧酶的抑制而减少前列腺的合成来发挥作用，适用于缓解轻至中度疼痛(如头痛、关节痛、牙痛、神经痛、痛经)，或作为阿片类镇痛药的辅助用药，治疗中至重度疼痛。布洛芬给药后 $1\sim2$ 小时达峰浓度($20\mu g/mL$)，表观分布容积为 $0.1L/kg$，血浆蛋白结合率达 99%，半衰期为 $1.2\sim2$ 小时。肝功能受损患者使用布洛芬的半衰期为 $3.1\sim3.4$ 小时。布洛芬的清除率为 $3\sim13L/h$，妊娠分级为 C/D 级，哺乳分级为 L1 级。

(二)药物相互作用

1. 布洛芬与肝素、华法林合用，可导致凝血酶原时间延长，增加出血倾向。
2. 布洛芬与地高辛、甲氨蝶呤、口服降血糖药物合用，会增加后者的血药浓度。
3. 布洛芬与呋塞米及其他降压药物合用，会降低后者的降压作用。

(三)不良反应

布洛芬的常见不良反应有过敏反应(如麻疹、面部肿胀、哮喘、皮肤泛红等)和胃肠道反应(如严重的胃出血)，严重时可能有发生过敏性休克、心脏病发作、心力衰竭和卒中。

(四)药物治疗浓度监测

1. 监测指征：服用过量布洛芬后，临床表现与其血药浓度相关，在临床研究中存在较大争议，可替代临床指标较多。
2. 检测方法：高效液相色谱法和液相色谱-质谱法。
3. 监测方法：具体如下。
(1)采血时间点：口服过量后 1 小时或 4 小时采血。
(2)采血类型：静脉血 $3\sim5mL$，留取血清进行检测。
(3)监测频率：根据临床需要进行监测。

(五)药物基因组学

目前研究发现与布洛芬相关的基因有 *CYP2C9*、*CYP2C8* 和 *PTGS2S* 等。主要相

关基因 *CYP2C9* 不同代谢型对布洛芬疗效和不良反应的影响详见表 6-37。

表 6-37 主要相关基因 *CYP2C9* 不同代谢型对布洛芬疗效和不良反应的影响

基因	主要作用	双倍型	代谢型	临床相关性
CYP2C9	细胞色素 P450 第二亚家族成员，是人体重要的药物代谢酶	—	超快代谢型	暂无超快代谢型患者的相关证据；相较于正常代谢型患者，中间代谢型、慢代谢型患者的药物代谢能力下降
		*1/*1	正常代谢型	
		*1/*2、*1/*3、*2/*2	中间代谢型	
		*2/*3、*3/*3	慢代谢型	

(六)临床用药指导

1. 指导临床用药的基因检测：根据相关基因与布洛芬疗效及不良反应的关系和证据级别等信息，建议检测 *CYP2C9* 基因不同代谢型，以指导布洛芬的精准治疗。

2. 指导临床用药的剂量调整：基于 *CYP2C9* 基因不同代谢型，CPIC 指南推荐：正常代谢型患者以说明书推荐起始剂量开始治疗；中间代谢型患者以说明书推荐最低起始剂量治疗，谨慎滴定，调整剂量至临床显效或推荐最大剂量，以达到治疗目的；慢代谢型患者以说明书推荐最低起始剂量的 25%~50% 开始治疗，谨慎滴定，调整剂量至临床治疗显效，或考虑替代治疗。

3. 药物相互作用对治疗效果和安全性的影响：布洛芬与肝素、华法林合用时，需监测凝血酶功能；避免与地高辛、甲氨蝶呤、口服降血糖药物合用，如需合用，应监测相关指标；与呋塞米及降压药物合用时，需监测患者血压。

第五节 镇静催眠药

镇静催眠药是一类抑制中枢神经系统功能而产生镇静、催眠作用的药物，小剂量时产生镇静作用，剂量较大时引起类似生理性睡眠的催眠作用，大剂量时还能产生抗惊厥作用。镇静催眠药按照化学结构可分为苯二氮䓬类、巴比妥类、新型非苯二氮䓬类及其他类。苯二氮䓬类药物根据其消除半衰期的长短不同又可分为长效类，如地西泮（diazepam）；中效类，如劳拉西泮（lorazepam）；短效类，如三唑仑（triazolam）等。本节主要介绍地西泮相关精准药学服务内容。

一、药物特点

地西泮与中枢苯二氮䓬受体结合，可以加强或易化 γ-氨基丁酸的抑制性神经递质作用，主要用于抗焦虑、镇静催眠、抗癫痫、抗惊厥。口服给药后，地西泮的生物利用度为 76%，达血浆峰浓度的平均时间为 1~1.5 小时，达峰浓度为 18~18.4μg/mL，血浆蛋白结合率为 99%，健康男性的表观分布容积为 $0.8\sim1.0L/kg$。地西泮主要由 CYP2C19 代谢，通过尿液排泄，清除率为 $20\sim30mL/min$，成人的半衰期为 48 小时，$3\sim8$ 岁儿童的半衰期为 18 小时，足月婴儿的半衰期为 30 小时。地西泮的妊娠分级为 D 级，哺乳分级为 L3 级。

二、药物相互作用

1. 地西泮与中枢抑制药合用，会增加呼吸抑制作用。

2. 地西泮与成瘾性药物合用，会增加成瘾的危险。

3. 地西泮与镇痛药、吩噻嗪类药物、三环类抗抑郁药合用，会彼此增效，需要调整用药剂量。

4. 地西泮与利福平合用，会增加地西泮的消除，使血药浓度降低。

5. 地西泮与异烟肼、西咪替丁、普萘洛尔合用，地西泮的血药浓度会增高，半衰期会延长。

三、不良反应

1. 地西泮的常见不良反应有嗜睡、头晕、乏力等，大剂量使用可出现共济失调、震颤；个别患者会出现兴奋、多语、睡眠障碍等。

2. 地西泮长期连续用药可产生依赖性，停药时可能会发生撤药症状。

四、药物基因组学

目前研究发现与地西泮相关的基因有 CYP2C9、CYP2C19、ABCB1、ABCG2 和 CYP3A4 等。主要相关基因 CYP2C19 不同代谢型对地西泮疗效和不良反应的影响详见表 6-38。

表 6-38　主要相关基因 CYP2C19 不同代谢型对地西泮疗效和不良反应的影响

基因	主要作用	双倍型	代谢型	临床相关性
CYP2C19	细胞色素 P450 第二亚家族成员，是人体重要的药物代谢酶	—	超快代谢型	正常代谢型患者可较快从麻醉中苏醒，中间代谢型和慢代谢型患者苏醒速度较正常代谢型患者慢
		*1/*1	正常代谢型	
		*1/*2、*1/*3	中间代谢型	
		*2/*2、*2/*3、*3/*3	慢代谢型	

五、临床用药指导

1. 指导临床用药的基因检测：根据相关基因与地西泮疗效及不良反应的关系和证据级别等信息，建议必要时检测 CYP2C19 基因相关代谢型，以指导地西泮的精准治疗。

2. 药物相互作用对治疗效果和安全性的影响：地西泮主要由 CYP2C19 代谢，与西咪替丁、奎尼丁等 CYP2C19 酶活性抑制剂联用时，可能会降低地西泮的清除率；而与利福平等 CYP2C19 及卡马西平等 CYP3A4 酶诱导剂合用时，可能会升高地西泮的清除率。因此，地西泮与上述药物联合使用时，可能需要调整药物剂量，并需注意尽量避免与中枢镇静药物或易成瘾药物联用。

第六节　抗痴呆药

痴呆是一类综合征，表现为记忆力、判断力、抽象思维等一般智力的丧失，但视力、运动能力等则不受影响。老年性痴呆可分为原发性痴呆、血管性痴呆和两者的混合型。原发性痴呆又称阿尔茨海默病，是一种与年龄高度相关的、以进行性认知障碍和记忆力损害为主的神经系统退行性疾病。抗痴呆药主要包括胆碱酯酶抑制药，如加兰他敏（galantamine）和多奈哌齐（donepezil）；N-甲基-D-天冬氨酸受体（NMDA 受体）非竞争性拮抗药，如美金刚（memantine）。本节主要介绍加兰他敏相关精准药学服务内容。

一、药物特点

加兰他敏属于第二代胆碱酯酶抑制药，对神经元中的胆碱酯酶有高度选择性，抑制神经元中胆碱酯酶的能力比抑制血液中丁酰胆碱酯酶的能力强，主要用于治疗重症肌无力、脊髓灰质炎后遗症、神经系统疾病或外伤引起的感觉及运动障碍。加兰他敏口服制剂可治疗轻、中度阿尔茨海默病，改善患者的记忆和认知能力。加兰他敏口服吸收迅速、完全，服药 1 小时后可达峰浓度，生物利用度为 90%，血浆蛋白结合率为18%，表观分布容积为 175L，大部分药物在体内代谢，主要经肾脏排泄，速释片的半衰期为 7 小时，缓释片的半衰期为 4.5～5.0 小时。加兰他敏的妊娠分级为 B 级。

二、药物相互作用

1. 加兰他敏与胺碘酮合用，有致严重心动过缓的危险性，可能会危及患者生命。二者必须要同时使用时，需要以医疗干预来减少或避免严重不良反应的发生。

2. 加兰他敏与酮康唑合用，由于酮康唑抑制 CYP3A4 及 CYP2D6，可导致加兰他敏的生物利用度增加。

3. 加兰他敏与 CYP2D6 抑制剂（如阿米替林、氟西汀、帕罗西汀、奎尼丁等）合用，加兰他敏的不良反应发生率会增加。

4. 加兰他敏与普鲁卡因胺、奎尼丁合用，可逆转抗胆碱酯酶药对重症肌无力的治疗作用，或减弱抗胆碱酯酶药对非去极化型肌松作用的拮抗。

5. 加兰他敏与氨基糖苷类抗生素合用，会产生拮抗作用，可能会潜在加重患者病情。

三、不良反应

1. 消化系统：如腹泻、恶心、呕吐、食欲下降、腹部不适、腹痛等。

2. 神经系统：如头痛、头晕、震颤、失眠、头晕、感觉异常、沮丧、幻觉等。

3. 心血管系统：如心动过缓、心悸、窦性心动过缓、低血压、高血压等。

4. 其他：如过敏反应、肌肉痉挛、耳鸣、视物模糊、疲劳、虚弱等。

四、药物基因组学

目前研究发现与加兰他敏相关的基因有 *CHRNA7*、*CHAT*、*CYP3A5*、*CYP3A4*、*CYP2D6*、*ACHE*、*ABCB1*、*APOE* 和 *SLC5A7* 等。主要相关基因对加兰他敏疗效和不良反应的影响详见表 6-39。

表 6-39　主要相关基因对加兰他敏疗效和不良反应的影响

基因	主要作用	双倍型	临床相关性
CHRNA7	胆碱能受体烟碱 α7 亚基，介导突触处的快速信号传输	rs6494223	与 TT 基因型患者相比，CC 基因型阿尔茨海默病患者对胆碱酯酶抑制剂治疗的反应可能较小
CHAT	胆碱 O-乙酰转移酶，催化神经递质乙酰胆碱的生物合成	rs2177370	与 AG 或 GG 基因型患者相比，AA 基因型阿尔茨海默病患者对加兰他敏的反应可能增加
		rs3793790	与 AA 或 AG 基因型患者相比，GG 基因型阿尔茨海默病患者对加兰他敏的反应可能增加
CYP2D6	细胞色素 P450 第二亚家族成员，是人体重要的药物代谢酶	*1/*1、*1/*4、*1/*41、*3/*4、*4/*1×N、*4/*4、*4/*5、*4/*41、*5/*41、*6/*41	与 *1/*1、*3/*4、*1/*4、*1/*41、*4/*41、*5/*41、*6/*41 或 *4/*4 基因型患者相比，*4/*5 基因型患者的加兰他敏清除速率减慢

五、临床用药指导

1. 指导临床用药的基因检测：根据相关基因与加兰他敏疗效及不良反应的关系和证据级别等信息，虽然 CYP2D6 影响了加兰他敏的代谢，但对于 CYP2D6 慢代谢型的患者不需要特别调整剂量，因此不需要进行基因检测。

2. 指导临床用药的剂量调整：临床需根据患者耐受程度实施剂量滴定。

3. 药物相互作用对治疗效果和安全性的影响：阿米卡星作用于神经肌肉接头，使骨骼肌张力减弱，与胆碱酯酶抑制药加兰他敏合用时会产生拮抗作用，故应避免联合使用。加兰他敏与胺碘酮、普鲁卡因胺、奎尼丁合用，可能会引起不良反应的发生，应谨慎联合使用；与酮康唑、阿米替林、氟西汀、帕罗西汀等联合使用时，加兰他敏的清除会减少，必要时需要减少用药剂量。

（田春艳）

参考文献

[1] 中华医学会，中华医学会杂志社，中华医学会全科医学分会，等．抑郁症基层诊疗指南（2021 年）[J]．中华全科医师杂志，2021，20(12)：1249－1260.

[2] 王辰，姚树坤．精准医学：药物治疗纲要[M]．2 版．北京：人民卫生出版社，2021.

[3] 张相林．治疗药物监测临床应用手册[M]．北京：人民卫生出版社，2020.

[4] HIEMKE C，BERGEMAN N，CLEMEN H W．神经精神药理学治疗药物监测共识指南：2017 版[J]．李文标，果伟，贺静，译．实用药物与临床，2022，25(2)：1－22.

[5] 中国药理学会治疗药物监测研究专业委员会．中国精神科治疗药物监测临床应用专家共识（2022 年版）[J]．神经疾病与精神卫生，2022，22(8)：601－608.

第七章　免疫性疾病的精准药学服务

免疫性疾病是免疫调节失去平衡影响机体的免疫应答而引起的疾病。免疫抑制剂是一类对机体的免疫反应具有抑制作用的药物，能抑制与免疫反应相关细胞（主要是 T 细胞和 B 细胞）的增殖和功能，降低免疫应答。目前，临床应用的免疫抑制剂可分为免疫诱导药物和维持治疗药物两类。

免疫诱导药物又可分为多克隆抗体和单克隆抗体两类。目前，临床应用的多克隆抗体有抗胸腺细胞球蛋白（antithymocyte globulin，ATG）和抗人 T 细胞免疫球蛋白（anti - human T lymphocyte immunoglobulin，ALG）；单克隆抗体是由单一 B 淋巴细胞克隆产生的高度均一、仅针对某一特定抗原表位的具有高度特异性的抗体，目前临床应用的白细胞介素-2 受体拮抗剂（interleukin - 2 receptor antagonists，IL - 2RA）是 T 细胞活化第 3 信号的阻滞剂，国内常用药物为巴利昔单抗（basiliximab）。

维持治疗药物是预防急性排斥反应，在预防排斥反应与免疫抑制剂逐步减少剂量方面获取平衡，以获得受者和移植物的长期存活。目前临床常用的维持治疗药物有 4 类：①钙调酶抑制剂，包括环孢素（cyclosporine A，CsA）和他克莫司（tacrolimus，FK506）；②抗细胞增殖类药物，包括硫唑嘌呤（azathioprine，AZA）、霉酚酸（myco-phenolic acid）、咪唑立宾（mizoribine，MZR）和来氟米特（leflunomide，LEF）；③哺乳动物雷帕霉素靶蛋白抑制剂（mammalian target of rapamycin inhibitor，mTORi），如西罗莫司（sirolimus，SRL）；④糖皮质激素。

一、钙调酶抑制剂

(一)环孢素

1. 药物特点：环孢素为强效抑制剂，口服吸收不完全，吸收程度取决于患者个体、患者人群及制剂，生物利用度可达 $20\% \sim 50\%$，微乳剂型的达峰时间为 $1.5 \sim 2.0$ 小时，表观分布容积为 $3 \sim 5L/kg$，血浆蛋白结合率为 90%。环孢素在肝脏中代谢，部分代谢物具有免疫抑制活性，消除半衰期为 $6 \sim 30$ 小时，主要经胆汁通过粪便排泄，有肝肠循环，6%经肾脏排泄，妊娠分级为 C 级，哺乳分级为 L3 级。环孢素在用药过程中，建议监测其血药浓度。

2. 药物相互作用：具体如下。

(1)环孢素与雌激素、西咪替丁、地尔硫草、红霉素、酮康唑等合用，可增加环孢素的血药浓度，会使肝、肾毒性增加。

(2)环孢素与肝药酶诱导剂(如苯巴比妥、利福平等)合用，会降低环孢素的血药浓度。

(3)环孢素与肾上腺皮质激素、硫唑嘌呤、环磷酰胺等免疫抑制剂合用，可能会增加引起感染和淋巴增生性疾病的危险性。

(4)环孢素与洛伐他汀、地高辛等药物合用，可增加洛伐他汀、地高辛的血药浓度。

(5)环孢素与保钾利尿药合用，会增加高钾血症的发生风险。

3. 不良反应：包括以下方面。

(1)泌尿系统：出现与剂量相关的肾功能损伤，可致血清肌酐增高、肾小球滤过率下降等。

(2)神经系统：可产生神经毒性。

(3)代谢紊乱：如高钾血症、高脂血症。

(4)胃肠道系统：如厌食、恶心、呕吐。

(5)其他：如肝毒性、多毛、牙龈增生伴出血、疼痛、过敏反应、胰腺炎、白细胞减少、雷诺综合征、糖尿病、血尿等。

4. 药物治疗浓度监测。

(1)监测指征：环孢素的治疗窗窄，个体差异大，血药浓度过低易引起排斥反应，血药浓度过高容易引起肾损伤及其他不良反应。

(2)检测方法：酶放大免疫测定技术、酶联免疫吸附分析(ELISA)、液相色谱-质谱法/质谱联用技术、高效液相色谱法、放射免疫分析等。

(3)监测方法：具体如下。①采血时间点：给药前采血测血药谷浓度(C_0)；给药后2小时采血测血药峰浓度(C_2)，C_2可能与排斥反应的预防有关；②采血类型：静脉血3～5mL，抗凝时留取全血测定；③监测频率：移植术后短期内隔日检测，直至达到目标浓度；在更改药物或受者状况出现变化可能影响血药浓度时，应随时测定；出现肾功能下降，提示有肾毒性或排斥反应时，应随时测定。

5. 药物基因组学：目前研究发现与环孢素相关的基因有 *ABCB1*、*CRTC2*、*CYP3A4*、*MDR1* 和 *CYP3A5* 等。主要相关基因多态性对环孢素疗效或不良反应的影响见表 7-1。

6. 临床用药指导。

(1)指导临床用药的基因检测：根据相关基因与环孢素治疗效果或不良反应的影响，建议检测 *CYP3A5* 相关基因型。

(2)指导临床用药的给药剂量调整：为了减轻环孢素的不良反应，携带 *CYP3A5* *3/*3基因型患者的给药剂量应减少。

表 7-1 主要相关基因多态性对环孢素疗效或不良反应的影响

基因	主要作用	SNP 位点	临床相关性
ABCB1	ATP 结合盒 B 亚家族成员 1，编码的膜相关蛋白是 ATP 结合盒（ABC）转运蛋白超家族的成员	rs2032582	与 CC 基因型患者相比，AC 基因型患者的环孢素血谷浓度可能更高；与 AA 基因型患者相比，环孢素的血谷浓度可能较低，并且可能需要调整剂量
CRTC2	CREB 调控转录共激活剂 2，编码调控 cAMP 反应元件结合蛋白活性转录共激活因子家族的一个转导器成员	rs8450	与 AG、GG 基因型患者相比，AA 基因型接受器官移植的患者在接受他克莫司或环孢素治疗时，移植后新发糖尿病（NODAT）的风险可能增加
CYP3A4	细胞色素 P450 第三亚族 A 成员 4，是人体重要的药物代谢酶	rs35599367	与 GG 基因型患者相比，AA、AG 基因型器官移植给予环孢素的患者可能有环孢素代谢降低，环孢素清除率降低和不良事件（如移植排斥反应或肾功能下降）的风险增加
CYP3A5	细胞色素 P450 第三亚族 A 成员 5，是人体重要的药物代谢酶	rs776746	与 CC（*3/*3）基因型患者相比，接受 CT（*1/*3）、TT（*1/*1）基因型供体肝移植的患者可能出现环孢素代谢增加，导致暴露减少，并且可能需要更高的剂量

（3）指导临床用药的血药浓度监测：移植术后早期初始治疗时，监测环孢素的 C_0 及 C_2，并计算 AUC，根据监测结果，及时调整药物的给药剂量，直至达到目标浓度。若患者出现肾功能下降，提示排斥反应或环孢素肾毒性的发生，或出现可能影响血药浓度的因素时，可随时测定环孢素浓度。

（4）药物相互作用对治疗效果和安全性的影响：环孢素经 CYP3A4、CYP3A5 代谢，故应避免与 CYP3A4、CYP3A5 诱导剂或抑制剂合用；与地高辛合用时，需监测地高辛的血药浓度，根据监测结果调整给药剂量；与保钾利尿药合用时，需监测血钾水平。

（二）他克莫司

1. 药物特点：他克莫司为一种大环内酯类抗生素，口服后 1～3 小时血药浓度达峰值，口服吸收不完全，生物利用度为 20%～25%，食物可影响其吸收。他克莫司的血浆蛋白结合率约为 99%，稳态全血分布容积为 47.6L，主要由肝脏代谢，肠道和肾脏也有代谢，平均消除半衰期约为 12 小时，主要通过粪便排泄，妊娠分级为 C 级，哺乳分级 L3 级。在用药过程中，建议监测他克莫司的血药浓度。

2. 药物相互作用：具体如下。

（1）他克莫司与五酯制剂、克霉唑、红霉素、阿奇霉素、维拉帕米、雌激素衍生物、质子泵抑制剂、左氧氟沙星、甲氧氯普胺、替加环素等药物联用,可增加他克莫司的血药浓度。

(2)他克莫司与利福平、苯巴比妥、卡马西平、苯妥英钠等药物联用,可降低他克莫司的血药浓度。

(3)他克莫司与氨基糖苷类、非甾体抗炎药联用,可增强他克莫司的肾毒性。

3. 不良反应:具体如下。

(1)消化道不良反应:如恶心、呕吐、腹泻等。

(2)神经系统毒性:如头痛、失眠、无力。

(3)其他:如肝功能损伤、肾功能损伤、高钾血症、低镁血症、高血压、白细胞增多、继发性高血糖等。

4. 药物治疗浓度监测。

(1)监测指征:他克莫司治疗窗窄,个体差异大,不良反应与其血药浓度密切相关,大部分不良反应在停药或减量后均能缓解。

(2)检测方法:放射免疫分析、化学发光微粒子免疫检测法、高效液相色谱法、液相色谱-质谱法/质谱联用技术等。

(3)监测方法:具体如下。①采血时间点:一般选择 C_0 常规测定,初始监测受者可以考虑峰浓度(C_2)、C_0 同时测定 1 次。②采血类型:静脉血 3~5mL,留取静脉全血样本(EDTA 抗凝)。③监测频率:常规在他克莫司治疗开始 2~3 日后或剂量调整后测定;受者术后住院期间,通常每日或每 2 日测定 1 次 C_0;出院后第 1 个月每周测定 1 或 2 次血药浓度,然后每周测定 1 次,直至移植后 3 个月;术后 3~6 个月,每 2 周测定 1 次血药浓度;术后 6 个月以上,每月测定 1 次血药浓度,病情稳定的低风险受者可每 2~3 个月测定 1 次血药浓度;若加用或停用影响他克莫司代谢的药物,则需增加 C_2 的监测频率;推荐至少在术后 1 个月时和 3 个月后各测 1 次 AUC/C_2,以评估受者个体差异。不同器官移植受者的他克莫司监测频率见表 7-2。

表 7-2 不同器官移植受者的他克莫司监测频率

移植类型	监测频率					
	第 1~2 周	第 3~4 周	第 5~6 周	第 7~8 周	第 3 个月	第 4~12 个月及以后
肝移植	1 周 3 次	1 周 2 次	1 周 1 次	2 周 1 次	2 周 1 次	2 周 1 次
肾移植	1 周 1~2 次	1 周 1 次	2 周 1 次	2 周 1 次	2 周 1 次	2 周 1 次
心脏移植	1 日 1 次	之后频率可降低	之后频率可降低	之后频率可降低	之后频率可降低	之后频率可降低
肺移植	1 日 1 次,直至血药浓度趋于稳定,可降低频率					

5. 药物基因组学:目前研究发现与他克莫司相关的基因有 *CYP3A5*、*ABCB1*、

CYP3A4、*SLCO1B1*、*SLC28A3*、*CRTC2*、*TLR4* 和 *SUMO4* 等。主要相关基因多态性对他克莫司疗效或不良反应的影响见表 7-3。

表 7-3　主要相关基因多态性对他克莫司疗效或不良反应的影响

基因	主要作用	表型/SNP 位点	代谢型	临床相关性
CYP3A5	细胞色素 P450 第三亚家族 A 成员 5，是人体重要的药物代谢酶	*1/*1	快代谢型	细胞色素 P3A5 在他克莫司的代谢中起重要作用，其活性降低可导致他克莫司血药浓度升高，不良反应增加
		*1/*3、*1/*6、*1/*7	中间代谢型	
		*3/*3、*6/*6、*7/*7	慢代谢型	
ABCB1	ATP 结合盒 B 亚家族成员 1，编码的膜相关蛋白是 ATP 结合盒(ABC) 转运蛋白超家族的成员	rs2032582	—	与 CC、CT 或 AC 基因型患者相比，AT、AA、TT 基因型肾病综合征患者在接受他克莫司治疗时的反应可能增加
SLCO1B1	编码有机阴离子转运蛋白 OATP1B1，为调控他克莫司经肝脏代谢和胆道排泄的关键转运体	rs4149056	—	GG 基因型受者他克莫司剂量校正 C_2 显著高于 GA 和 AA 基因型受者
SLC28A3	溶质载体家族 28 成员 3，负责编码转运蛋白 CNT3	rs7853758	—	CC 基因型受者移植后 2～4 周，他克莫司 C_0/D 较 CC 和 TT 基因型受者高
		rs10868152	—	TT 基因型的肾移植受者，移植后 6Cd 的他克莫司 C 与日剂量 D 的比值(C/D) 较 CC 和 CT 基因型受者低，表明 TT 基因型受者可能需要较高的他克莫司剂量才能获得理想的疗效
CYP3A4	细胞色素 P450 第三亚家族 A 成员 4，是人体重要的药物代谢酶	rs4646437	—	AG 基因型患者与 AA 基因型患者相比，他克莫司的剂量调整谷浓度可能增加，或与 GG 基因型患者相比浓度降低
		rs2242480	—	与 CT 或 TT 基因型患者相比，CC 基因型患者可能出现他克莫司代谢降低
		*1、*3、*18、*20、*22	—	*CYP3A4* 基因多态性会影响他克莫司的体内代谢及转运过程

6. 临床用药指导。

(1)指导临床用药的基因检测：根据相关基因与他克莫司治疗效果或不良反应的影响，建议检测 *CYP3A5* 的相关基因型。

(2)指导临床用药的给药剂量调整：CPIC 指南建议，对于 *CYP3A5* 基因快代谢型或中间代谢型患者，他克莫司的起始剂量应增加推荐起始剂量的 $1.5\sim2$ 倍，但总起始剂量不应超过 $0.3mg/(kg \cdot d)$；治疗药物监测也应用于指导剂量调整。我国的专家共识建议，快代谢型、中间代谢型受者他克莫司给药剂量可增至推荐起始剂量的 $1.5\sim2$ 倍，慢代谢型受者他克莫司维持推荐起始剂量。

(3)指导临床用药的血药浓度监测：移植术后早期每周监测 2 次，根据监测结果，及时调整药物的给药剂量，直至达到目标浓度；随后维持治疗期间可定期监测，如发生剂量调整、改变免疫抑制治疗方案、合用其他可能改变他克莫司全血浓度的药物、发生毒性反应或排斥反应征兆时，应随时监测。

(4)药物相互作用对治疗效果和安全性的影响：他克莫司应避免与 CYP3A4、CYP3A5 诱导剂或抑制剂联用；确需联用时，应根据血药浓度监测结果调整药物剂量；避免与氨基糖苷类等肾毒性药物联用。

二、抗细胞增殖类药物

(一)硫唑嘌呤

1. 药物特点：硫唑嘌呤为 6-巯基嘌呤的咪唑衍生物，在体内释放出 6-巯基嘌呤而发挥免疫抑制作用。硫唑嘌呤在胃肠道吸收良好，达峰时间约为 1 小时，在体内快速分解为 6-巯基嘌呤，穿过细胞膜，并在细胞内代谢为嘌呤类似物，随尿排出体外，半衰期为 $4\sim6$ 小时，妊娠分级为 D 级，哺乳分级为 L3 级。用药过程中，建议监测硫唑嘌呤的血药浓度。

2. 药物相互作用。

(1)硫唑嘌呤与别嘌呤醇或硫嘌呤醇合用，硫唑嘌呤的剂量需要减量。

(2)硫唑嘌呤与琥珀胆碱等神经肌肉阻滞剂合用，可增强神经肌肉阻滞作用。

(3)硫唑嘌呤与华法林合用，可减弱华法林的抗凝作用。

(4)硫唑嘌呤与利巴韦林、骨髓抑制剂合用，会加重骨髓抑制。

(5)硫唑嘌呤与甲氨蝶呤合用，需要调整剂量，以维持适当的白细胞计数。

3. 不良反应：具体如下。

(1)感染及侵染类疾病：硫唑嘌呤单用或与其他免疫抑制剂合用时，会增加患者对细菌、真菌、病毒等的易感性。

(2)血液及淋巴系统反应：如白细胞减少、贫血或血小板减少等。

(3)胃肠道反应：如恶心、腹泻、胰腺炎、结肠炎。

（4）其他：如超敏反应、胆汁淤积、肝功能异常等。

4. 药物治疗浓度监测。

（1）监测指征：硫唑嘌呤本身无药理活性，需要在体内经过一系列复杂的代谢才能发挥药理作用，主要代谢产物为6-硫代鸟嘌呤核苷酸（6-TGN）及6-甲基巯基嘌呤（6-MMP）。研究发现，红细胞内的6-TGN浓度和治疗效果呈正相关，而6-MMP的红细胞浓度被认为与肝毒性及骨髓毒性密切相关。因此，监测6-TGN和6-MMP的红细胞浓度可以对硫唑嘌呤的疗效和毒性进行预测。

（2）检测方法：高效液相色谱法、液相色谱-质谱法。

（3）监测方法：具体如下。①采血时间点：服药前30分钟。②采血类型：静脉血3～5mL。③监测频率：建议初始用药半年内每月监测1次谷浓度，维持期每3～4个月监测1次。在调整剂量、合用可影响硫唑嘌呤血药浓度的药物或发生不良反时，应随时监测血药浓度。

5. 药物基因组学：目前研究发现与硫唑嘌呤相关的基因主要有 NUDT15、ITPA、TPMT、DDRGK1、ABCC4、AOX1、HLA-DQA1、HLA-DRB1 和 FTO，其中相关研究较多、证据较为充分的基因有 NUDT15、ITPA 和 TPMT。主要相关基因多态性对硫唑嘌呤疗效或不良反应的影响见表 7-4。

表 7-4 主要相关基因多态性对硫唑嘌呤疗效或不良反应的影响

基因	主要作用	双倍型/SNP位点	代谢型	临床相关性
TPMT	甲基化转移酶，嘌呤类药物代谢中的关键酶	*1/*1	正常代谢型	与正常代谢型患者相比，中间代谢型、慢代谢型患者接受硫唑嘌呤治疗时发生不良反应的风险增加
		*1/*2、*1/*3A、*1/*3B、*1/*3C、*1/*4	中间代谢型	
		*3A/*3A、*2/*3A、*3A/*3C、*3C/*4、*2/*3C、*3A/*4	慢代谢型	
NUDT15	蛋白编码基因，介导二磷酸核苷的水解，可能在DNA的合成和细胞周期过程中发挥作用	*1/*1	正常代谢型	与正常代谢型患者相比，中间代谢型、慢代谢型患者接受硫唑嘌呤治疗时发生不良反应的风险增加
		*1/*2、*1/*3	中间代谢型	
		*2/*2、*2/*3、*3/*3	慢代谢型	
		rs116855232	—	与CC、CT基因型患者相比，TT基因型炎症性肠病患者接受硫唑嘌呤治疗可能具有更高的骨髓抑制风险

6. 临床用药指导。

(1)指导临床用药的基因检测：根据相关基因与硫唑嘌呤治疗效果及不良反应的关系，建议用药前检测 *TPMT* 和 *NUDT15* 相关基因型。

(2)指导临床用药的剂量调整：具体如下。①根据相关基因与硫唑嘌呤治疗剂量的关系，CPIC 及 DPWG 均建议正常代谢型患者按照说明书推荐剂量给药。对于中间代谢型患者，CPIC 建议按照说明书正常剂量的 30%～70% 给药，并根据患者耐受程度滴定，剂量调整 2～4 周后达到稳定状态；DPWG 建议选择替换药物或减少 50% 药物剂量，并根据血药浓度监测结果和疗效增加剂量。对于慢代谢型患者，CPIC 建议选择替换药物或减少 90% 药物剂量，每周给药 3 次，而不是每日给药，并根据骨髓抑制程度调整剂量，剂量调整 4～6 周后达到稳定状态；DPWG 建议选择替换药物或减少 90% 药物剂量，并根据血药浓度监测结果和疗效增加剂量。②根据药物相互作用，对药物给药剂量的调整建议：由于别嘌醇可抑制硫唑嘌呤的失活，两者联用时应考虑减少硫唑嘌呤 1/4～1/3 的剂量；对于硫嘌呤甲基转移酶中间代谢型或慢代谢型患者，应考虑继续降低剂量或换药。

(3)指导临床用药的血药浓度监测：在初始用药的半年内每月监测 1 次谷浓度，根据监测结果，及时调整药物的给药剂量，直至达到目标浓度；维持期每 3～4 个月监测 1 次；在调整剂量、合用可影响硫唑嘌呤血药浓度的药物或发生不良反时，应随时监测血药浓度。

(4)药物相互作用对治疗效果和安全性的影响：硫唑嘌呤应避免与神经肌肉阻滞剂、骨髓抑制剂合用，以免增加神经肌肉阻滞作用及加重骨髓抑制；与华法林合用时，可减弱华法林的抗凝作用，需根据监测结果调整华法林剂量。

(二)霉酚酸

1. 药物特点：霉酚酸能够非竞争性地结合次黄嘌呤单核苷酸脱氢酶(IMPDH，T、B 淋巴细胞增殖过程中鸟嘌呤核苷酸从头合成的关键酶)发挥免疫抑制作用。霉酚酸口服给药后吸收迅速、完全，生物利用度为 94%，表观分布容积为 (3.6 ± 1.5) L/kg，蛋白结合率为 97%，药物在体内存在肝肠循环，主要通过尿液排泄，妊娠分级为 D 级，哺乳期患者禁用。用药过程中，建议监测霉酚酸的血药浓度。

2. 药物相互作用。

(1)霉酚酸类药物有肝肠循环，与干扰肝肠循环的药物联用时，会降低霉酚酸的药效。

(2)霉酚酸与阿昔洛韦或更昔洛韦合用时，会竞争性地通过肾小管排泄，使抗病毒药的血药浓度升高，增加发生药物不良反应的风险。

(3)霉酚酸与氢氧化镁或氢氧化铝合用时，由于抗酸作用或螯合作用，会降低霉酚酸的吸收。

（4）霉酚酸与质子泵抑制剂合用时，会干扰霉酚酸的吸收和/或胃部 pH 升高导致水解，降低吗替麦考酚酯的血药浓度。

（5）霉酚酸与 CYP3A4 诱导剂（如利福平）合用，会降低霉酚酸的血药浓度。

3. 不良反应：具体如下。

（1）感染及侵染类疾病：如机会性感染、尿路感染、巨细胞病毒及疱疹病毒感染等，还可增加巨细胞病毒性肺炎的发生率。

（2）骨髓抑制：如外周血白细胞减少，服药期间应当密切复查血常规。

（3）胃肠道系统：如恶心、呕吐、腹泻、便秘、胃肠道出血等，多为剂量依赖性，降低剂量多能缓解。

（4）其他：如肝、肾功能指标异常，发生淋巴瘤和恶性肿瘤的风险增加，以及全身不适、头晕、发热、寒战、皮疹、腿痛、骨痛和乏力等。

4. 药物治疗浓度监测。

（1）监测指征：霉酚酸在人体内的药代动力学个体差异大，血药浓度与药物疗效和毒性反应密切相关，浓度过低时发生移植术后排斥反应、移植物抗宿主病的风险增加，浓度过高时导致贫血、淋巴细胞减少，出现腹泻、恶心、呕吐等胃肠道不良反应及感染等。

（2）检测方法：液相色谱-质谱法、高效液相色谱法、酶放大免疫测定技术、克隆酶供体免疫测定等。

（3）监测方法：具体如下。①采血时间点：霉酚酸谷值水平与 AUC 的相关性较低，可采用有限采样法通过测定几个时间的药物浓度推算 AUC。国内不同的移植中心吗替麦考酚酯的 AUC 计算方法有差异，AUC 可由服药后 0.5 小时（$C_{0.5}$）、1.5 小时（$C_{1.5}$）、4 小时（C_4）、9 小时（C_9）血药浓度等 4 点法计算得出，也可由服药前（C_2）以及服药后 0.5 小时（$C_{0.5}$）、1 小时（C_1）、1.5 小时（$C_{1.5}$）、2 小时（C_2）、3 小时（C_3）、4 小时（C_4）、6 小时（C_6）、9 小时（C_9）、12 小时（C_{12}）10 点法血药浓度计算得出；麦考酚钠肠溶片的 AUC 由服药前（C_2）以及服药后 1 小时（C_1）、2.5 小时（$C_{2.5}$）、4 小时（C_4）、5 小时（C_5）、6 小时（C_6）、7 小时（C_7）、8 小时（C_8）、9 小时（C_9）、10 小时（C_{10}）、12 小时（C_{12}）血药浓度计算得出。②采血类型：全血样本（置于 EDTA 抗凝管中）。③监测频率：移植术后患者早期可监测 1 次霉酚酸 AUC；后期若发生药物不良反应或浓度不达标，可再进行浓度监测。

5. 药物基因组学：目前研究发现与霉酚酸相关的基因有 *HPRT1*、*ABCC2*、*IMP-DH2*、*SLCO1B1* 和 *UGT1A9*，其中研究较多、证据较为充分的基因是 *HPRT1*。主要相关基因多态性对霉酚酸疗效或不良反应的影响见表 7 - 5。

表 7-5　主要相关基因多态性对霉酚酸疗效或不良反应的影响

基因	主要作用	SNP 位点	临床相关性
HPRT1	次黄嘌呤鸟嘌呤磷酸核糖转移酶 1，编码的蛋白质是一种转移酶	—	*HPRT1* 基因缺陷患者使用霉酚酸时，可能引起严重代谢异常疾病、莱施-奈恩综合征或痛风

6. 临床用药指导。

(1)指导临床用药的基因检测：根据相关基因与霉酚酸不良反应的关系，建议用药前检测患者是否存在 *HPRT1* 基因缺陷。

(2)指导临床用药的血药浓度监测：建议移植术后患者用药早期监测 1 次霉酚酸的 AUC，后期如出现浓度不达标或药物不良反应可再进行血药浓度监测。

(3)药物相互作用对治疗效果和安全性的影响：霉酚酸与干扰肝肠循环的药物、质子泵抑制剂及 CYP3A4 诱导剂合用，会降低霉酚酸的血药浓度，应根据霉酚酸血药浓度监测结果调整给药剂量；与阿昔洛韦或更昔洛韦合用，需密切观察阿昔洛韦或更昔洛韦的相关不良反应，必要时调整药物剂量；不建议氢氧化镁/氢氧化铝与麦考酚钠肠溶片联用，若与吗替麦考酚酯联用，建议在服用吗替麦考酚酯后至少 2 小时再服用氢氧化铝/氢氧化镁。

(三)咪唑立宾

1. 药物特点：咪唑立宾为嘌呤类似物，在细胞内通过腺苷激酶磷酸化形成有活性的 5-磷酸咪唑立宾，竞争性地抑制嘌呤合成系统中的肌苷酸至鸟苷酸途径，从而抑制核酸合成，发挥免疫抑制作用。咪唑立宾口服吸收迅速，肾移植稳定期受者的生物利用度均值为 44.8%。肾功能维持良好的肾移植患者一次口服咪唑立宾 100mg 时，血药浓度达峰时间为 2 小时，C_{max} 为 2.38μg/mL，消除半衰期为 2.2 小时。咪唑立宾在体内蛋白结合率较低，为 2.3%，健康人中的稳态表观分布容积均值为 0.2~0.8L/kg，不经过肝脏代谢，在细胞内经腺苷激酶磷酸化为 5-磷酸咪唑立宾发挥作用，主要通过尿液排泄，妊娠期患者禁用，哺乳期患者慎用。用药过程中，建议监测咪唑立宾的血药浓度。

2. 药物相互作用：暂无相关数据。

3. 不良反应：具体如下。

(1)骨髓抑制：如全血细胞减少、粒细胞缺乏症、白细胞减少、血小板减少、红细胞减少、红细胞压积值降低等。

(2)感染及侵染类疾病：如肺炎、脑膜炎、败血症、病毒性肝炎恶化、带状疱疹等。

(3)泌尿系统：如急性肾功能衰竭、高尿酸血症。

(4)其他：如间质性肺炎、肝功能损害、胃肠道反应、过敏反应、头痛、头晕等。

4. 药物治疗浓度监测。

(1)监测指征：咪唑立宾的体内药代动力学特征个体差异大，治疗窗相对较窄。

(2)检测方法：液相色谱-质谱法、酶放大免疫测定技术、高效液相色谱法。

(3)监测方法：具体如下。①采血类型：静脉血 3～5mL。②监测频率：给药早期应密切监测，随后根据患者的肾功能情况进行监测；若出现不良反应时，应随时监测。

5. 临床用药指导：指导临床用药的血药浓度监测，建议患者在用药早期密切监测咪唑立宾的血药浓度，后期根据患者肾功能情况监测；当患者出现与咪唑立宾相关不良反应时，应随时监测。

(四)来氟米特

1. 药物特点：来氟米特为人工合成的异唑衍生物类抗炎及免疫抑制剂，口服后生物利用度为 82%～95%，口服单次给药，活性代谢产物的血药浓度达峰时间为 6～12 小时，血浆蛋白结合率大于 99%，表观分布容积为 11L。由于来氟米特存在肝肠循环，活性代谢产物消除半衰期约为 2 周，在体内代谢为一种主要药物（特立氟胺）和许多次要代谢物。来氟米特主要经过肾脏及胆汁排泄，妊娠分级为 X 级，哺乳分级为 L5 级。用药过程中，建议监测来氟米特的血药浓度。

2. 药物相互作用。

(1)来氟米特与氯氮平等 CYP1A2 底物合用，会降低后者的血清浓度；与经过 CYP2C8 代谢的药物合用，会抑制后者的代谢，增加后者的血药浓度。

(2)来氟米特与考来烯胺或药用炭合用，会抑制来氟米特在肠道的吸收，降低血浆中的代谢物浓度。

(3)来氟米特与肝毒性药物合用，可增加肝毒性。

(4)来氟米特与利福平联合使用，会增加来氟米特的血药浓度。

(5)来氟米特与甲氨蝶呤合用，会使全血细胞减少和/或肝毒性风险增加。

3. 不良反应：具体如下。

(1)中枢神经系统：如头痛、头晕、嗜睡、不适。

(2)消化系统：如腹泻、恶心、畏食、胃肠疼痛、腹痛、口腔黏膜溃疡、呕吐、唾液腺肿大、胃肠胀气、喉咙痛、口腔干燥症。

(3)心血管系统：如高血压、心悸、静脉曲张、腿部血栓性静脉炎。

(4)神经肌肉及骨骼系统：如背痛、无力、腱鞘炎。

(5)呼吸系统：如支气管炎、鼻炎、呼吸困难、流感样症状、间质性肺病。

(6)其他：如过敏反应、肝功能异常、脱发、皮疹、瘙痒症、史-约综合征、中毒性表皮坏死松解症等。

4. 药物治疗浓度监测。

（1）监测指征：来氟米特活性代谢产物特立氟胺在患者体内的血药浓度个体差异较大，严重不良反应的发生与其血药浓度密切相关。

（2）检测方法：高效液相色谱法、液相色谱-质谱法。

（3）监测方法：具体如下。①采血时间点：初始采血时间为给予负荷剂量24小时后，后续定期采血监测。②采血类型：静脉血3～5mL，留取血浆。③监测频率：初始监测于给予负荷剂量24小时后测定其谷浓度，后续定期监测，确保血药浓度在正常范围内。

5. 药物基因组学：研究发现，CYP1A2、ESR1和DHODH基因多态性与来氟米特的临床治疗相关。主要相关基因多态性对来氟米特药效的影响详见表7-6。

表7-6　主要相关基因多态性对来氟米特药效的影响

基因	主要作用	SNP位点	临床相关性
ESR1	雌激素受体1，编码雌激素受体和配体激活的转录因子，在乳腺癌、子宫内膜癌和骨质疏松症中起关键作用	rs9340799	与GG基因型患者相比，AA、AG基因型患者对来氟米特的反应可能更大
		rs2234693	与TT基因型患者相比，CC基因型女性类风湿关节炎患者在接受来氟米特治疗时的反应可能较差
DHODH	二氢乳清酸脱氢酶（酶），编码的蛋白质催化第四个酶促步骤，即泛醌介导的二氢乳清酸氧化为乳清酸	rs3213422	与AA基因型患者相比，CC基因型患者接受来氟米特治疗时的可能敏感性更好，暂无AC基因型相关研究数据

6. 临床用药指导。

（1）指导临床用药的基因检测：根据相关基因与来氟米特不良反应的关系，考虑证据级别较低，暂无可用于指导临床用药的基因检测建议。

（2）指导临床用药的血药浓度监测：建议患者在初始给予负荷剂量24小时后测定谷浓度，根据结果调整给药剂量；后续定期监测，确保其血药浓度在正常范围内。

（3）药物相互作用对治疗效果和安全性的影响：来氟米特为CYP1A2诱导剂及CYP2C8抑制剂，应避免与CYP1A2底物及CYP2C8代谢药物联用。

三、哺乳动物雷帕霉素靶蛋白抑制剂

(一)西罗莫司

1. 药物特点：西罗莫司为大环内酯抗生素类免疫抑制剂，抑制由抗原和细胞因子（IL-2、IL-4和IL-15）激发的T淋巴细胞的活化和增殖而产生免疫抑制作用。西罗莫司迅速吸收，单剂量口服后平均达峰时间约为1小时，血浆蛋白结合率约为92%，在肝脏经 CYP3A4 酶广泛代谢，可被 P-gp 药物流出泵从小肠上皮细胞逆转运至肠腔，主要经粪便排泄，多剂量给药后半衰期为（62±16）小时，妊娠分级为 C 级，哺乳分级为 L4 级。用药过程中，建议监测西罗莫司的血药浓度。

2. 药物相互作用。

（1）西罗莫司与环孢素等 CYP3A4 和 P-gp 作用的底物或抑制剂合用，会减慢西罗莫司代谢，增加西罗莫司的血药浓度。

（2）西罗莫司与利福平等 CYP3A4 和 P-gp 的强效诱导剂合用，会加速西罗莫司的代谢，降低西罗莫司的血药浓度。

（3）西罗莫司与羟甲基戊二酸单酰辅酶 A（HMG-CoA）还原酶抑制剂和/或贝特类药物合用，不良反应的发生风险会增加。

3. 不良反应：具体如下。

（1）感染及侵染类疾病：西罗莫司会增加患者对细菌、真菌、病毒等的易感性，出现肺部或其他部位真菌、细菌或病毒等的感染。

（2）良性、恶性和性质不明的肿瘤：如非黑色素瘤皮肤癌。

（3）血液及淋巴系统反应：如白细胞减少、贫血或血小板减少、溶血性尿毒症综合征。

（4）胃肠道系统反应：如腹痛、便秘、腹泻、恶心、口腔黏膜炎、胰腺炎。

（5）代谢及营养异常：如低钾血症、低磷血症、高脂血症、糖尿病等。

（6）其他：如超敏反应、血管性水肿、高血压、心动过速、肝功能异常等。

4. 药物治疗浓度监测。

（1）监测指征：西罗莫司治疗窗较窄，口服生物利用度低，食物会影响其吸收；其代谢酶的基因多态性导致药代动力学个体差异大；药物的免疫抑制效应、不良反应的发生及严重性与血药浓度密切相关。

（2）检测方法：液相色谱-质谱法、放射免疫分析、化学发光微粒子免疫检测法等。

（3）监测方法：具体如下。①采血时间点：下一次给药前抽血检测。②采血类型：静脉全血样本（EDTA 抗凝）。③监测频率：由于西罗莫司半衰期相对较长，且术后患者生理改变和合用的其他免疫抑制剂剂量的调整，其浓度在移植早期容易发生变化，因此首次取样应在给予负荷剂量后 4 日或更晚一些，随后在第 1 个月的每周及第 2 个月的每 2 周取样。当西罗莫司或环孢素的剂量调整、调整相对给药时间时，应监测血药浓度。

5. 药物基因组学：目前研究发现与西罗莫司相关的基因主要有 *CYP3A4*、*CYP3A5*、*POR*、*NR1I2*、*UGT1A8*、*TCF7L2* 和 *ABCB1*，其中研究较多、证据较为充分的基因有 *CYP3A4* 和 *CYP3A5*。主要相关基因多态性对西罗莫司疗效或不良反应的影响详见表 7-7。

表7-7 主要相关基因多态性对西罗莫司疗效或不良反应的影响

基因	主要作用	SNP位点	临床相关性
CYP3A5	细胞色素P450第三亚家族A成员5，是人体重要的药物代谢酶	*1、*3	与*3等位基因联合一个正常功能等位基因的患者或具有两个正常功能等位基因的患者相比，具有*3等位基因与另一个无功能等位基因联合的患者可能需要较低剂量的西罗莫司
ABCB1	ATP结合盒B亚家族成员1，编码的膜相关蛋白是ATP结合盒（ABC）转运蛋白超家族的成员	rs1045642	与AA、AG基因型患者相比，接受肾移植的GG基因型患者在接受西罗莫司治疗时总胆固醇和低密度脂蛋白胆固醇可能降低
CYP3A4	细胞色素P450第三亚家族A成员4，是人体重要的药物代谢酶	—	有助于西罗莫司剂量的调整

6. 临床用药指导。

(1)指导临床用药的基因检测：根据相关基因与西罗莫司治疗效果及不良反应的关系，建议用药前检测CYP3A5 * 3基因型。

(2)指导临床用药的剂量调整：鉴于西罗莫司为CYP3A4底物，不建议西罗莫司与强CYP3A4抑制剂或诱导剂联用，临床确需联合使用时，需要根据血药浓度监测结果调整用药剂量。

(3)指导临床用药的血药浓度监测：建议患者在首次给予负荷剂量后4日或更晚一些进行血药浓度监测，根据监测结果调整给药剂量；随后在用药后的第1个月每周及第2个月的每2周监测血药浓度。当西罗莫司或环孢素的剂量调整、调整相对给药时间时，应监测血药浓度。

(4)药物相互作用对治疗效果和安全性的影响：西罗莫司应避免与P-gp的诱导剂或抑制剂联用；与洛伐他汀等HMG-CoA还原酶抑制剂合用时，需要监测横纹肌溶解症的发生情况。

(二)依维莫司

1. 药物特点：依维莫司为西罗莫司衍生物，是哺乳动物雷帕霉素靶蛋白(mTOR)选择性抑制剂。依维莫司口服后达峰时间为1～2小时，生物利用度约为16%，食物会影响药物吸收，稳态表观分布容积约为1.5L/kg，血浆蛋白结合率约为74%，在肝脏经CYP3A4酶代谢，可被P-gp药物流出泵从小肠上皮细胞逆转运至肠腔，主要经粪便排泄，半衰期约为30小时，妊娠分级为C级，哺乳分级为L5级。用药过程中，建议监测依维莫司的血药浓度。

2. 药物相互作用：①依维莫司与CYP3A4和P‐gp抑制剂合用，会减慢依维莫司的代谢，增加其血药浓度，导致不良反应发生。②依维莫司与CYP3A4强效诱导剂合用，会加速依维莫司的代谢，降低其血药浓度，导致疗效下降。③依维莫司与咪达唑仑、卡马西平合用，会增加后者的血药浓度。④依维莫司与HMG‐CoA还原酶抑制剂合用，不良反应的发生风险会增加。

3. 不良反应：具体如下。①感染及侵袭类疾病：如鼻咽炎、上呼吸道感染、感染性肺炎、尿路感染、中耳炎等。②血液及淋巴系统疾病：如贫血或血小板减少、白细胞减少、中性粒细胞减少。③胃肠道系统反应：如腹痛、腹泻、便秘、恶心、腹胀、胃炎。④代谢及营养异常：如食欲下降、高胆固醇血症、高脂血症、高血糖、低磷血症等。⑤皮肤及皮下组织疾病：如皮疹、痤疮、痤疮性皮炎、皮肤干燥。⑥其他：如头痛、味觉障碍、高血压、淋巴水肿、闭经、月经不规则、血管性水肿等。

4. 药物治疗浓度监测。

(1)监测指征：依维莫司治疗窗较窄，口服生物利用度低，食物会影响吸收；其代谢酶的基因多态性导致药代动力学个体差异大；药物的免疫抑制效应、不良反应的发生及严重性与血药浓度密切相关。

(2)检测方法：液相色谱‐质谱法、高效液相色谱法、放射免疫分析、化学发光微粒子免疫检测法。

(3)监测方法：具体如下。①采血时间点：下一次给药前抽血检测。②采血类型：静脉全血样本(EDTA抗凝)。③监测频率：移植术后早期用药每周监测1次，维持治疗期间定期监测；剂量调整、免疫抑制治疗方案改变或合用其他可能改变依维莫司全血浓度的药物时，应监测谷浓度。

5. 药物基因组学：目前研究发现与依维莫司相关的基因主要有 *ESR1*、*ERBB2*、*CYP3A4*、*CYP3A5*、*ABCB1*、*FGFR4* 和 *PIK3R1* 等。主要相关基因多态性对依维莫司疗效或不良反应的影响详见表7‐8。

表7‐8　主要相关基因多态性对依维莫司疗效或不良反应的影响

基因	主要作用	SNP位点	临床相关性
ESR1	雌激素受体1，可调节雌激素水平	—	依维莫司适用于治疗激素受体阳性、人表皮生长因子受体2阴性乳腺癌
ERBB2	为原癌基因 *erbB‐2* 编码的185kD细胞膜受体，与配体结合表皮生长因子受体家族成员形成异源二聚体	—	依维莫司适用于治疗激素受体阳性、人表皮生长因子受体2阴性乳腺癌

续表

基因	主要作用	SNP 位点	临床相关性
PIK3R1	磷酸肌醇-3-激酶调节亚基1，在胰岛素的代谢作用中起重要作用，该基因的突变与胰岛素抵抗有关	rs10515074	与 AG、AA 基因型患者相比，GG 基因型乳腺癌患者接受依维莫司治疗时发生白细胞减少的可能性增加，高血糖的可能性降低
RPTOR	该基因编码信号通路的一个组成部分，该信号通路调节细胞生长，以响应营养和胰岛素水平	rs9906827	与 CT、TT 基因型患者相比，CC 基因型乳腺癌患者接受依维莫司治疗时，无进展生存期发生可能性降低，肺炎的可能性增加

6.临床用药指导。

(1)指导临床用药的基因检测：根据相关基因与依维莫司治疗效果及不良反应的关系，建议用药前应检测乳腺癌肿瘤雌激素受体及人表皮生长因子受体2。依维莫司适用于雌激素受体阳性、人表皮生长因子受体2阴性的乳腺癌患者。

(2)指导临床用药的剂量调整：依维莫司代谢消除依赖于 CYP3A4 及 P-gp，不建议依维莫司与强 CYP3A4 和 P-gp 抑制剂或诱导剂联用，临床确需联合使用时，需要根据血药浓度监测结果调整用药剂量。

(3)指导临床用药的血药浓度监测：建议移植术后的患者给予依维莫司治疗时，早期应每周监测1次血药浓度，维持治疗期间定期监测。当依维莫司的用药剂量进行调整、免疫抑制治疗方案改变或合用其他可能改变依维莫司全血浓度的药物时，应监测谷浓度。

(4)药物相互作用对治疗效果和安全性的影响：依维莫司应避免与 P-gp 抑制剂合用；与辛伐他汀等 HMG-CoA 还原酶抑制剂合用时，需要密切监测肌酐激酶和肌肉相关毒性症状。

（袁海玲）

参考文献

[1] 王辰，姚树坤.精准医学：药物治疗纲要[M].2 版.北京：人民卫生出版社，2021.

[2] 张相林.治疗药物监测临床应用手册[M].北京：人民卫生出版社，2020.

[3] 田普训，敖建华，李宁，等.器官移植免疫抑制剂临床应用技术规范（2019 版）[J].器官移植，2019(3)：213-226.

[4] 石炳毅，袁铭.中国肾移植受者免疫抑制治疗指南（2016 版）[J].器官移植，2016

（5）：327 – 331.

［5］　刘晓曼，陈杰．肾移植患者免疫抑制剂长期管理医药专家共识［J］．今日药学，
2022（11）：801 – 816.

［6］　陈文倩，张雷，张弋，等．实体器官移植他克莫司个体化治疗专家共识［J］．中国
医院用药评价与分析，2021，21（12）：1409 – 1424.

第八章　肿瘤的精准药学服务

第一节　一般抗肿瘤药物

一、烷化剂类药物

(一)药物特点

烷化剂为细胞毒类药物，其化学性质高度活泼，可与细胞的蛋白质和核酸结合，影响核酸、蛋白质的结构和功能，进而杀伤肿瘤细胞，对细胞有直接毒性作用。烷化剂类代表药物有氮芥(chlormethine)、环磷酰胺(cyclophosphamide)、异环磷酰胺(ifosfamide)、白消安(busulfan)等。目前已发现与基因相关的烷化剂为白消安。

白消安通过与细胞 DNA 内的鸟嘌呤起烷化作用而破坏 DNA 的结构与功能，主要适用于慢性粒细胞白血病的慢性期，也可用于原发性血小板增多症、真性红细胞增多症等慢性骨髓增殖性疾病。白消安口服吸收良好，口服后约 1 小时达到血浆峰浓度，生物利用度约为 80%，表观分布容积为 94L/kg，主要在肝脏代谢，经肾脏排泄，半衰期为 2～3 小时，妊娠分级为 D 级，哺乳分级 L5 级。

(二)药物相互作用

1. 白消安与阿昔洛韦等肾毒性药物联用，会增加肾损伤的风险。

2. 白消安与地高辛合用，会影响地高辛的吸收，需要监测地高辛的血药浓度。

(三)不良反应

1. 骨髓抑制：长时间使用时，可能导致骨髓造血障碍。

2. 血液系统表现：如血小板减少、出血性症状。

3. 胃肠道反应：如恶心、呕吐、胃部不适等。

4. 其他：如头晕、面红、色素沉着、脱发、皮疹、肺纤维化、肾上腺皮质功能低下等。

(四)药物基因组学

目前研究发现与白消安相关的基因有 *CYP2C9*、*CTH*、*GSTM1*、*CYP2C19*、*BCR - ABL1* 及 *GSTA1*。主要相关基因多态性对白消安药效的影响详见表 8 - 1。

表 8-1　主要相关基因多态性对白消安药效的影响

基因	主要作用	SNP 位点	临床相关性
BCR - ABL1	融合基因，对具有高络氨酸激酶活性的 BCR - ABL1 融合蛋白进行编码，在慢性粒细胞白血病的发病中起重要作用	—	白消安对 BCR - ABL1 融合基因缺乏的慢性粒细胞白血病患者无效

(五)临床用药指导

1. 指导临床用药的基因检测：根据白消安相关基因与疗效的关系，建议必要时检测患者有无 BCR - ABL1 融合基因，缺乏 BCR - ABL1 融合基因的慢性粒细胞白血病患者使用白消安治疗无效。此外，与 BCR - ABL1 缺失有关的"juvenile"型慢性粒细胞白血病幼儿对白消安反应欠佳。

2. 药物相互作用对治疗效果和安全性的影响：白消安应尽可能避免与肾毒性药物联用，以免增加肾损伤风险；与地高辛合用时，应对地高辛进行血药浓度监测。

二、抗代谢药物

抗代谢药物的化学结构与体内某些代谢物相似，虽不具备其功能，但可干扰核酸蛋白质的生物合成和利用，从而导致肿瘤细胞死亡。这类药物包括胸腺核苷合成酶抑制剂、二氢叶酸还原酶抑制剂、嘌呤核苷合成酶抑制剂、核苷酸还原酶抑制剂等。临床常用抗代谢类的代表药物有氟尿嘧啶（fluorouracil）、甲氨蝶呤（methotrexate）、阿糖胞苷（cytarabine）、卡培他滨（capecitabine）、巯嘌呤（mercaptopurine）、吉西他滨（gemcitabine）等。

(一)氟尿嘧啶

1. 药物特点：氟尿嘧啶口服吸收后不稳定，一般通过静脉注射给药。静脉注射后，氟尿嘧啶迅速从血浆中清除，血浆半衰期约为 16 分钟，血浆蛋白结合率为 10%，表观分布容积为 0.1~0.4L/kg，能够分布到全身组织和体液中，包括脑脊液中，85% 在肝脏中经二氢嘧啶脱氢酶（DPD）分解代谢，60%~80% 的肝脏分解代谢物尿嘧啶通过呼吸以 CO_2 的形式排泄，15% 以原型由尿液排泄。氟尿嘧啶的妊娠分级为 X 级，哺乳分级为 L4 级。

2. 药物相互作用：①氟尿嘧啶与奥沙利铂、甲硝唑、干扰素 α-2b、西咪替丁等药物联用，氟尿嘧啶的代谢及清除率会降低。②氟尿嘧啶与甲氨蝶呤合用，氟尿嘧啶的药效会降低。

3. 不良反应：具体如下。①消化系统：常见恶心、呕吐或食欲减退，偶见腹部不适或腹泻、口腔黏膜炎或溃疡。②血液系统：常见白细胞减少，罕见血小板减少。③心血管系统：可出现心绞痛和心电图变化，偶见心肌缺血。④神经系统：长期应用可出现神经系统毒性，小脑共济失调较罕见。⑤其他：极少见咳嗽、气急等。

4. 药物治疗浓度监测。

(1)监测指征：氟尿嘧啶服药后个体差异大，治疗窗较窄。

(2)检测方法：高效液相色谱法、胶乳免疫比浊法、液相色谱-质谱法/质谱联用技术、时间分辨荧光免疫法。

(3)监测方法：具体如下。①采血时间点：静脉滴注开始后(24±6)小时采血。②采血类型：静脉血 3～5mL，留取血清或血浆样本。③监测频率：给药后监测 1 次 AUC。

5. 药物基因组学：目前研究发现与氟尿嘧啶相关的基因约有 100 种，主要有 DYPD、GSTP1、NQO1、TYMS、MTHFR、CYP1B1、TP53、RGS5 和 SELE 等，其中研究证据级别较高的为 DYPD 基因。主要相关基因多态性对氟尿嘧啶疗效或不良反应的影响详见表 8-2。

表 8-2　主要相关基因多态性对氟尿嘧啶疗效或不良反应的影响

基因	主要作用	SNP 位点	代谢型	临床相关性
DYPD	二氢嘧啶代谢酶，为尿嘧啶和胸腺嘧啶代谢通路的起始和速率限制因子	*1/*1	正常代谢型	DPYD 活性正常，使用氟尿嘧啶时毒性风险正常
		*1/*2A、*1/*13、*1/rs67376798A	中间代谢型	DPYD 活性减弱，毒性风险增加，需考虑减少剂量
		*2A/*2A、*13/*13、rs67376798A/rs67376798A	慢代谢型	DPYD 活性完全缺失，毒性风险大，考虑替代治疗

6. 临床用药指导。

(1)指导临床用药的基因检测：根据相关基因与氟尿嘧啶治疗效果或不良反应的关系，建议检测 DYPD 相关基因型，以指导氟尿嘧啶的精准治疗。

(2)指导临床用药的剂量调整：为了减轻氟尿嘧啶的毒性反应，CPIC 建议基于 DPYD 代谢型对氟尿嘧啶的给药剂量进行调整。对于正常代谢型患者，DYPD 活性正常，使用氟尿嘧啶类药物风险正常，使用说明书推荐剂量治疗；对于中间代谢型患者，DYPD 活性降低(DYPD 活性为正常人的 30%～70%)，使用氟尿嘧啶类药物时毒性增加，按照说明书推荐正常剂量的 50% 开始治疗，同时根据药代动力学和毒性进行剂量滴定；对于慢代谢型患者，DYPD 活性完全丧失，使用氟尿嘧啶类药物时毒性增加，考虑换用其他药物治疗。DPWG 指南建议，对于慢代谢型患者，需换用其他药物；对于中间代谢型患者，需换用其他药物，或将剂量降低为说明书推荐正常剂量的 50%。

(3)指导临床用药的血药浓度监测：患者给予氟尿嘧啶静脉滴注开始后的(24±6)小时采血，测定血药浓度，并计算 AUC，根据监测结果及时调整药物的给药剂量，确保药物的血药浓度在正常范围之内，以达到药物治疗的预期效果，避免药物不良反应的发生。

(4)药物相互作用对治疗效果和安全性的影响：氟尿嘧啶与奥沙利铂、甲硝唑、干扰素 α-2b、西咪替丁等药物联用，氟尿嘧啶的血药浓度会升高、毒性增大，建议联合用药时监测氟尿嘧啶血药浓度，根据监测结果调整给药剂量；甲氨蝶呤与氟尿嘧啶联合应用时，应先给予甲氨蝶呤 4～6 小时后再给予氟尿嘧啶。

(二)卡培他滨

1. 药物特点：卡培他滨为氟尿嘧啶的前体物，在体内转化为 5-氟尿嘧啶发挥作用。卡培他滨易于从胃肠道吸收，口服后 1.5 小时达峰浓度；2 小时后，5-氟尿嘧啶达峰浓度。卡培他滨的血浆蛋白结合率为 35%，在酶的作用下被大量代谢为 5-氟尿嘧啶，再经二氢嘧啶脱氢酶(DPD)分解代谢后从尿液排泄。卡培他滨与 5-氟尿嘧啶消除半衰期约为 0.75 小时。卡培他滨的妊娠分级为 X 级，哺乳分级为 L5 级。

2. 药物相互作用：①卡培他滨与华法林等香豆素衍生物类抗凝剂合用，可能会导致凝血指标异常或出血。②卡培他滨与索立夫定或其他类似物合用，会导致卡培他滨毒性增加，有致死的可能。③卡培他滨与甲酰四氢叶酸合用，可能会增加卡培他滨的毒性。

3. 不良反应：具体如下。①消化系统：如恶心、呕吐、腹泻、口腔炎、腹痛、便秘、消化不良、厌食、脱水等。②神经系统：如感觉异常、味觉障碍、头痛、头晕等。③皮肤和皮下组织：如手-足综合征、皮炎、皮疹、脱发、红斑、皮肤干燥等。④其他：如疲乏、困倦、发热、嗜睡、高胆红素血症、结膜炎等。

4. 药物基因组学：目前研究发现与卡培他滨相关的基因有 60 余种，主要有 *DYPD*、*TYMS*、*UMPS* 等，其中研究证据级别较高的基因有 *DYPD*、*TYMS*。主要相关基因多态性对卡培他滨疗效或不良反应的影响详见表 8-3。

表 8-3　主要相关基因多态性对卡培他滨疗效或不良反应的影响

基因	主要作用	SNP 位点	代谢型	临床相关性
DYPD	二氢嘧啶代谢酶，为尿嘧啶和胸腺嘧啶代谢通路的起始和速率限制因子	*1/*1	正常代谢型	DPYD 活性正常，使用卡培他滨时毒性风险正常
		*1/*2A、*1/*13、*1/rs67376798A	中间代谢型	DPYD 活性减弱，毒性风险增加，需考虑减少剂量
		*2A/*2A、*13/*13、rs67376798A/rs67376798A	慢代谢型	DPYD 活性完全缺失，毒性风险大，需考虑替代治疗

5. 临床用药指导。

(1)指导临床用药的基因检测：根据相关基因与卡培他滨治疗效果及不良反应的关系，建议检测 *DYPD* 相关基因型，以指导卡培他滨的精准治疗。

(2)指导临床用药的剂量调整：为了减轻卡培他滨的毒性反应，CPIC 指南建议，基于 DPYD 代谢型对卡培他滨的给药剂量进行调整。对于正常代谢型患者，DYPD 活性正常，使用卡培他滨风险正常，使用说明书推荐剂量治疗；对于中间代谢型患者，DYPD 活性降低（DYPD 活性为正常人的 30%～70%），使用卡培他滨时毒性增加，按照说明书推荐正常剂量的 50% 开始治疗，同时根据药代动力学和毒性进行剂量滴定；对于慢代谢型患者，DYPD 活性完全丧失，使用卡培他滨时毒性增加，考虑换用其他药物治疗。DPWG 指南建议，对于慢代谢型患者，需换用其他药物；对于中间代谢型患者，需换用其他药物，或将说明书推荐剂量降低 50%。

（3）药物相互作用对治疗效果和安全性的影响：卡培他滨禁止与索立夫定或其他类似物合用；与华法林等香豆素衍生物类抗凝剂合用时，应常规监测国际标准化比值或凝血酶原时间。

（三）甲氨蝶呤

1. 药物特点：甲氨蝶呤用药剂量 $<30mg/m^2$ 时，口服吸收良好，生物利用度呈剂量依赖性，成人低剂量（$\leqslant 30mg/m^2$）时，生物利用度约为 60%；当成人剂量 $>80mg/m^2$ 或儿童剂量 $>40mg/m^2$ 时，随着剂量增加，生物利用度下降。甲氨蝶呤口服给药时，达峰时间为 1～5 小时；肌内注射时，达峰时间为 30～60 分钟。甲氨蝶呤静脉注射时的表观分布容积分别为 0.18L/kg（初始）和 0.4～0.8L/kg（稳态），蛋白结合率约为 50%。甲氨蝶呤口服后主要被肠道羧肽酶、肝脏醛化酶代谢，主要经肾脏排泄，半衰期为 3～10 小时，妊娠分级为 X 级，哺乳分级为 L4 级。

2. 药物相互作用：①甲氨蝶呤与肝毒性药物合用，会增加肝脏毒性。②甲氨蝶呤可增加抗凝血作用，与其他抗凝血药物合用，可能会增加肝脏凝血因子的缺少或/和血小板减少症。③甲氨蝶呤与竞争血浆蛋白结合的药物（如阿司匹林、苯妥英钠等）及影响甲氨蝶呤清除的药物（如非甾体抗炎药、青霉素类、质子泵抑制剂、磺胺类、环丙沙星）和维生素 C 等合用时，可引起甲氨蝶呤血药浓度升高，导致毒性反应发生。④甲氨蝶呤与乙胺嘧啶等具有抗叶酸作用的药物合用时，会增加甲氨蝶呤的毒副作用。

3. 不良反应：具体如下。①消化系统：如口腔炎、咽喉炎、口唇溃疡、恶心、呕吐、食欲减退、腹泻、腹痛、消化道出血等。②肝功能损伤：如实验室指标异常、黄疸、肝细胞坏死、脂肪肝、肝纤维化等。③泌尿生殖系统：大剂量使用时，可出现血尿、蛋白尿、氮质血症，甚至尿毒症。④神经系统：如眩晕、头痛、颅内异常、认知功能障碍及言语障碍等。⑤骨髓抑制：长期服用可引起骨髓抑制，出现血小板下降、白细胞减少、贫血或内脏出血等。⑥呼吸系统：如咳嗽、咽炎、慢性阻塞性肺疾病、其他肺部疾病（如肺纤维化、间质性肺炎）等。⑦其他：如脱发、皮肤发红或瘙痒、皮疹、发热、结节、组织坏死等。

4. 药物治疗浓度监测。

（1）监测指征：甲氨蝶呤治疗窗较窄，毒性大，个体差异明显，且与多种药物存在药物相互作用，尤其在大剂量使用时，应进行血药浓度监测。

（2）检测方法：高效液相色谱法、酶免疫分析、化学发光微粒子免疫检测法、荧光偏振免疫分析、液相色谱/质谱联用技术、酶放大免疫测定技术。

（3）监测方法：具体如下。①采血时间点：一般情况下，采血时间点为 24 小时、48 小时和 72 小时。②采血类型：静脉血 3mL，留取血清或血浆样本。③监测频率：24 小时持续滴注，至少于滴注开始后 24 小时、48 小时、72 小时各监测 1 次浓度，直至峰浓度≤0.1～0.2μmol/L；滴注时间≤6 小时的快速滴注，至少于滴注开始后 3～6 小时（即滴注结束时）、24 小时、48 小时、72 小时各监测 1 次浓度，直至浓度≤0.1～0.2μmol/L；当出现排泄延迟、急性肾损伤或其他严重不良事件时，应缩短监测间隔，增加监测频率。

5. 药物基因组学：目前研究发现多个基因与甲氨蝶呤体内过程相关，主要有 MTHFR、SLCO1B1、SLC19A1、ABCB1、GSTP1 和 ATIC 等，其中 ABCB1、MTHFR 基因多态性与甲氨蝶呤的疗效或不良反应相关，详见表 8-4。

表 8-4　主要相关基因多态性对甲氨蝶呤疗效或不良反应的影响

基因	主要作用	SNP 位点	临床相关性
MTHFR	亚甲基四氢叶酸还原酶，编码的蛋白催化 5,10-亚甲基四氢叶酸转化为具有生物学功能的 5-甲基四氢叶酸	rs1801133	与 GG 基因型患者相比，接受甲氨蝶呤治疗的 AA、AG 基因型关节炎患者可能具有更高的毒性风险
SLC19A1	溶质载体家族 19 成员 1，编码的膜蛋白是叶酸的转运蛋白，参与调节叶酸的细胞内浓度	rs1051266	与 CC、CT 基因型患者相比，TT 基因型类风湿关节炎患者用甲氨蝶呤治疗时的反应可能增加
ATIC	5-氨基咪唑-4-甲酰胺核糖核苷酸甲酰转移酶/IMP 环水解酶，编码一种双功能蛋白，该蛋白催化从头嘌呤生物合成途径的最后两个步骤	rs4673993	与 TT 基因型患者相比，CC 和 CT 基因型类风湿关节炎患者用甲氨蝶呤治疗时的反应可能增加

6. 临床用药指导。

（1）指导临床用药的基因检测：根据相关基因与甲氨蝶呤治疗效果或不良反应的关系，《中国大剂量甲氨蝶呤循证用药指南》建议，对于血液恶性肿瘤患者，可考虑进行 MTHFR 相关基因检测，以指导甲氨蝶呤的精准治疗。

（2）指导临床用药的血药浓度监测：当给予大剂量甲氨蝶呤治疗时，应常规开展血药浓度监测。

（3）药物相互作用对治疗效果和安全性的影响：用药前应常规评估合并用药风险，尤其应警惕质子泵抑制剂、维生素 C、利尿剂等化疗常用辅助药物对甲氨蝶呤的影响。

鉴于大剂量甲氨蝶呤用药风险较高，应尽量避免联用具有潜在相互作用的药物，必须合并用药时，需对甲氨蝶呤的血药浓度与不良事件进行更严密的监测。

(四)巯嘌呤

1. 药物特点：巯嘌呤在体内转化为 6-巯基嘌呤核糖核苷酸(6TGN)后发挥作用，属于抑制嘌呤合成途径的细胞周期特异性药物，能竞争性地抑制次黄嘌呤的转变过程，阻止肿瘤细胞的分裂增殖。巯嘌呤口服吸收不完全，血浆蛋白结合率约为 20%，吸收后在肝内经黄嘌呤氧化酶等氧化及甲基化作用后分解为硫尿酸等而失去活性，代谢物经肾脏排泄。巯嘌呤的妊娠分级为 D 级，哺乳分级为 L3 级。

2. 药物相互作用：①别嘌呤可抑制巯嘌呤代谢，两者合用会明显增加后者的效能与毒性。②巯嘌呤与肝损伤药品合用时，会增加肝损伤的发生风险。③巯嘌呤与放射治疗合并应用，或与其他对骨髓有抑制的抗肿瘤药物合用时，会增强巯嘌呤的效应。

3. 不良反应：具体如下。①骨髓抑制：患者可出现白细胞及血小板减少。②肝脏损害：巯嘌呤引起肝细胞损伤，可致胆汁淤积，出现黄疸。③消化系统：服药量过大的患者，会出现恶心、呕吐、食欲减退、口腔炎、腹泻等。④其他：如高尿酸血症，严重者可发生尿酸性肾病，罕见肺纤维化及间质性肺炎等。

4. 药物基因组学：目前研究发现与巯嘌呤相关的基因有 40 余种，主要有 *NUDT15*、*TPMT*、*ABCC4*、*DROSHA*、*GNMT*、*HLA-DQA1*、*ITPA*、*FOLH1* 和 *PACSIN2* 等，其中研究较多、证据较为充分的基因有 *NUDT15*、*TPMT*。主要相关基因多态性对巯嘌呤疗效或不良反应的影响详见表 8-5。

表 8-5　主要相关基因多态性对巯嘌呤疗效或不良反应的影响

基因	主要作用	基因型	代谢型	临床相关性
NUDT15	介导二磷酸核苷的水解，可能在 DNA 合成和细胞周期过程中发挥作用	*1/*1	正常代谢型	正常代谢型患者代谢正常，不良反应发生风险正常；中间代谢型患者代谢能力减弱，不良反应发生风险增加；慢代谢型患者代谢能力更弱，不良反应发生风险大大增加
		*1/*2、*1/*3、*2/*5、*3/*6	中间代谢型	
		*2/*2、*2/*3、*3/*3	慢代谢型	
TPMT	甲基化转移酶，为嘌呤类药物代谢过程中的关键酶	*1/*1	正常代谢型	正常代谢型患者代谢正常，6-硫鸟嘌呤核苷酸(6TGN)代谢物浓度较低，不良反应发生风险正常；中间代谢型、慢代谢型患者代谢能力减弱，6TGN 代谢物浓度增加，不良反应发生风险增加
		*1/*2A、*1/*3A、*1/*3B、*1/*3C、*1/*4、*1/*3B	中间代谢型	
		*3A/*3A、*2/*3A、*3A/*3C、*3C/*4、*2/*3C、*3A/*4	慢代谢型	

5. 临床用药指导。

(1)指导临床用药的基因检测：根据相关基因与巯嘌呤治疗效果或不良反应的关系，建议检测 *NUDT15*、*TPMT* 相关基因型。

(2)指导临床用药的剂量调整：基于 *NUDT15* 及 *TPMT* 基因代谢型，CPIC 指南建议，正常代谢型患者使用说明书推荐的正常起始剂量；中间代谢型患者按照说明书正常剂量的 30%～80% 给药；慢代谢型患者选择替换药物或减少 90% 药物剂量，每周给药 3 次，而不是每日给药，并根据骨髓抑制程度调整剂量，剂量调整 4～6 周后达到稳定状态。其具体临床用药剂量调整详见表 8-6。基于 *NUDT15* 及 *TPMT* 基因代谢型，DPWG 指南推荐，对于 *TPMT* 慢代谢型患者，选择替代方案或从标准剂量的 10% 开始用药；对于 *TPMT* 中间代谢型患者，从标准剂量的 50% 开始用药，如果 *NUDT15* 多态性为中间代谢型或慢代谢型，临床用药剂量调整更需减少剂量，当然，任何剂量的调整都应以毒性(监测血细胞计数)和有效性为指导，在出现骨髓抑制症状(如严重咽喉痛伴发热、经常流鼻血和有瘀伤倾向)时，应及时就医。

(3)药物相互作用对治疗效果和安全性的影响：用药前，应常规评估合并用药风险，尤其警惕肝损伤药物及其他对骨髓有抑制的抗肿瘤药物对巯嘌呤的影响，尽量避免联用具有潜在相互作用的药物；必须合并用药时，需调整巯嘌呤的剂量与疗程。

表 8-6　基于 *NUDT15* 和 *TPMT* 基因代谢型 CPIC 指南推荐的临床用药剂量调整

代谢型	剂量调整建议		
	TPMT(正常代谢型)	*TPMT*(中间代谢型)	*TPMT*(慢代谢型)
NUDT15(正常代谢型)	使用说明书推荐的正常起始剂量	按照说明书正常剂量的 30%～80% 给药，并根据骨髓抑制程度调整剂量，剂量调整 2～4 周后达到稳定状态	对于恶性肿瘤患者，建议选择起始剂量减少 90% 药物剂量，每周给药 3 次，而不是每日给药，并根据骨髓抑制程度调整剂量，剂量调整 4～6 周后达到稳定状态；对于非恶性疾病患者，考虑替代药物治疗
NUDT15(中间代谢型)	按照说明书正常剂量的 30%～80% 给药，并根据骨髓抑制程度调整剂量，剂量调整 2～4 周后达到稳定状态	按照说明书正常剂量的 30%～80% 给药，并根据骨髓抑制程度调整剂量，剂量调整 2～4 周后达到稳定状态	对于恶性肿瘤患者，建议选择起始剂量减少 90% 药物剂量，每周给药 3 次，而不是每日给药，并根据骨髓抑制程度调整剂量，剂量调整 4～6 周后达到稳定状态；对于非恶性疾病患者，考虑替代药物治疗

代谢型	剂量调整建议		
	TPMT（正常代谢型）	*TPMT*（中间代谢型）	*TPMT*（慢代谢型）
NUDT15（慢代谢型）	对于恶性肿瘤患者，建议选择起始剂量为 10mg/（m²·d），根据骨髓抑制程度调整剂量，剂量调整4～6周后达到稳定状态；对于非恶性疾病患者，考虑替代药物治疗	对于恶性肿瘤患者，建议选择起始剂量为 10mg/（m²·d），根据骨髓抑制程度调整剂量，剂量调整4～6周后达到稳定状态；对于非恶性疾病患者，考虑替代药物治疗	对于恶性肿瘤患者，建议选择起始剂量减少 90% 药物剂量，每周给药 3 次，而不是每日给药，并根据骨髓抑制程度调整剂量，剂量调整4～6周后达到稳定状态；对于非恶性疾病患者，考虑替代药物治疗

三、抗肿瘤抗生素

抗肿瘤抗生素与多种抗肿瘤药物联合使用可提高化疗效果。根据化学结构的不同，抗肿瘤抗生素类药物可分为蒽环类、大环内酯类、烯二炔类、糖肽类、苯并二吡咯类等，代表药物有表柔比星（epirubicin）、丝裂霉素（mitomycin）、阿霉素（adriamycin）、多柔比星（doxorubicin）、博来霉素（bleomycin）等。目前与抗肿瘤抗生素相关的基因研究证据级别较低，对临床用药指导的意义较小。

四、抗肿瘤植物药

临床应用较广泛的抗肿瘤植物药包括生物碱类抗肿瘤药物、萜类抗肿瘤药物、多酚类抗肿瘤药物、多糖类抗肿瘤药物等，其中生物碱类抗肿瘤药物临床应用较多。抗肿瘤植物药的代表药物有高三尖杉酯碱（homoharringtonine）、紫杉醇（paclitaxel）、多西他赛（docetaxel）、伊立替康（irinotecan）等。

（一）高三尖杉酯碱

1. 药物特点：高三尖杉酯碱通过可逆性结合核糖体大亚基上的 A 位点阻止多肽链延长，抑制真核细胞蛋白质的合成，干扰蛋白核糖体功能。高三尖杉酯碱经口服或肌内注射吸收较慢，且不完全，主要用于静脉注射，进入体内后，在肌肉及脑组织内浓度比较低，在骨髓内的浓度较高，肾、肝、肺、脾、心及胃、肠次之，主要在肝脏内进行代谢，经肾脏及胆道排泄，半衰期为 30～50 分钟。孕妇及哺乳期妇女禁用高三尖杉酯碱。

2. 药物相互作用：①高三尖杉酯碱与放射疗法或其他可能抑制骨髓功能的抗癌药物合并使用时，会增加骨髓抑制毒性。②高三尖杉酯碱与具有心肌毒性的蒽环类抗生素合用时，会增加心脏毒性。

3. 不良反应：具体如下。①骨髓抑制：高三尖杉酯碱对骨髓造血细胞有抑制作用，其中对粒细胞系的抑制作用较重，对红细胞系抑制作用次之，对巨核细胞系的抑制作用较轻。②心脏毒性：较常见的有窦性心动过速、室性或房性期前收缩，心电图出现ST段变化及T波平坦等心肌缺血表现。③消化系统：常见厌食、恶心、呕吐等症状，个别患者可出现肝功能损伤。④其他：如低血压、高血糖、脱发、皮疹等，罕见过敏性休克。

4. 药物基因组学：目前研究发现与高三尖杉酯碱相关的基因为 $BCR-ABL1$。FDA说明书提示，高三尖杉酯碱可降低 BCR-ABL 癌蛋白的蛋白质水平，对于携带 $BCR-ABL$ 基因的加速期慢性髓系白血病患者或对2种及以上酪氨酸酶抑制剂耐药/不耐受的慢性髓系白血病患者疗效显著。主要相关基因多态性对高三尖杉酯碱疗效或不良反应的影响详见表8-7。

表8-7　主要相关基因多态性对高三尖杉酯碱疗效或不良反应的影响

基因	主要作用	SNP位点	临床相关性
$BCR-ABL1$	融合基因，编码具有高络氨酸活性的 BCR-ABL 融合蛋白，在慢性粒细胞白血病的发病中起着重要作用	rs121913459	与等位基因 C 相比，等位基因 T 与白血病以及骨髓性、慢性、BCR-ABL 阳性患者的高三尖杉酯碱反应相关

5. 临床用药指导。①指导临床用药的基因检测：根据相关基因与高三尖杉酯碱治疗效果或不良反应的关系，建议检测 $BCR-ABL1$ 的相关基因型。②药物相互作用对治疗效果和安全性的影响：高三尖杉酯碱用药前，应评估合并用药风险，尽量避免与具有心肌毒性的药物及其他抑制骨髓功能的药物合并使用；若确需联合使用，需要调整药物的剂量及疗程。

(二)紫杉醇

1. 药物特点：紫杉醇为具有抗癌活性的二萜生物碱类化合物，可通过促进微管蛋白二聚体的聚集，并抑制微管解聚，以稳定微管系统，从而抑制分裂间期和有丝分裂期对细胞功能至关重要的微管网的正常动态重组。同时，在整个细胞周期和细胞有丝分裂产生多发性星状体时，紫杉醇可导致微管束的排列异常，影响肿瘤细胞的分裂。紫杉醇静脉注射后，不同制剂的药物剂型消除方式、半衰期及清除率不同，大多在血浆中呈双相消除，半衰期为 5.3～52.7 小时，89%～98% 的药物与血浆蛋白结合，表观分布容积为 50～650L/m²。由于紫杉醇的高亲脂性，药物进入体内后可迅速通过被动扩散方式进入肝细胞，并特异性识别肝细胞的 Oatp1a/1b 转运蛋白，经肝脏 CYP2C8 和 CYP3A4 代谢，主要通过粪便排泄，尿中仅有少量原形药排出。紫杉醇的妊娠分级为 D 级，哺乳分级为 L5 级。

2. 药物相互作用：①紫杉醇与活病毒疫苗联合使用，可增强疫苗病毒的复制和/或增加该疫苗的不良反应。②紫杉醇与索拉非尼联合使用，可导致紫杉醇体内暴露量及毒性增加。③紫杉醇与他克莫司、托法替尼、克拉屈滨、乌帕替尼等联用，会增加免疫抑制作用。④紫杉醇与多柔比星、表柔比星等蒽环类药物联合应用，特别是先用紫杉醇时，可能导致蒽环类药物消除减少、血浆药物浓度升高，并增加蒽环类药物相关的心脏毒性风险。⑤紫杉醇与降压药合用，可增强降压药的效果。⑥紫杉醇与CYP2C8和CYP3A4诱导剂或抑制剂合用，可促进或减慢紫杉醇的代谢，从而影响紫杉醇血药浓度。⑦紫杉醇与酮康唑、维拉帕米合用，可导致紫杉醇的浓度升高，使不良反应增加。⑧紫杉醇与去铁酮合用，紫杉醇可增加去铁酮的骨髓抑制风险。⑨紫杉醇与顺铂联用，尤其在给予顺铂之后再给予紫杉醇治疗，紫杉醇的清除率会下降，使骨髓毒性增加。

3. 不良反应：具体如下。①过敏反应：如皮疹、皮肤潮红、荨麻疹等，严重时可表现为胸闷、呼吸困难、低血压、心动过速等；此外，也可能有血管肿痛、胸部和四肢疼痛等其他症状。②血液系统：骨髓抑制为主要剂量限制性毒性，贫血较常见，少见血小板减少，也可见严重的中性粒细胞减少。③神经系统：周围神经病变，常见临床表现为轻度麻木和感觉异常、神经性疼痛，罕见癫痫大发作。④胃肠道系统：如恶心、呕吐、腹痛、腹泻、便秘、腹水、黏膜炎、缺血性结肠炎、食管炎、麻痹性肠梗阻、小肠梗阻、胰腺炎、肠穿孔等。⑤心血管系统：如低血压、无症状的短时间心动过缓、心电图异常改变等。⑥肌肉骨骼系统：如肌痛、关节痛。⑦呼吸系统：如肺炎、肺纤维化、肺栓塞、呼吸衰竭等。⑧其他：如胆红素、碱性磷酸酶和谷草转氨酶升高，以及肝坏死、肝性脑病、脱发、指甲改变、皮肤异常、多汗等。

4. 药物治疗浓度监测。

(1)监测指征：紫杉醇具有非线性药代动力学特征，个体化差异大，药物相互作用复杂，疗效及不良反应难以掌握，需要进行血药浓度监测。

(2)检测方法：液相色谱-质谱法/质谱联用技术、高效液相色谱法、高效液相色谱-紫外检测法等。

(3)监测方法：具体如下。①采血时间点：静脉输注后(24±6)小时。②采血类型：静脉血3～5mL，留取血清测定血清药物浓度(注意：采集后应立刻放置在冰上，并在12小时内处理完毕)。③监测频率：为便于调整下一化疗周期的剂量，应在每个化疗周期输液时监测。

5. 药物基因组学：目前研究发现与紫杉醇相关的基因有 *CYP2C8*、*CYP3A4*、*ABCB1*、*CYP3A5*、*CYP1B1*、*ABCG2* 和 *MDR1* 基因等，其中 *CYP3A5* 和 *CYP1B1* 可能会降低紫杉醇的代谢。在使用紫杉醇治疗的乳腺癌患者中，*CYP1B1* 突变基因可影响患者的无进展生存期，*MDR1* 突变基因可能与患者中性粒细胞减少相关。主要相关基因多态性对紫杉醇疗效或不良反应的影响详见表8-8。

表 8 - 8　主要相关基因多态性对紫杉醇疗效或不良反应的影响

基因	主要作用	SNP 位点	临床相关性
ABCB1	磷酸腺苷结合盒转运体超家族 B1，属于多重耐药基因，利用 ATP 水解产生的能量将与其结合的底物（包括化学物质和药物等）主动泵出细胞外	rs2032582	与 CC 基因型患者相比，CA 或 CT 基因型患者对紫杉醇的反应可能增加
		rs1128503	与 AG 或 GG 基因型患者相比，AA 基因型患者在接受紫杉醇治疗时周围神经病变的严重程度可能增加
CYP2C8	编码细胞色素 P450 超家族酶的成员，可催化药物代谢和胆固醇、类固醇和其他脂质合成的反应	rs1113129	与 CG 或 GG 基因型患者相比，CC 基因型乳腺癌患者在接受紫杉醇治疗时贫血、神经毒性的风险可能降低
		rs11572080	与 CC 基因型患者相比，TT 基因型患者接受紫杉醇治疗时发生神经毒性的风险可能增加

6. 临床用药指导。①指导临床用药的基因检测：根据相关基因与紫杉醇治疗效果或不良反应的关系，建议检测 CYP2C8 及 ABCB1 的相关基因型。②指导临床用药的血药浓度监测：由于紫杉醇治疗指数低、安全范围窄、毒性大，应通过血药浓度监测准确计算不同患者的最佳药物剂量，尽可能减少个体化差异，达到提高疗效和减少不良反应的目的。研究表明，紫杉醇血药浓度在 $0.05\mu mol/L$ 以上维持的时间（Tc>0.05）是预测紫杉醇不良反应和临床疗效的重要药动学参数。基于 Tc>0.05 的紫杉醇给药方案见表 8 - 9。③药物相互作用对治疗效果和安全性的影响：紫杉醇用药前，应评估合并用药风险，禁止与活病毒疫苗、索拉非尼、他克莫司、托法替尼、克拉屈滨、乌帕替尼等联用；尽量避免与蒽环类药物、去铁酮联合使用；与降压药物联合使用时，应注意监测血压；与 CYP2C8 和 CYP3A4 诱导剂或抑制剂合用时，应监测紫杉醇的血药浓度，根据监测结果调整给药剂量；如与顺铂联用，应注意给药顺序。

表 8 - 9　基于 Tc>0.05 小时的紫杉醇给药方案

周方案		3 周治疗方案					
		上一周期出现 0～2 级中性粒细胞减少		上一周期出现 3 级中性粒细胞减少		上一周期出现 4 级中性粒细胞减少	
Tc>0.05 小时	剂量调整	Tc>0.05 小时	剂量调整	Tc>0.05 小时	剂量调整	Tc>0.05 小时	剂量调整
≥18 小时	−25％	≥50 小时	−30％	≥50 小时	−30％	≥50 小时	−40％

续表

周方案		3周治疗方案					
		上一周期出现0~2级中性粒细胞减少		上一周期出现3级中性粒细胞减少		上一周期出现4级中性粒细胞减少	
Tc>0.05小时	剂量调整	Tc>0.05小时	剂量调整	Tc>0.05小时	剂量调整	Tc>0.05小时	剂量调整
≥14~18小时	-15%	≥41~50小时	-25%	≥41~50小时	-25%	≥41~50小时	-30%
≥10~14小时	0	≥31~41小时	-20%	≥31~41小时	-20%	≥31~41小时	-25%
≥6~10小时	+15%	≥26~31小时	0	<31小时	0	<31小时	0
<6小时	+25%	≥20~26小时	+10%				
		≥10~20小时	+20%				
		<10小时	+30%				

(三)多西他赛

1. 药物特点：多西他赛为紫杉醇衍生物，通过促进小管聚合成稳定的微管并抑制其解聚，从而使游离小管的数量显著减少，其与微管的结合不改变原丝的数目。多西他赛的药代动力学特点符合三室药代动力学模型，α、β、γ 半衰期分别为 4 分钟、36 分钟和 11.1 小时。静脉输注后，多西他赛的峰浓度与给药剂量和给药方案有关，当给药剂量从 20mg/m² 增至 115mg/m² 时，多西他赛的药-时曲线下面积从 0.96μg·h/mL 增至 5.2μg·h/mL；当给药时间从输注 1~2 小时延长至 6 小时时，药-时曲线下面积从 4.6μg·h/mL 增至 6.8μg·h/mL；当给药剂量从 60mg/m² 增至 75mg/m² 时，药-时曲线下面积从 2.4μg·h/mL 增至 3.6μg·h/mL，峰浓度也会随着剂量增加而升高。多西他赛的平均稳态分布容积为 113L，蛋白结合率为 94%~97%，经肝脏 CYP3A4 和 CYP3A5 代谢，主要通过粪便排泄，经粪便排出的量约占所给剂量的 75%，妊娠分级为 D 级，哺乳分级为 L5 级。

2. 药物相互作用：①多西他赛与活病毒疫苗联合使用，可增强疫苗病毒的复制和/或增加该疫苗的不良反应。②多西他赛与地诺单抗、托法替尼等联用，会增加免疫抑制作用。③多西他赛与去铁酮、奥拉帕利联用，可增加去铁酮或奥拉帕利骨髓抑制风险。④多西他赛与 CYP3A4 酶强抑制剂或索拉非尼联用，可升高多西他赛的血药浓度，增加发生不良反应的风险。

3. 不良反应：具体如下。①骨髓抑制：临床常见且比较严重的为中性粒细胞减少。②过敏反应：大多为轻度及中度，常见临床症状为面部潮红、伴或不伴有瘙痒的皮疹、胸闷、背痛、呼吸困难等，部分病例可发生严重过敏反应，其特征为低血压与支气管痉挛。③皮肤反应：常见手、足红斑，也可见发生在臂部、脸部及胸部的局部皮疹，有时伴有瘙痒，还可能会发生指（趾）甲病变，以色素沉着或变淡为特点，有时会发生疼痛和指甲脱落。④体液潴留：如水肿，少见胸腔积液、腹水、心包积液、毛细血管通透性增加及体重增加。⑤胃肠道系统：如恶心、呕吐、腹泻等。⑥其他：心血管系统可出现低血压、窦性心动过速、心悸、肺水肿及高血压等，肝功能异常（如转氨酶、胆红素升高），以及脱发、无力、黏膜炎、关节痛和肌肉痛、注射部位反应等。

4. 药物治疗浓度监测。

(1)监测指征：多西他赛治疗指数低、个体差异大、安全范围窄，疗效及不良反应难以掌握，需要进行血药浓度监测。

(2)检测方法：高效液相色谱法、高效液相色谱-紫外检测法、液相色谱-质谱法/质谱联用技术等。

(3)监测方法：具体如下。①采血时间点：尚无统一标准，一般为滴注结束前0～10分钟内和滴注结束后30～60分钟内采样。②采血类型：约3mL，留取血清或血浆，测定血清或血浆药物浓度。③监测频率：为便于调整下一化疗周期的剂量，应在每个化疗周期输液时监测。

5. 药物基因组学：目前研究发现与多西他赛相关的基因有 *CYP1B1*、*CYP3A4*、*CYP3A5*、*ABCB1*、*ABCC2*、*ABCC6*、*ACSS2*、*AKR1C3*、*ATP7A*、*BCL2*、*CASP7*、*CHST3*、*EPHX1*、*ERBB2*、*ERCC1*、*MAP3K1*、*MDM4*、*NR1I3*、*XRCC4*、*PXR*、*CAR* 和 *HFN4α* 等。主要相关基因多态性对多西他赛疗效或不良反应的影响详见表8-10。

表 8-10　主要相关基因多态性对多西他赛疗效或不良反应的影响

基因	主要作用	SNP 位点	临床相关性
CASP7	编码半胱氨酸-天冬氨酸蛋白酶（半胱天冬酶）家族的成员。半胱天冬酶的顺序激活在细胞凋亡的执行阶段起核心作用	rs12415607	与 CC 基因型患者相比，AA 基因型和非小细胞肺癌患者在铂类化合物联合多西他赛、吉西他滨、紫杉醇或长春瑞滨治疗时，总生存时间可能延长
		rs2227310	与 CG 或 GG 基因型患者相比，CC 基因型和非小细胞肺癌患者在铂类化合物联合多西他赛、吉西他滨、紫杉醇或长春瑞滨治疗时，总生存时间可能缩短

续表

基因	主要作用	SNP 位点	临床相关性
CYP1A1	编码细胞色素 P450 超家族的成员，可催化药物代谢和胆固醇、类固醇及其他脂质合成的反应	rs1048943	与 AG 或 GG 基因型患者相比，使用卡培他滨和多西他赛治疗时，AA 基因型乳腺癌患者可能缩短了无进展生存时间
ERCC1	核酸内切酶非催化亚基切除修复1。该基因的产物在核苷酸切除修复途径中起作用，是修复 DNA 病变所必需的基因	rs3212986	与 CC 基因型患者相比，AA 基因型和乳腺癌患者在接受多西他赛治疗时患黏膜炎的风险可能降低
CHST3	碳水化合物磺基转移酶 3。该基因编码一种酶，该酶可催化软骨素的硫酸化	rs4148950	与 GG 基因型患者相比，AA 基因型患者可能有对多西他赛和沙利度胺治疗的反应机会增加及毒性风险增加
CYP3A4	编码细胞色素 P450 超家族的成员，可催化药物代谢和胆固醇、类固醇及其他脂质合成的反应	rs2740574	与 TT 基因型患者相比，CC 基因型患者使用多西他赛时清除率可能增加，输注相关反应的风险增加

6. 临床用药指导。①指导临床用药的基因检测：根据相关基因与多西他赛治疗效果或不良反应的关系及证据级别等信息，建议必要时可检测 CYP3A4、CYP3A5、ABCB1 的相关基因型。②指导临床用药的血药浓度监测：多西他赛治疗指数低、安全范围窄、疗效及不良反应难以掌握，研究表明，多西他赛的药代动力学参数峰浓度和药-时曲线下面积与 4 级中性粒细胞减少密切相关，峰浓度是中性粒细胞减少的预测指标，可以通过血药浓度监测准确计算不同患者的最佳药物剂量，有效减轻血液毒性。③药物相互作用对治疗效果和安全性的影响：多西他赛用药前，应评估合并用药风险，禁止与活病毒疫苗、地诺单抗、托法替尼等联用，尽量避免与去铁酮、奥拉帕利联用；与 CYP3A4 酶强抑制剂或索拉非尼联用时，应监测多西他赛的血药浓度，根据监测结果调整给药剂量。

(四)伊立替康

1. 药物特点：伊立替康为半合成喜树碱衍生物，通过特异性抑制 DNA 拓扑异构酶Ⅰ发挥抗肿瘤作用。静脉注射结束后 1 小时内，伊立替康活性代谢产物达最高浓度，血浆蛋白结合率为 30%～68%，经过肝脏 CYP3A4 酶代谢，代谢物通过胆汁及尿液排泄。伊立替康的妊娠分级为 D 级，哺乳期妇女需慎用。

2. 药物相互作用：①伊立替康与酮康唑、CYP3A4 和/或 UGT1A1 抑制剂(如阿扎那韦等)联合用药，会增加伊立替康活性代谢产物的暴露。②伊立替康与贯叶连翘、CYP3A4 诱导剂(如卡马西平等)联合用药，会减少伊立替康活性代谢产物的暴露。

③伊立替康具有胆碱酯酶抑制剂活性，与神经肌肉阻滞剂（如氯琥珀胆碱）合用，会延长后者的神经肌肉阻滞作用。④伊立替康与地塞米松联合使用，有增加淋巴细胞减少的风险。⑤伊立替康与缓泻剂联合使用，可增加腹泻的严重程度和发生率。

3. 不良反应：具体如下。①胃肠道系统：常见恶心、呕吐、腹泻，部分患者症状比较严重。②血液系统：如中性粒细胞、白细胞（包括淋巴细胞）减少，贫血，少见严重的血小板减少。③胆碱能综合征：可出现鼻炎、流涎增多、流泪、出汗、瞳孔缩小、潮红、腹部痉挛等。④其他：如肝功能异常、肾功能异常、脱发、皮疹、呼吸困难、头晕、失眠、心动过缓、电解质紊乱等。

4. 药物基因组学：目前研究发现与伊立替康相关的基因有 *C8orf34*、*UGT1A1*、*ABCC2*、*ABCC5*、*AREG*、*PIN1*、*SEMA3C*、*SLCO1B1*、*VDR*、*VEGFA*、*ABCG1*、*ABCC1*、*UBE2I*、*EGFR* 等 50 多种，其中研究较多、证据较充分的基因为 *UGT1A1*。主要相关基因多态性对伊立替康疗效或不良反应的影响详见表 8-11。

表 8-11　主要相关基因多态性对伊立替康疗效或不良反应的影响

基因	主要作用	单倍型	SNP 位点	临床相关性
UGT1A1	尿苷二磷酸葡糖醛酸转移酶 1A1，可使各种外源性药物和内生底物葡萄糖醛酸化，使其更好地从体内被清除	*28	rs8175347	携带 *1/*1 基因型的患者在接受以伊立替康为基础的化疗方案时，发生中性粒细胞减少症、腹泻或乏力的风险较低，*1/*28 基因型患者的风险稍高，*28/*28 基因型患者的风险最高
		*6	rs4148323	携带 GG 基因型的患者发生中性粒细胞减少症的风险较低，AG 基因型患者的风险稍高，AA 基因型患者的风险最高

5. 临床用药指导。①指导临床用药的基因检测：根据相关基因与伊立替康治疗效果、剂量及不良反应的关系，建议必要时可检测 *UGT1A1*6 及 *UGT1A1*28 相关基因型。②指导临床用药的剂量调整：DPWG 建议，给药剂量高于 $250mg/m^2$ 的患者，*28 阳性者应减少 30% 剂量；剂量低于 $250mg/m^2$ 的患者，不用下调剂量；国内患者使用伊立替康剂量相对较低，*UGT1A1*6 与 $60mg/m^2$ 以上剂量的伊立替康不良反应相关，*6 基因突变者使用伊立替康 $250mg/m^2$ 的 30% 剂量。③药物相互作用对治疗效果和安全性的影响：伊立替康用药前，应评估合并用药风险，避免与有胆碱酯酶抑制剂活性的药物、缓泻剂、酮康唑、CYP3A4 和/或 UGT1A1 抑制剂、贯叶连翘、CYP3A4 诱导剂联合使用。

五、抗肿瘤激素类药物

抗肿瘤激素类药物可选择性作用于激素受体，阻断其与受体的结合，从而抑制肿瘤生长。目前，临床常用的抗肿瘤激素类药物主要包括促性腺激素释放激素类似物、选择性雌激素受体调节剂、抗雄激素药物、芳香酶抑制剂等。抗肿瘤激素类药物的代表药物有他莫昔芬(tamoxifen)、屈洛昔芬(troloxifen)、来曲唑(letrozole)、阿那曲唑(anastrozole)、氟维司群(fulvestrant)、依西美坦(exemestane)、亮丙瑞林(leuuprore-lin)、戈那瑞林(gonarellin)等。

(一)他莫昔芬

1. 药物特点：他莫昔芬为抗雌激素药物，其结构式与雌激素相似，进入肿瘤细胞内与雌激素受体(estrogen receptor，ER)竞争结合，形成受体复合物，阻止雌激素作用的发挥，从而抑制肿瘤细胞生长。他莫昔芬口服吸收迅速，口服 20mg 后，经过 4～7 小时达血药峰浓度，血浆蛋白结合率＞99％，由于存在肠肝循环，给药 4 天或更长时间后可出现第二次高峰。他莫昔芬在肝内代谢，半衰期大于 7 天，大部分以结合物形式由粪便排出，少量从尿中排出，妊娠分级为 D 级，哺乳分级为 L5 级。

2. 药物相互作用：①他莫昔芬与雌激素合用，可影响治疗效果。②他莫昔芬与阿那曲唑联用，会降低阿那曲唑的血药浓度，影响治疗效果。③他莫昔芬与华法林联用，可增强华法林的抗凝作用。

3. 不良反应：具体如下。①消化系统：如食欲不振、恶心、呕吐、腹泻。②生殖系统：如月经失调、闭经、阴道出血、外阴瘙痒、子宫内膜增生、内膜息肉。③皮肤：如颜面潮红、皮疹、脱发。④骨髓：偶见白细胞和血小板减少。⑤其他：如肝功能异常、血钙浓度升高、视力障碍、血栓栓塞、肿瘤疼痛等。

4. 药物基因组学：目前研究发现与他莫昔芬相关的基因约有 20 种，主要有 CYP2D6、CYP19A1、C10orf11、ESR2、PGR、F2、F5、ZNF423、ABCB1、ESR1 和 RRAS2 等，其中研究较多、证据较充分的基因有 CYP2D6，在各国药品说明书中有相关描述的基因为 ESR1、ESR2、F2、F5 和 PGR，ESR1 和 ESR2 分别为雌激素受体 α 和雌激素受体 β，具有调节雌激素水平的作用，雌激素受体阳性的患者可能从他莫昔芬治疗中获益；F2 和 F5 分别为凝血因子Ⅱ(凝血酶)和凝血酶因子Ⅴ(促凝血球蛋白原)，均为先天性血栓易感基因，可能增加他莫昔芬治疗时血栓发生的风险；PGR 为孕酮受体，是一种很重要的载体激素，孕酮受体阳性的患者可能更能从他莫昔芬的治疗中获益。主要相关基因多态性对他莫昔芬疗效或不良反应的影响详见表 8－12。

5. 临床用药指导。①指导临床用药的基因检测：根据相关基因与他莫昔芬治疗效果或不良反应的关系，建议检测乳腺癌肿瘤组织中雌激素受体是否为阳性，并检测 CYP2D6 相关代谢型基因。②指导临床用药的给药方案调整：根据 CYP2D6 代谢型，DPWG 指南建议，对于中间代谢型患者，增加了乳腺癌复发的风险，应避免他莫昔芬与 CYP2D6 抑制剂联用，绝经后妇女可考虑使用芳香化酶抑制剂；对于慢代谢型患者，增加了乳腺癌复发的风险，绝经后妇女可考虑使用芳香化酶抑制剂。③药物相互作用对治疗效果和安全性的影响：他莫昔芬用药前，应评估合并用药风险，避免与雌激素、阿那曲唑、华法林联用。

表 8 - 12　主要相关基因多态性对他莫昔芬疗效或不良反应的影响

基因	主要作用	双倍型	代谢型	临床相关性
CYP2D6	细胞色素 P450 第二亚家族成员，为 CYP 酶系中重要的一种氧化代谢酶，参与多种药物的代谢	＊1/＊1/×N、＊1/＊2×N	超快代谢型	超快代谢型患者代谢增加，不推荐使用他莫昔芬；中间代谢型、慢代谢型患者与正常代谢型患者相比，患者对他莫昔芬代谢降低，绝经后妇女可考虑选择芳香化酶抑制剂替代治疗，若芳香化酶抑制剂的使用存在禁忌，可考虑使用 FDA 说明书推荐的高剂量进行治疗
		＊1/＊1、＊1/＊2、＊2/＊2、＊1/＊9、＊1/＊41	正常代谢型	
		＊1/＊5、＊4/＊10、＊4/＊41、＊5/＊9	中间代谢型	
		＊3/＊4、＊4/＊4、＊5/＊5、＊5/＊6	慢代谢型	

(二)阿那曲唑

1. 药物特点：阿那曲唑为高效选择性非甾体类芳香化酶抑制剂，通过抑制细胞色素 P450 所依赖的芳香酶阻断雌激素的生物合成，降低血浆雌激素水平，从而产生抑制乳腺肿瘤生长的作用。阿那曲唑的吸收较快，食物会轻度影响药物的吸收速度，但不影响吸收程度，在禁食条件下，服药后 2 小时内可达血浆最大浓度，服药 7 天后血浆浓度可达稳态浓度的 90％～95％。阿那曲唑的血浆蛋白结合率仅为 40％，在绝经后妇女体内广泛代谢，缓慢消除，血浆清除半衰期为 40～50 小时。阿那曲唑在体内的代谢过程包括 N-去烷基、羟化和葡萄糖醛酸化，代谢产物主要经尿排出，妊娠分级为 C 级，哺乳分级为 L5 级。

2. 药物相互作用：①阿那曲唑与雌激素合用，会影响阿那曲唑的治疗效果。②阿那曲唑与他莫昔芬联用，会降低阿那曲唑的血药浓度，影响治疗效果。

3. 不良反应：具体如下。①血管系统：可有轻到中度的潮热。②生殖系统：如阴道干燥、阴道出血。③肌肉骨骼病变：如关节疼痛或僵直、关节炎、骨质疏松、骨痛、肌痛等。④皮肤及皮下组织：如毛发稀疏、皮疹、类过敏反应、多形性红斑。⑤胃肠道系统：如恶心、腹泻、厌食。⑥其他：如衰弱、乏力、头痛、抑郁、嗜睡、肝功能异常等。

4. 药物基因组学：目前研究发现与阿那曲唑相关的基因主要有 CYP19A1、ESR1、ESR2、PGR、ABCB1、TNFRF11B、TNFRF11 和 UGT1A4 等十余种，在各国药品说明书中有相关描述的基因为 *CYP19A1*、*ESR1*、*ESR2* 和 *PGR*。*ESR1* 和 *ESR2* 分别为雌激素受体 α 和雌激素受体 β，具有调节雌激素水平的作用。阿那曲唑可用于绝经后雌激素受体阳性的乳腺癌治疗。*PGR* 为孕酮受体，是一种很重要的载体激素，阿那曲唑可用于绝经后 PGR 阳性的乳腺癌治疗。主要相关基因多态性对阿那曲唑疗效或不良反应的影响详见表 8 - 13。

表 8 - 13　主要相关基因多态性对阿那曲唑疗效或不良反应的影响

基因	主要作用	SNP 位点	临床相关性
CYP19A1	细胞色素 P450 第 19 亚家族成员，为 CYP 酶系中重要的一种氧化代谢酶，参与多种药物的代谢	rs1008805	与 AA 或 AG 基因型女性患者相比，患有 HR＋乳腺癌的 GG 基因型绝经后女性患者在接受阿那曲唑治疗时患关节痛的可能性降低
		rs727479	与 AC 或 CC 基因型女性患者相比，使用阿那曲唑治疗的 HR＋乳腺癌和 AA 基因型绝经后女性患者可能会降低乳腺癌复发的可能性（增加无复发生存期）
ESR1	为雌激素受体 α，具有调节雌激素水平的作用	rs9340799	与 GG 基因型患者相比，AA 基因型癌症患者在服用阿那曲唑和来曲唑时，肌肉、骨骼疼痛的风险可能增加
		rs2234693	与 TT 基因型患者相比，CT 基因型癌症患者在使用阿那曲唑和来曲唑时，肌肉、骨骼疼痛的风险可能增加
TNFRSF11B	TNF 受体超家族成员 11b。该基因编码的蛋白质是 TNF 受体超家族的成员，可作为骨吸收的负调节因子	rs2073618	与 CG 和 GG 基因型患者相比，CC 基因型乳腺癌患者在接受阿那曲唑或来曲唑治疗时，发生芳香化酶抑制剂相关的肌肉骨骼综合征、代谢性骨病或骨质疏松症的可能性增加
TNFRSF11	该基因编码的蛋白质是 TNF 受体超家族的成员，可作为骨吸收的负调节因子	rs7984870	与 CG 和 GG 基因型患者相比，CC 基因型乳腺癌患者在接受阿那曲唑或来曲唑治疗时，发生芳香酶抑制剂相关肌肉骨骼综合征、代谢性骨病和骨质疏松症的可能性增加

5. 临床用药指导。①指导临床用药的基因检测：根据相关基因与阿那曲唑治疗效果的关系，FDA 及 HCSC 说明书均指出，阿那曲唑用于绝经后雌激素受体阳性的女性

晚期乳腺癌的一线治疗，建议用药前检测乳腺癌肿瘤组织中雌激素受体是否为阳性。②指导临床用药的给药方案调整：尽管 CYP19A1 及 UGT1A4 基因型会影响阿那曲唑的疗效及血药浓度，但目前尚缺乏指导临床用药给药方案调整的循证依据。③药物相互作用对治疗效果和安全性的影响：阿那曲唑用药前，应评估合并用药风险，避免与雌激素、他莫昔芬联用。

（三）来曲唑

1. 药物特点：来曲唑为高选择性非甾体类的芳香化酶抑制剂，可竞争性地与细胞色素 P450 亚单位的亚铁血红素结合来抑制芳香化酶，降低所有组织中的雌激素生物合成，从而消除雌激素对肿瘤生长的刺激作用。来曲唑在胃肠道吸收完全而迅速，进食可轻度降低其吸收率，但对其吸收程度无影响。来曲唑的绝对生物利用度为 99.9%，蛋白结合率为 55%，稳态时的表观分布容积为 (1.87 ± 0.47) L/kg，经 CYP3A4 和 CYP2A6 代谢为无药理活性的甲醇，代谢产物通过肾脏排泄，妊娠分级为 D 级，哺乳分级为 L5 级。

2. 药物相互作用：①来曲唑与酮康唑、伏立康唑、利托那韦等 CYP3A4 强抑制剂或 CYP2A6 抑制剂联用，可能会增加来曲唑的暴露。②来曲唑与利福平、卡马西平等 CYP3A4 诱导剂或 CYP2A6 诱导剂联用，可能会减少来曲唑的暴露。③来曲唑与主要依靠 CYP2C19 消除且治疗窗较窄的药物（如氯吡格雷）联合使用，可能会影响氯吡格雷的血药浓度，从而影响药物的治疗效果。

3. 不良反应：具体如下。①血管系统：如潮热、高血压、缺血性心脏病。②神经系统：如头痛、头晕、嗜睡、失眠、记忆缺陷、味觉障碍、感觉减退。③皮肤及皮下组织：常见脱发、多汗、红斑，少见瘙痒、皮肤干燥、皮疹，罕见过敏反应。④胃肠道系统：如恶心、呕吐、消化不良、便秘、食欲下降或增加、腹痛、口干。⑤肌肉骨骼病变：常见关节疼痛、骨痛、肌痛、骨质疏松、骨折，少见关节炎。⑥其他：如疲劳、外周水肿、体重增加、抑郁、焦虑、嗜睡、肝功能异常等。

4. 药物基因组学：目前研究发现与来曲唑相关的基因主要有 CYP19A1、ESR1、ESR2、TNFRF11A、TNFRF11 和 CYP2A6 等 10 种。主要相关基因多态性对来曲唑疗效或不良反应的影响详见表 8-14。

5. 临床用药指导。①指导临床用药的基因检测：据相关基因与来曲唑治疗效果的关系，FDA 及 HCSC 说明书均指出，来曲唑可用于经他莫昔芬辅助治疗后的绝经后雌激素受体阳性妇女的早期浸润性乳腺癌的辅助治疗，建议用药前检测乳腺肿瘤组织中雌激素受体是否为阳性。②药物相互作用对治疗效果和安全性的影响：来曲唑用药前，应评估合并用药风险，与 CYP3A4 抑制剂或诱导剂、CYP2A6 抑制剂或诱导剂及主要依靠 CYP2C19 消除的药物联用时，应注意监测药物的疗效及不良反应。

表 8-14　主要相关基因多态性对来曲唑疗效或不良反应的影响

基因	主要作用	SNP 位点	临床相关性
CYP19A1	细胞色素 P450 第 19 亚家族成员，为 CYP 酶系中重要的一种氧化代谢酶，参与多种药物的代谢	rs2289105	与 CT 或 TT 基因型患者相比，服用来曲唑的 CC 基因型和乳腺癌绝经后女性患者的血浆甘油三酯浓度可能降低，高密度脂蛋白胆固醇血浆浓度升高
		rs10046	与 AG 或 GG 基因型女性患者相比，服用来曲唑的 AA 基因型乳腺癌的绝经后妇女的血浆甘油三酯浓度可能降低，低密度脂蛋白胆固醇血浆浓度升高
		rs6493497	与 AG 和 GG 基因型患者相比，AA 基因型乳腺癌女性患者在接受依西美坦和来曲唑或单独使用依西美坦治疗时，骨矿物质流失的风险可能增加
CYP2A6	编码细胞色素 P450 超家族酶的成员，参与多种药物的代谢	*1、*2、*4、*7、*9、*12、*17、*20、*23、*35、*46	CYP2A6 的基因多态性会影响来曲唑的代谢
ESR1	为雌激素受体 α，具有调节雌激素水平的作用	rs9340799	与 GG 基因型患者相比，AG 基因型癌症患者使用阿那曲唑和来曲唑时，肌肉骨骼疼痛的风险可能增加，或与 AA 基因型患者相比风险降低
		rs4870061	与 TT 基因型女性患者相比，CC 基因型乳腺肿瘤女性患者在服用来曲唑时，无论是否服用依西美坦，骨矿物质的流失可能更少
ESR2	雌激素受体 β，具有调节雌激素水平作用	rs10140457	与 CC 基因型患者相比，携带 AC 基因型乳腺肿瘤的女性患者使用来曲唑时，骨密度减小的风险可能会降低；暂无 AA 基因型的研究证据
TNFRSF11B	TNF 受体超家族成员 11b。该基因编码的蛋白质是 TNF 受体超家族的成员，可作为骨吸收的负调节因子	rs2073618	与 CG 和 GG 基因型患者相比，CC 基因型乳腺癌患者在接受阿那曲唑或来曲唑治疗时，发生芳香化酶抑制剂相关的肌肉骨骼综合征、代谢性骨病或骨质疏松症的可能性增加
TNFRSF11	该基因编码的蛋白质是 TNF 受体超家族的成员，可作为骨吸收的负调节因子	rs7984870	与 CG 和 GG 基因型患者相比，CC 基因型乳腺癌患者在接受阿那曲唑或来曲唑治疗时，发生芳香酶抑制剂相关肌肉骨骼综合征、代谢性骨病和骨质疏松症的可能性增加

（四）氟维司群

1. 药物特点：氟维司群为竞争性雌激素受体拮抗剂，通过下调雌激素受体蛋白水平而抑制肿瘤细胞生长。氟维司群肌内注射后吸收缓慢，约 5 天后血浆浓度达峰值，血浆蛋白结合率为 99%，稳态表观分布容积为 3~5L/kg，在肝内代谢，通过粪便排出，少量从尿中排出，妊娠分级为 D 级，哺乳期妇女禁用。

2. 药物相互作用：①氟维司群与 CYP3A4 底物（如咪达唑仑）联用，不会影响咪达唑仑的疗效。②氟维司群与 CYP3A4 诱导剂（如利福平）或 CYP3A4 抑制剂（如酮康唑）联用，氟维司群不会发生临床相关性改变。

3. 不良反应：具体如下。①血管系统：如潮热、静脉血栓栓塞。②神经系统：如头痛。③皮肤及皮下组织病变：如皮疹、过敏反应。④胃肠道系统：如呕吐、腹泻、厌食。⑤肌肉骨骼病变：如背痛。⑥其他：如泌尿系统感染、胆红素升高、血小板减少等。

4. 药物基因组学：目前研究发现与氟维司群相关的基因有 *ESR1*、*ESR2*、*PGR* 和 *MK167*。主要相关基因多态性对氟维司群疗效或不良反应的影响详见表 8－15。

表 8－15　主要相关基因多态性对氟维司群疗效或不良反应的影响

基因	主要作用	SNP 位点	临床相关性
ESR1	雌激素受体 α，具有调节雌激素水平的作用	—	氟维司群用于治疗雌激素受体阳性的绝经后女性乳腺癌
ESR2	雌激素受体 β，具有调节雌激素水平的作用	—	氟维司群用于治疗雌激素受体阳性的绝经后女性乳腺癌
PGR	孕酮受体，类固醇受体超家族成员，编码的蛋白可介导孕激素的生理作用	—	氟维司群用于治疗孕酮受体阳性的乳腺癌
MK167	编码 ki-67（ki-67 提示细胞的增殖活跃程度）	—	该基因表达下调程度与氟维司群剂量相关

5. 临床用药指导：根据相关基因与氟维司群治疗效果的关系，各国说明书均指出氟维司群可用于激素受体阳性、抗雌激素受体失败的绝经后晚期乳腺癌患者的治疗，建议用药前检测乳腺肿瘤组织中雌激素受体是否为阳性。

（五）依西美坦

1. 药物特点：依西美坦为不可逆的甾体类芳香化酶抑制剂，通过抑制芳香化酶而降低绝经后女性的血清雌激素水平。依西美坦在乳腺癌患者体内比在健康女性体内吸收更快，平均达峰时间分别为 1.2 小时和 2.9 小时。高脂肪早餐可增加依西美坦的达峰浓度。依西美坦在体内广泛分布，血浆结合率为 90%，经过肝脏 CYP3A4 酶代谢，通过粪便及尿液排泄，妊娠分级为 D 级，哺乳分级为 L5 级。

2. 药物相互作用：①依西美坦与其他含雌激素的药物联用，会降低其药效。②依西美坦与 CYP3A4 诱导剂（如利福平）联用，会显著减少依西美坦的暴露，可能会降低本药的疗效。

3. 不良反应：临床常见不良反应有轻至中度潮热、关节痛、疲劳、头痛、失眠和出汗增多等。

4. 药物基因组学：目前研究发现与依西美坦相关的基因有 *CYP19A1*、*TUBB1*、*CYP3A4*、*ESR1*、*ESR2*、*PGR*、*MAP4K4*、*AKR1C4*、*AKR1C3* 等。主要相关基因多态性对依西美坦疗效或不良反应的影响见表 8 - 16。

表 8 - 16　主要相关基因多态性对依西美坦疗效或不良反应的影响

基因	主要作用	SNP 位点	临床相关性
CYP19A1	细胞色素 P450 第 19 亚家族成员，为 CYP 酶系中重要的一种氧化代谢酶，参与多种药物的代谢	rs7176005	与 TT 基因型患者相比，CC 基因型绝经后激素受体（HR）阳性的乳腺癌患者接受依西美坦治疗时，血管舒缩症状（VMS）概率可能较低
		rs6493497	与 AG 和 GG 基因型患者相比，AA 基因型乳腺癌女性患者在接受依西美坦和来曲唑或单独使用依西美坦治疗时，骨密度丢失的风险可能增加
CYP3A4	编码细胞色素 P450 超家族酶的成员，参与多种药物的代谢	*1、*22	*1/*1 基因型乳腺癌患者与 *1/*22 基因型患者相比，依西美坦浓度可能降低；暂无 *22/*22 基因型患者可用于分析
ESR1	雌激素受体 α，具有调节雌激素水平的作用	rs2813543	与 AG 和 GG 基因型患者相比，AA 基因型乳腺癌患者在接受依西美坦治疗时，骨钙损失的风险可能降低
		rs9322335	与 CC 和 CT 基因型患者相比，接受来曲唑和/或依西美坦治疗时，TT 基因型和乳腺肿瘤患者骨钙损失的风险可能增加
ESR2	雌激素受体 β，具有调节雌激素水平的作用	—	依西美坦可用于治疗雌激素受体阳性的绝经后乳腺癌
PGR	孕酮受体，类固醇受体超家族成员，编码的蛋白可介导孕激素的生理作用	—	依西美坦可用于治疗孕酮受体阳性的乳腺癌

5. 临床用药指导。①指导临床用药的基因检测：根据相关基因与依西美坦治疗效果的影响，FDA 和 HCSC 说明书均指出依西美坦可用于经他莫昔芬辅助治疗 2～3 年后、绝经后雌激素受体阳性患者的早期浸润性乳腺癌的辅助治疗，建议用药前检测乳腺癌肿瘤组织中雌激素受体是否为阳性。②药物相互作用对治疗效果和安全性的影响：依西美坦用药前，应评估合并用药的风险，避免与其他含雌激素的药物及 CYP3A4 诱导剂联用。

六、金属铂类药物

(一)药物特点

铂类抗肿瘤药物广泛用于各种恶性肿瘤的临床治疗。目前临床常用铂类药物有顺铂(cisplatin)、卡铂(carboplatin)和奥沙利铂(oxaliplatin)。临床常用的铂类抗肿瘤药物的特点详见表 8－17。

表 8－17　铂类抗肿瘤药物的特点

药物特点	药物名称		
	顺铂	卡铂	奥沙利铂
生物利用度	—	—	—
峰浓度	—	(9.06 ± 0.74) μg/mL (剂量：75mg/m²)；(55.39±18.30) μg/mL(剂量：450mg/m²)	0.814μg/mL
达峰时间	—	—	—
血浆蛋白结合率	90%(推注后 3 小时和输注 3 小时后的 2 小时)	40%(游离铂)	95%
表观分布容积	11～12L	16L(静脉输注：300～500mg/m²，30 分钟)	440L
半衰期	58～73 小时	29 小时	40 小时
清除率	15～16L/(h·m²)(静脉输注：100mg/m²，7 小时)	4.4L/h(静脉输注：300～500mg/m²，30 分钟)	10～17L/h(肾脏)
代谢	肝脏	肝脏	肝脏
排泄	主要经肾脏	主要经肾脏	主要经肾脏
妊娠分级	D	D	D
哺乳分级	L5	L5	L5

(二)药物相互作用

1. 铂类抗肿瘤药物与抗组胺药或吩噻嗪类药物合用，可能会掩盖铂类抗肿瘤药物的耳毒性症状。

2. 顺铂与青霉胺合用，会减弱顺铂的活性。

3. 铂类抗肿瘤药物与异环磷酰胺合用，会加重蛋白尿，同时有可能会增加耳毒性。

4. 铂类抗肿瘤药物与活疫苗同时使用，会增加致死性系统性疫苗疾病的风险。

(三)不良反应

1. 肾脏毒性：单次中、大剂量用药后，偶会出现轻微、可逆的肾功能障碍，可出现微量血尿；多次高剂量和短期内重复用药，会出现不可逆的肾功能障碍，严重时会出现肾小管坏死，导致无尿和尿毒症。

2. 消化系统：如恶心、呕吐、食欲减低和腹泻等。

3. 造血系统：如白细胞和/或血小板减少，一般与用药剂量有关。

4. 耳毒性：会出现耳鸣和高频听力减低，多为可逆性。

5. 神经毒性：可见周围神经损伤，表现为运动失调、肌痛、四肢感觉异常等。

6. 过敏反应：如皮疹、荨麻疹、瘙痒、出汗、呼吸困难、面部水肿、变态性发热反应。

7. 肝脏毒性：如肝功能指标异常、静脉闭塞性肝病。

8. 其他：如尿酸升高、低镁血症、低钙血症、肌肉痉挛、心律失常、心电图改变、心动过缓或过速、心功能不全、牙龈铂金属沉积等。

(四)药物基因组学

铂类抗肿瘤药物的主要不良反应有血液系统毒性、耳毒性等，这些不良反应的发生可能与基因相关。目前已经发现的与铂类抗肿瘤药物相关的基因有 XPC、MTHFR、ERCC1、ACYP2、GSTM1、GSTP1 等。主要相关基因对铂类抗肿瘤药物疗效或不良反应的影响详见表8-18。

表8-18 主要相关基因对铂类抗肿瘤药物疗效或不良反应的影响

基因	主要作用	SNP 位点	临床相关性
XPC	着色性干皮病基因组 C，为 DNA 修复酶，参与 DNA 损伤识别和核苷酸切除修复系统的启动	rs2228001	与 TT 基因型患者相比，GG 和 GT 基因型患者毒性风险增加，耳毒性风险增高 17.16 倍，中性粒细胞减少的风险增高 17 倍
MTHFR	亚甲基四氢叶酸还原酶，在叶酸代谢通路中将 5,10-亚甲基四氢叶酸转化为具有生物学功能的 5-甲基四氢叶酸	rs1801133	与 AG 或 GG 基因型患者相比，AA 基因型患者可能具有更高的药物毒性风险和对顺铂或卡铂治疗的反应性

续表

基因	主要作用	SNP 位点	临床相关性
ERCC1	切除修复交叉互补基因 1, 在核苷酸切除修复系统(NER)中起关键作用, 是该途径中的前导基因	rs3212986	采用铂类为基础的化疗时, AA 基因型患者发生中毒性肾损害的风险低, CC 基因型患者的风险居中, AA 基因型患者的风险最高
		rs11615	采用铂类为基础的化疗时, AA 基因型患者比 AG 和 GG 基因型患者的肾毒性风险增加, 生存率降低, 应答较差; AG 基因型患者的肾毒性风险居中, 生存率和应答率不明确; GG 基因型患者的肾毒性风险最低, 生存率和应答率最高
ACYP2	酰基磷酸酶 2, 编码肌肉 MT 亚型(MT 亚型的增加与肌肉分化有关); 酰化磷酸酶可以水解不同膜泵的磷酸酶中间体, 特别是骨骼肌肌浆网中的 $Ca^{2+} - Mg^{2+} - ATP$ 酶	rs1872328	与 GG 基因型患者相比, 患脑肿瘤、骨肉瘤和其他肿瘤的 AA 基因型患者在使用含有顺铂的治疗方案时, 可能会增加耳毒性的风险
GSTM1	谷胱甘肽转移酶, 在保护细胞免受急性毒性化学物质攻击、抑制细胞癌变及机体代谢有毒化合物中起重要作用	GSTM1 non - null, GSTM1 null	采用顺铂或奥沙利铂治疗宫颈癌、结直肠癌时, non⁻/non⁻ 型和 non⁻/null 型患者无病生存期减少, 复发率增加; null/null 型患者则相反
GSTP1	谷胱甘肽巯基转移酶超基因家族成员之一, 参与抗肿瘤药物的代谢, 促进药物排泄, 从而降低抗癌药物的作用	rs1695	与 AG 或 GG 基因型患者相比, AA 基因型髓母细胞瘤儿童患者在使用基于顺铂的治疗方案时, 可能具有较低的耳毒性风险

(五)临床用药指导

1. 指导临床用药的基因检测:根据相关基因与铂类抗肿瘤药物治疗效果及不良反应的关系, 建议在使用铂类抗肿瘤药物前检测 XPC 和 MTHFR 相关基因型。

2. 药物相互作用对治疗效果和安全性的影响:铂类抗肿瘤药物用药前, 应常规评估合并用药的风险, 禁止与活疫苗同时使用, 尽量避免与抗组胺药或吩噻嗪类药物、青霉胺及异环磷酰胺合用。

七、其他抗肿瘤药物

(一)来那度胺

1. 药物特点：来那度胺(lenalidomide)为沙利度胺的类似物，具有抗肿瘤、抗血管生成、促红细胞生成和免疫调节等特性。来那度胺口服吸收迅速，血浆浓度在服药后0.5~1.5小时内达到高峰，血浆蛋白结合率低(在健康受试者中为29%)，不会被肝脏P450代谢，82%的剂量以药物原型通过尿路排泄。来那度胺的妊娠分级为X级，哺乳期妇女在治疗期间应停止哺乳。

2. 药物相互作用：①来那度胺与地高辛合用，会增加地高辛的血药浓度。②来那度胺与他汀类药物合用，会增加横纹肌溶解的风险。

3. 不良反应：具体如下。①血液及淋巴系统疾病：如白细胞减少、贫血或血小板减少等。②胃肠道病变：如恶心、腹泻、胰腺炎、结肠炎。③其他：如过敏反应、白内障、深静脉血栓、高血糖、感染等。

4. 药物基因组学：目前研究发现与来那度胺相关的基因主要有 *FGF2*、*ABCB1* 和 *CTNNB1* 等。来那度胺适用于治疗5号染色体缺失的骨髓增生异常综合征，相关基因为 *5q del*。主要相关基因多态性对来那度胺疗效或不良反应的影响详见表8-19。

表8-19 主要相关基因多态性对来那度胺疗效或不良反应的影响

基因	主要作用	SNP位点	临床相关性
5q del	5号染色体长臂1个或多个基因缺失，导致造血关键环节受累	—	*5q del* 基因缺失的骨髓增生异常综合征患者，给予来那度胺治疗效果较好
CTNNB1	连环蛋白 β_1，编码的蛋白质是构成黏附连接(AJ)蛋白质复合物的一部分	rs4533622	与AC和CC基因型患者相比，AA型多发性骨髓瘤患者对沙利度胺的反应可能增加
		rs4135385	与AG和GG基因型患者相比，AA型多发性骨髓瘤患者对环磷酰胺、地塞米松和沙利度胺的反应可能增加
FGF2	成纤维细胞生长因子2，编码的蛋白质是成纤维细胞生长因子(FGF)家族的成员	rs308395	与CG和GG基因型患者相比，CC基因型和多发性骨髓瘤患者对来那度胺和沙利度胺治疗的反应可能增加

5. 临床用药指导。①指导临床用药的基因检测：根据相关基因与来那度胺治疗效果的关系，建议必要时检测 *5q del* 基因的缺失。来那度胺适用于治疗 *5q del* 基因缺失相关的骨髓增生异常综合征，但有研究表明，约50%的 *5q del* 缺失骨髓增生异常综合征患者在使用来那度胺治疗2~3年后会出现药物抵抗。②药物相互作用对治疗效果和安

全性的影响：来那度胺用药前，应评估合并用药的风险，避免与他汀类药物合用；与地高辛合用时，需监测地高辛的血药浓度。

(二)维 A 酸

1. 药物特点：维 A 酸(tretinoin)为细胞诱导分化剂，口服吸收良好，2～3 小时后达到血药峰浓度，在体内代谢为葡萄糖醛酸，通过胆汁及尿液排泄。维 A 酸的妊娠分级为 X 级(口服)/D 级(局部外用)，哺乳分级为 L3/L4 级。

2. 药物相互作用：①维 A 酸与其他光敏药物合用，会增加光敏反应。②维 A 酸与四环素类药物合用，可能会导致大脑假瘤。③维 A 酸与其他维 A 酸类药物合用，会增加不良反应的发生率及严重程度。

3. 不良反应：具体如下。①皮肤及毛发：如唇炎、结膜炎、黏膜干燥、甲沟炎、脱发。②消化系统：如肝功能受损、高血脂。③其他：可引起胚胎发育畸形、白细胞增多、头痛、头晕、骨质增厚、口干、光过敏、皮肤色素变化等。

4. 药物基因组学：目前研究发现与维 A 酸相关的基因为 $PML-RARa$ 融合基因。主要相关基因多态性对维 A 酸疗效或不良反应的影响详见表 8-20。

5. 临床用药指导。①指导临床用药的基因检测：根据相关基因与维 A 酸治疗效果的关系，建议通过细胞遗传学研究检测 t(15；17)基因标记确诊的早幼粒细胞性白血病，若为阴性，建议检测 $PML-RARa$ 融合基因。②药物相互作用对治疗效果和安全性的影响：维 A 酸用药前，应评估合并用药的风险，避免与四环素类药物、其他光敏药物及维生素 A 补充剂或含有维生素 A 的多种维生素制剂合用。

表 8-20　主要相关基因多态性对维 A 酸疗效或不良反应的影响

基因	主要作用	SNP 位点	临床相关性
$PML-RARa$	早幼粒细胞性白血病-维 A 酸受体 a 融合基因，编码 PML-RARa 融合蛋白，在急性早幼粒细胞性白血病的发病中起重要作用	—	$PML-RARa$ 是维 A 酸的治疗靶点

(三)三氧化二砷

1. 药物特点：三氧化二砷(arsenic trioxide)能够诱导 NB4 细胞株和对全反式维 A 酸耐药的急性早幼粒细胞白血病细胞株发生凋亡。目前临床使用的三氧化二砷为注射剂型，持续 2 小时静脉滴注 10mg，达峰时间为 4 小时，峰浓度为(0.94 ± 0.37)mg/L，血浆浓度分布半衰期为(0.89 ± 0.29)小时，表观分布容积为(3.83 ± 0.45)L，消除半衰期为(12.13 ± 3.31)小时。三氧化二砷的妊娠分级为 X 级。

2. 药物相互作用：①三氧化二砷与导致电解质异常的药物(如利尿剂)或延长 QT 间期的药物合用，会增加 QT 间期延长的风险。②三氧化二砷与阿昔洛韦合用，会增加肾毒性。

3. 不良反应：具体如下。①白细胞过多综合征：部分患者可出现外周血异常、中幼粒细胞增多。②体液潴留：如体重增加、心包积液、胸膜腔积液及颜面水肿等。③消化系统：如恶心、呕吐、厌食、腹痛、腹泻等，部分患者可出现肝脏损害。④其他：如急性肾功能衰竭，四肢疼痛、麻木，心悸，胸闷，心电图变化，皮肤干燥、红斑或色素沉着等。

4. 药物基因组学：目前研究发现与三氧化二砷相关的基因有 $PML-RARa$ 融合基因。主要相关基因多态性对三氧化二砷疗效或不良反应的影响详见表 8-21。

表 8-21　主要相关基因多态性对三氧化二砷疗效或不良反应的影响

基因	主要作用	SNP 位点	临床相关性
$PML-RARa$	早幼粒细胞白血病-维 A 酸受体 a 融合基因，编码 PML-RARa 融合蛋白，在急性早幼粒细胞白血病的发病中起重要作用	—	$PML-RARa$ 是三氧化二砷治疗的靶点

5. 临床用药指导。①指导临床用药的基因检测：根据相关基因与三氧化二砷治疗效果的关系，建议用药前应进行 t(15；17)易位和 $PML-RARa$ 融合基因的检测。②药物相互作用对治疗效果和安全性的影响：三氧化二砷用药前，应评估合并用药的风险，避免与阿昔洛韦、利尿剂或延长 QT 间期的药物合用。

第二节　新型抗肿瘤药物

近几年来，随着生物医学及纳米医学技术的不断发展，各类新型抗肿瘤药物应运而生，包括分子靶向药物、免疫治疗药物、传统化疗药物新剂型、多靶点新型抗肿瘤药物等。本节涉及的新型抗肿瘤药物是指小分子靶向药物和大分子单克隆抗体类药物。

一、小分子靶向药物

肿瘤靶向治疗通过相应靶点选择性干预肿瘤细胞的过度增殖、浸润和转移，具有疗效好、副作用小的特点。近年来，靶向药物的不断上市，有效延长了肿瘤患者的总体生存期，同时患者的生活质量也得到了显著提高。

(一)吉非替尼

1. 药物特点：吉非替尼(gefitinib)为一种表皮生长因子受体(EGFR)酪氨酸激酶抑制剂，口服给药时，进食不影响其吸收，癌症患者的平均绝对生物利用度为 59%，达峰时间为 3~7 小时，稳态时平均分布容积为 1400L，血浆蛋白结合率约为 90%。吉非替尼在体内主要经肝脏 CYP3A4 及 CYP2D6 酶代谢，总的血浆清除率约为 500mL/min，通过粪便排泄。其妊娠分级为 D 级，哺乳期妇女应慎用，用药前必须对 *EGFR* 基因进行检测。

2. 药物相互作用：①吉非替尼与伊曲康唑等 CYP3A4 抑制剂合用，可使吉非替尼的 AUC 增大，导致疗效增强。②吉非替尼与升高胃液 pH 值的药物合用，可使吉非替尼的 AUC 减小，导致疗效降低。③吉非替尼与利福平等 CYP3A4 诱导剂同时使用，可使吉非替尼的 AUC 减小，疗效降低。④吉非替尼与通过 CYP2D6 代谢的药物（如美托洛尔等）合用，会导致美托洛尔暴露量增加。⑤吉非替尼与华法林同时使用，会导致患者国际标准化比值增高和/或出血事件发生。⑥吉非替尼与长春瑞滨同时服用，会增加后者发生中性粒细胞减少的风险。

3. 不良反应：具体如下。①消化系统：如腹泻、恶心、呕吐、厌食、口炎、轻度脱水。②皮肤及皮下组织病变：如脓疱疹、指甲异常、皮肤干燥发痒、过敏反应。③眼科：如结膜炎、眼睑炎、眼干、可逆性角膜溃烂。④其他：如肝功能异常、肾功能异常、出血、间质性肺病等。

4. 药物基因组学：目前研究发现与吉非替尼相关的基因主要有 *EGFR*、*ABCB1*、*ABCG2*、*MAP3K1*、*IKBKB*、*IKBKE*、*NFKBIA*、*NR1H2*、*RELA*、*TAB2* 和 *CYP2D6*。影响吉非替尼疗效的主要相关基因为 *EGFR*。主要相关基因多态性对吉非替尼疗效或不良反应的影响详见表 8-22。

表 8-22　主要相关基因多态性对吉非替尼疗效或不良反应的影响

基因	主要作用	SNP 位点	临床相关性
EGFR[#]	表皮生长因子受体，是致癌驱动基因	rs121434568	携带 G 等位基因的体细胞 *EGFR* 突变晚期非小细胞肺癌（NSCLC）患者与携带 T 等位基因的非突变者相比，使用吉非替尼治疗时，应答提高，无进展生存期增加；与紫杉醇＋卡铂或顺铂＋吉西他滨/多西他赛的标准化疗方案相比，吉非替尼治疗体细胞 *EGFR* 突变[@]患者的无进展生存期增加，毒性反应及严重不良事件减少
		rs121434569	携带 CC/CT 基因型的晚期非小细胞肺癌患者与携带 TT 基因型者相比，使用吉非替尼治疗时，应答提高，无进展生存期增加
		^rs11568315	晚期非小细胞肺癌患者给予吉非替尼治疗，（CA）16/（CA）16 或（CA）16/（CA）17 基因型与（CA）17/（CA）17 基因型相比，临床反应率更好，无进展生存期及生存时间增加

注：＃指亚洲人群中ⅢB 或Ⅳ期肺腺癌患者中 *EGFR* 突变频率约为 50%。目前暂无 *EGFR* 基因多态性在中国人群中的分布数据。@：*EGFR* 突变包括 rs121434568（L858R）、第 19 外显子缺失及其他突变。^：rs11568315 是在 EGFR 内含子中（CA）的 *n* 重复。（CA）重复≤16，短，均命名为（CA）16；（CA）重复≥17，长，均命名为（CA）17。

5. 临床用药指导。

(1)指导临床用药的基因检测：根据相关基因与吉非替尼治疗效果或不良反应的关系，建议使用吉非替尼前应检测以下基因。①肿瘤组织：含有腺癌成分的非小细胞肺癌应常规检测 *EGFR* 突变，需要涵盖 *EGFR18*、*EGFR19*、*EGFR20*、*EGFR21* 外显子。②非肿瘤组织（外周血）：检测 *EGFR* rs121434568 基因型，必要时检测 *EGFR* rs121434569 和 rs11568315 基因型。

(2)指导临床用药的给药剂量调整：吉非替尼通过肝脏 CYP3A4 及 CYP2D6 酶代谢，一些药物可能影响吉非替尼的血药浓度。①对于 CYP2D6 代谢不良基因型患者，不需要调整吉非替尼特定剂量，但应密切监测不良事件。②吉非替尼与 CYP3A4 抑制剂类药物合用，可升高吉非替尼的血药浓度，增加临床相关不良事件，建议使用吉非替尼治疗时谨慎联合使用 CYP3A4 抑制剂，密切监测不良反应；吉非替尼与 CYP3A4 诱导剂类药物合用时，会降低吉非替尼的血药浓度，吉非替尼的疗效降低，建议将吉非替尼剂量增加至 500mg/d，中断 CYP3A4 强效诱导剂给药后 7 天，重新开始吉非替尼 250mg/d 给药。

(3)药物相互作用对治疗效果和安全性的影响：吉非替尼用药前，应评估合并用药的风险，避免与升高胃液 pH 值的药物合用；与美托洛尔合用时，需调整美托洛尔的给药剂量；与华法林同时使用，应监测患者的国际标准化比值，根据监测结果调整华法林的给药剂量。

(二)厄洛替尼

1. 药物特点：厄洛替尼(erlotinib)为表皮生长因子受体(EGFR)/人表皮生长因子受体 1(HER1)的酪氨酸激酶抑制剂，口服给药的生物利用度约为 60%，食物可显著提高其生物利用度，达到几乎 100%，达峰时间约为 4 小时，表观分布容积为 232L，血浆蛋白结合率约为 93%。厄洛替尼在体内主要经肝脏 CYP3A4 代谢，通过粪便排泄。其妊娠分级为 D 级，哺乳分级为 L5 级，用药前必须对 *EGFR* 基因进行检测。

2. 药物相互作用：①厄洛替尼与 CYP3A4 或 CYP1A2 抑制剂合用，可使厄洛替尼的 AUC 增大，导致药效增强。②厄洛替尼与 CYP3A4 诱导剂或升高胃液 pH 值的药物同时使用，会使厄洛替尼的 AUC 减小，疗效降低。

3. 不良反应：具体如下。①消化系统：如恶心、呕吐、厌食、腹泻、口炎、轻度脱水。②眼科：如眼睑炎、结膜炎、眼干、可逆性角膜溃烂。③皮肤及皮下组织：如皮肤干燥发痒、过敏反应、指甲变化、多毛症。④其他：如肝功能异常、肾功能异常、出血、间质性肺病等。

4. 药物基因组学：目前研究发现与厄洛替尼相关的基因主要有 *EGFR*、*MAP3K1* 和 *CYP1A2*。影响厄洛替尼疗效的主要相关基因为 *EGFR*。主要相关基因多态性对厄洛替尼疗效或不良反应的影响详见表 8-23。

表 8-23   主要相关基因多态性对厄洛替尼疗效或不良反应的影响

基因	主要作用	SNP 位点	临床相关性
EGFR#	表皮生长因子受体，是致癌驱动基因	rs121434568	携带 G 等位基因的体细胞 EGFR 突变晚期 NSCLC 患者与携带 T 等位基因的非突变者相比，使用厄洛替尼治疗时，应答提高，无进展生存期增加；与紫杉醇＋卡铂或顺铂＋吉西他滨/多西他赛的标准化治疗方案相比，厄洛替尼治疗体细胞 EGFR 突变@患者的无进展生存期增加，毒性反应及严重不良事件减少
		rs121434569	CC/CT 基因型晚期 NSCLC 患者与 TT 基因型患者相比，使用厄洛替尼治疗时，应答提高，无进展生存期增加

注：# 指亚洲人群中ⅢB 或Ⅳ期肺腺癌患者中 EGFR 突变频率约为 50%。目前暂无 EGFR 基因多态性在中国人群中的分布数据。@：EGFR 突变包括 rs121434568(L858R)、第 19 外显子缺失及其他突变。

5. 临床用药指导。

(1)指导临床用药的基因检测：根据相关基因与厄洛替尼治疗效果或不良反应的关系，建议使用厄洛替尼前应检测以下基因。①肿瘤组织：含有腺癌成分的 NSCLC 应常规检测 EGFR 突变，需要涵盖 EGFR18、EGFR19、EGFR20、EGFR21 外显子。②非肿瘤组织(外周血)：检测 EGFR rs121434568 基因型，必要时检测 EGFR rs121434569 基因型。

(2)药物相互作用对治疗效果和安全性的影响：厄洛替尼用药前，应评估合并用药的风险。厄洛替尼主要通过肝脏 CYP3A4 代谢，与 CYP3A4 诱导剂合用会降低药物血药浓度，与 CYP3A4 抑制剂合用会增加药物血药浓度，应尽量避免联用。

(3)其他因素对治疗效果和安全性的影响：厄洛替尼具有抑制 UGT1A1 的胶凝作用。UGT1A1 表达水平较低或患有遗传性葡萄糖醛酸化疾病的患者使用厄洛替尼时可导致胆红素浓度升高，因此此类患者应慎用厄洛替尼。

(三)克唑替尼

1. 药物特点：克唑替尼(crizotinib)为酪氨酸激酶受体抑制剂，口服给药的生物利用度约为 43%。食物可影响克唑替尼的吸收，其达峰时间为 4～6 小时，表观分布容积为 1772L，血浆蛋白结合率约为 91%。克唑替尼在体内主要通过肝脏 CYP3A4/CYP3A5 代谢，随粪便及尿液排出体外。其妊娠分级为 D 级，哺乳期妇女应慎用，用药前必须对 ALK 及 ROS1 基因进行检测。

2. 药物相互作用：①克唑替尼与 CYP3A4/CYP3A5 抑制剂合用，可使克唑替尼的血药浓度升高，导致药效增强，发生不良反应。②克唑替尼与 CYP3A4/CYP3A5 诱导剂同时使用，克唑替尼的血药浓度会降低，疗效会下降。③克唑替尼与 CYP3A 底物合用，可使 CYP3A 底物血药浓度升高，增加 CYP3A 底物不良反应的风险。④克唑替尼与延长 QT 间期的药物合用，可增加 QT 间期/QTc 延长的风险。⑤克唑替尼与 β 受体阻滞剂合用，会增加发生心动过缓不良反应的风险。

3. 不良反应：具体如下。①眼科：如复视、畏光、视物模糊、视敏度降低。②消化系统：如恶心、腹泻、呕吐、水肿、便秘、食欲减退、吞咽困难。③心血管系统：如心动过缓、心电图 QT 间期延长。④其他：如上呼吸道感染、体重增加、肢体疼痛、肌肉痉挛、味觉障碍、头痛、头晕等。

4. 药物基因组学：目前研究发现与克唑替尼相关的基因主要有 *ALK*、*ROS1* 和 *MET*。影响克唑替尼疗效的主要相关基因为 *ALK*。主要相关基因多态性对克唑替尼疗效或不良反应的影响详见表 8-24。

表 8-24 主要相关基因多态性对克唑替尼疗效或不良反应的影响

基因	主要作用	SNP 位点	临床相关性
ALK	编码受体酪氨酸激酶，属于胰岛素受体超家族，是致癌驱动基因	—	克唑替尼可增加 *ALK* 基因阳性的局部晚期或转移性 NSCLC 患者的生存周期

5. 临床用药指导。①指导临床用药的基因检测：根据相关基因与克唑替尼治疗效果或不良反应的关系，建议使用克唑替尼前应检测 *ALK* 及 *ROS1* 基因。②药物相互作用对治疗效果和安全性的影响：克唑替尼用药前，应评估合并用药的风险。克唑替尼主要通过肝脏 CYP3A4/CYP3A5 代谢，应尽量避免与 CYP3A 强抑制剂或诱导剂及 CYP3A 底物联用。

(四)舒尼替尼

1. 药物特点：舒尼替尼(sunitinib)为一种小分子、多靶向受体酪氨酸激酶抑制剂，口服给药后达峰时间为 6～12 小时，表观分布容积为 2230L，血浆蛋白结合率约为 95%。舒尼替尼在体内主要通过肝脏 CYP3A4/CYP3A5 代谢，通过粪便及尿液排泄，妊娠分级为 D 级，哺乳分级为 L4 级。

2. 药物相互作用：①舒尼替尼与 CYP3A4 抑制剂合用，会增加舒尼替尼的血药浓度，导致药效增强，发生不良反应。②舒尼替尼与 CYP3A4 诱导剂同时使用，舒尼替尼的血药浓度会降低，疗效下降。③舒尼替尼与 CYP3A 底物合用，可使 CYP3A 底物血药浓度升高，会增加 CYP3A 底物不良反应的风险。④舒尼替尼与延长 QT 间期的药物合用，会增加 QT/QTc 延长的风险。

3. 不良反应：具体如下。①消化系统：如腹泻、黏膜炎、便秘、厌食、乏力。②皮肤：如皮疹、皮肤褪色、手足综合征。③心血管系统：如高血压、心电图 QT 延长。④其他：如味觉改变、肌痛/肢痛、肝功能异常、肾功能异常、电解质紊乱、血液学指标异常等。

4. 药物基因组学：目前研究发现与舒尼替尼相关的基因主要有 *ABCB1*、*ABCG2*、*FLT3*、*FLT4*、*IL13*、*POR*、*SLCO1B3*、*NR1I2*、*CYP3A5*、*CXCL8* 和 *VEGFA* 等17种，其中研究较多、证据较充分的基因为 *ABCB1* 和 *FLT3*。主要相关基因多态性对舒尼替尼疗效或不良反应的影响详见表8-25。

表8-25　主要相关基因多态性对舒尼替尼疗效或不良反应的影响

基因	主要作用	SNP位点	临床相关性
ABCB1	磷酸腺苷结合盒转运体超家族B1，利用ATP水解产生的能量将与其结合的底物主动泵出细胞外，为多耐药基因	*ABCB1* * 1、*ABCB1* * 2（PMID：11503014）	与携带 *ABCB1* * 2/ * 2（PMID：11503014）二倍体基因型患者相比，肾细胞癌患者及携带 *ABCB1* * 1/ * 1基因型的患者在使用舒尼替尼治疗时的应答更高
		rs2032582	与AC或CC基因型患者相比，AA基因型肾细胞癌患者的总生存期或"临床获益"可能降低
		rs1045642	与AA或AG基因型患者相比，GG基因型肾细胞癌患者在使用舒尼替尼治疗时可能具有更高的不良反应风险
CYP3A5	编码细胞色素P450超家族酶成员，可催化多种药物代谢	rs776746	与CT或CC基因型患者相比，TT基因型肾细胞癌患者接受舒尼替尼治疗时，由于毒性导致剂量减少的风险可能增加
FLT3	为Ⅲ型受体酪氨酸激酶家族成员，在疾病的发生与进展中具有重要的病理作用	rs1933437	与AG和GG基因型患者相比，AA基因型肾细胞癌患者在接受舒尼替尼治疗时，可能出现白细胞、血小板及中性粒细胞减少症的风险增加

5. 临床用药指导。①指导临床用药的基因检测：根据相关基因与舒尼替尼治疗效果或不良反应的关系，建议必要时可检测 *ABCB1*、*FLT3* 基因多态性，以及外周血中 *CYP3A5*（rs776746）基因型。②药物相互作用对治疗效果和安全性的影响：舒尼替尼主要通过肝脏CYP3A4/CYP3A5代谢，应尽量避免与CYP3A4强抑制剂或诱导剂联用，如无法避免时，需要调整舒尼替尼的给药剂量。

（五）伊马替尼

1. 药物特点：伊马替尼（imatinib）为一种小分子蛋白酪氨酸激酶抑制剂，口服给药后的生物利用度为98%，高脂饮食可影响药物吸收。伊马替尼的血浆蛋白结合率约为95%，表观分布容积为4.9L/kg。伊马替尼在体内主要通过肝脏CYP3A4代谢，半衰期为 18 小时,随粪便及尿液排出体外,妊娠分级为 D 级,哺乳期妇女应慎用。

2. 药物相互作用:①伊马替尼与酮康唑(CYP3A4 抑制剂)合用,伊马替尼的暴露量会显著增加,导致药效增强。②伊马替尼与利福平(CYP3A4 诱导剂)同时使用,伊马替尼的清除会增加,导致疗效降低。③伊马替尼与 CYP3A4 底物(如辛伐他汀等)合用时,可使后者的血药浓度升高,发生不良反应的风险会增加。

3. 不良反应:具体如下。①全身性异常:如体液潴留、水肿、疲劳、乏力、寒战、发热。②血液与淋巴系统:如中性粒细胞及血小板减少、贫血。③消化系统:如食欲不振、恶心、呕吐、腹泻、腹痛、腹胀、便秘、胃食管反流、口干、胃炎。④皮肤及皮下组织:如眼眶水肿、皮炎/皮疹、颜面水肿、瘙痒、红斑、皮肤干燥、脱发。⑤其他:如失眠、头痛、头晕、味觉障碍、视物模糊、出血、肝酶升高、肌痉挛等。

4. 药物基因组学:目前研究发现与伊马替尼相关的基因主要有 $BCR-ABL1$、$c-KIT$、$FIP1L1-PDGFRa$ 和 $PDGFR$。主要相关基因多态性对伊马替尼疗效或不良反应的影响见表 8-26。

表 8-26 主要相关基因多态性对伊马替尼疗效或不良反应的影响

基因	主要作用	SNP 位点	临床相关性
$BCR-ABL1$	$Bcr-Abl$ 融合基因,在慢性粒细胞白血病的发病中起重要作用,编码具有高酪氨酸激酶活性的 BCR-ABL 融合蛋白	—	是伊马替尼的抑制靶点
KIT	编码酪氨酸激酶受体的原癌基因。胃肠道间质瘤、肥大细胞病、急性髓性白血病等的发病与 KIT 基因突变相关	—	伊马替尼可用于 KIT(CD117)阳性胃肠间质瘤完全切除后复发风险高的成年患者的辅助治疗
$FIP1L1-PDGFRa$	F/P 融合基因。高嗜酸性粒细胞增多综合征与 $FIP1L1-PDGFRa$ 融合基因相关	—	$FIP1L1-PDGFRa$ 是伊马替尼治疗的分子靶位
$PDGFR$	血小板衍生生长因子受体。特发性嗜酸性粒细胞增多综合征、个体和家族性胃肠道间质瘤等多种肿瘤的发生与 $PDGFR$ 变异有关	—	伊马替尼可用于与 $PDGFR$ 基因重排相关的骨髓增生异常/骨髓增殖性疾病(MDS/MPD)成人患者

5. 临床用药指导。①指导临床用药的基因检测:根据相关基因对伊马替尼治疗效果或不良反应的影响,建议使用伊马替尼治疗前必须检测肿瘤组织中 $BCR-ABL1$、$c-KIT$、$FIP1L1-PDGFRa$ 和 $PDGFR$ 基因突变情况。②药物相互作用对治疗效果和安全性的影响:伊马替尼主要通过肝脏 CYP3A4 代谢,应尽量避免与 CYP3A4 强抑制剂

或诱导剂联用,如无法避免时,需要调整伊马替尼的给药剂量,并且密切监测临床反应。

(六)达沙替尼

1. 药物特点:达沙替尼(dasatinib)为一种小分子蛋白酪氨酸激酶抑制剂,口服给药后快速吸收,达峰时间为 0.5～3 小时,血浆蛋白结合率约为 96%,主要经 CYP3A4 酶代谢,通过粪便排泄。其妊娠分级为 D 级,哺乳期妇女应慎用。

2. 药物相互作用:①达沙替尼与 CYP3A4 抑制剂合用,可增加达沙替尼的暴露量,导致药效增强。②达沙替尼与利福平等 CYP3A4 诱导剂同时使用,可减少达沙替尼的暴露量,导致疗效降低。③达沙替尼与 H_2 受体拮抗剂或质子泵抑制剂合用时,可降低达沙替尼的暴露量。④达沙替尼与 CYP3A4 底物(如辛伐他汀等)合用时,可使后者的血药浓度升高,发生不良反应的风险增加。

3. 不良反应:具体如下。①感染:如肺炎、上呼吸道感染、败血症等。②血液与淋巴系统:如骨髓抑制、中性粒细胞减少症。③免疫系统疾病:如过敏、结节性红斑。④内分泌疾病:如甲状腺功能减退。⑤代谢及营养异常:如进食障碍、高尿酸血症。⑥胃肠道疾病:如腹泻、腹痛、恶心、呕吐、胃肠道出血等。⑦其他:如抑郁、失眠、头痛、头晕、味觉障碍、耳鸣、充血性心力衰竭、出血、高血压、肌肉及骨骼疼痛、外周性水肿、疲劳、发热等。

4. 药物基因组学:目前研究发现与达沙替尼相关的基因主要为特异融合基因 *BCR - ABL1*。主要相关基因多态性对达沙替尼疗效或不良反应的影响详见表 8 - 27。

表 8 - 27　主要相关基因多态性对达沙替尼疗效或不良反应的影响

基因	主要作用	SNP 位点	临床相关性
BCR - ABL1	*BCR - ABL1* 融合基因在慢性粒细胞白血病的发病中起重要作用,编码具有高酪氨酸激酶活性的 BCR - ABL 融合蛋白	rs121913459	与 CC 基因型患者相比,CT 基因型白血病患者与达沙替尼的 AUC 0～4 小时降低有关

5. 临床用药指导。①指导临床用药的基因检测:根据相关基因对达沙替尼治疗效果或不良反应的影响,建议使用达沙替尼治疗前应检测肿瘤组织中 *BCR - ABL1* 基因突变情况。②药物相互作用对治疗效果和安全性的影响:达沙替尼用药前,应评估合并用药的风险,尽量避免与 CYP3A4 强抑制剂或诱导剂及 H_2 受体拮抗剂或质子泵抑制剂联用;与 CYP3A4 底物(如辛伐他汀等)合用时,需要关注辛伐他汀的不良反应。

(七)拉帕替尼

1. 药物特点:拉帕替尼(lapatinib)为一种新型 4 -苯胺喹唑啉类酶抑制剂,口服给药后吸收不完全,AUC 变异系数为 50%～100%,达峰时间约为 4 小时,进食会增加全身暴露量，血浆蛋白结合率约为 99％。拉帕替尼在体内主要通过肝脏 CYP3A4 及 CYP3A5 代谢，半衰期约为 24 小时，随粪便排泄。其妊娠分级为 D 级，哺乳期妇女应慎用。

2. 药物相互作用：①拉帕替尼与 CYP3A4 抑制剂合用，拉帕替尼的暴露量会显著增加，导致药效增强，会发生不良反应。②拉帕替尼与利福平等 CYP3A4 诱导剂同时使用，拉帕替尼的清除会增加，导致疗效降低。③拉帕替尼与质子泵抑制剂同时使用，可降低拉帕替尼的暴露量。④拉帕替尼与地高辛合用时，可使后者的血药浓度升高，发生不良反应的风险增加。

3. 不良反应：具体如下。①胃肠道反应：如厌食、腹泻、恶心、呕吐。②皮肤及皮下组织：如皮炎/皮疹、甲沟炎等。③心血管系统：如左室射血分数降低、心力衰竭、心悸。④其他：如疲乏、胆红素血症、肝毒性。

4. 药物基因组学：目前研究发现与拉帕替尼相关的基因主要有 *ERBB2*、*HLA - DQA1* 及 *HLA - DRB1*。其中，*ERBB2* 基因过度表达与药物疗效相关，但没有具体基因多态性信息。主要相关基因多态性对拉帕替尼疗效或不良反应的影响详见表 8 - 28。

表 8 - 28　主要相关基因多态性对拉帕替尼疗效或不良反应的影响

基因	主要作用	SNP 位点	临床相关性
ERBB2	人类表皮生长因子受体 2，与配体结合表皮生长因子受体家族成员形成异源二聚体，稳定和提高激酶介导的下游信号通路的活化	—	拉帕替尼可用于 *ERBB2* 过表达的乳腺癌患者
HLA - DQA1	人类白细胞抗原，HLA - Ⅱ类基因 DQA1 座，在免疫系统中起核心作用，属于Ⅱ类分子的 α 链	*HLA - DQA1* ＊02：01	携带 1 个或 2 个 *HLA - DQA1* ＊02：01 等位基因的患者，与不携带者相比，使用拉帕替尼可能增加肝毒性风险
HLA - DRB1	人类白细胞抗原，HLA - Ⅱ类基因 DQB1 座，在免疫系统中起核心作用，属于Ⅱ类分子的 β 链	*HLA - DRB1* ＊07：01	携带 1 个或 2 个 *HLA - DRB1* ＊07：01 等位基因的患者，与不携带者相比，使用拉帕替尼可能增加肝毒性风险

5. 临床用药指导。①指导临床用药的基因检测：根据相关基因对拉帕替尼治疗效果或不良反应的影响，建议使用拉帕替尼治疗前应检测肿瘤组织中是否存在 *ERBB2* 基因的过度表达，以及外周血中 *HLA - DQA1* ＊02：01 与 *HLA - DRB1* ＊07：01 等位基因突变情况。②药物相互作用对治疗效果和安全性的影响：拉帕替尼用药前，应评估合并用药的风险，尽量避免与 CYP3A4 强抑制剂或诱导剂及质子泵抑制剂联用，如无法避免时，需要调整拉帕替尼的给药剂量，并且密切监测临床反应；与地高辛合用时，

需要监测地高辛的血药浓度。

二、大分子单克隆抗体类药物

(一)英夫利西单抗

1. 药物特点：英夫利西单抗(infliximab)为人-鼠嵌合性单克隆抗体，可抑制肿瘤坏死因子与受体结合，从而使肿瘤坏死因子失去生物活性。单次静脉输注3～20mg/kg时，英夫利西单抗的最大血清药物浓度与剂量呈线性关系，稳态时的表观分布容积为3～6L，与剂量无相关性，表明药物主要分布于血管腔隙内。英夫利西单抗的半衰期为7.7～9.5天，妊娠分级为B级，哺乳分级为L3级。

2. 药物相互作用：①英夫利西单抗与免疫抑制剂(包括甲氨蝶呤)合用，可减少输液反应的发生；与甲氨蝶呤合用，还可能减少英夫利西单抗抗体的形成，从而升高其血药浓度。②英夫利西单抗与阿那白滞素或阿巴西普合用，可能会增加严重感染的发生风险，但未显示临床获益增加。③英夫利西单抗与托珠单抗合用，可能会增加免疫抑制及感染的发生风险。④英夫利西单抗与活疫苗或治疗用感染性制剂(如减毒活细菌)合用，可能会导致临床感染。⑤英夫利西单抗与细胞色素P450底物(如华法林、环孢素、茶碱等)合用，可能会影响后者的代谢。

3. 不良反应：具体如下。①感染及侵染类疾病：如病毒感染、细菌感染。②血液及淋巴系统疾病：如血小板减少症、淋巴细胞减少症、淋巴细胞增多症。③胃肠道系统：如腹痛、腹泻、恶心、呕吐、胃肠道出血、消化不良。④免疫系统：如过敏性呼吸道症状、过敏反应。⑤神经、精神系统：如头痛、眩晕、头晕、失眠、抑郁、嗜睡。⑥其他：如结膜炎、心动过速、心悸、低血压、高血压、肝功能异常等。

4. 药物治疗浓度监测。

(1)监测指征：药物暴露量在维持治疗期与疗效呈正相关；浓度很低时，患者抗英夫利西单抗的抗体滴度较高，对抗体滴度较高的患者，应及时停止英夫利西单抗治疗，更换另一种药物治疗。

(2)检测方法：放射免疫分析、酶联免疫吸附测定等。

(3)监测方法：具体如下。①采血时间点：下一次给药前采血检测。②采血类型：静脉血3～5mL。③监测频率：由于英夫利西单抗半衰期长，推荐测定维持期谷浓度(8～10周)；如果谷浓度未达标，建议调整剂量2周后再次测定谷浓度。

5. 药物基因组学：目前研究发现与英夫利西单抗相关的基因主要有 *HLA - B*、*HLA - C*、*HLA - DPB1*、*FCGR3A*、*HLA - E*、*IL1B*、*IL6*、*KLRC1*、*PTPRC*、*TNF*、*TRAF1*、*FCGR2A*、*KLRD1* 和 *ATP5F1E* 等。主要相关基因多态性对英夫利西单抗疗效或不良反应的影响详见表8-29。

表 8 - 29 主要相关基因多态性对英夫利西单抗疗效或不良反应的影响

基因	主要作用	SNP 位点	临床相关性
TNFRSF1B	TNF 受体超家族成员 1B，编码的蛋白质是 TNF 受体超家族的成员，和 TNF 受体 1 形成一种异质复合物，介导两种抗凋亡蛋白 c - IAP1 和 c - IAP2 的募集，具有 E3 泛素连接酶活性	rs1061622	与 GT 或 TT 基因型患者相比，GG 基因型类风湿关节炎患者对肿瘤坏死因子 α（TNF - α）抑制剂（包括英夫利昔单抗和利妥昔单抗）的反应可能降低
HLA - DRB1	人类白细胞抗原，HLA - Ⅱ 类基因 DQB1 座，在免疫系统中起核心作用，属于 Ⅱ 类分子的 β 链	* 03：01、* 04：04	与没有携带 * 03：01 或 * 04：04 等位基因的患者相比，携带 1 个或 2 个 * 03：01 或 * 04：04 等位基因的患者在使用英夫利昔单抗治疗时，发生药物性肝损伤的风险可能增加
HLA - B	HLA - Ⅰ 类重链同源物，是由重链和轻链（β_2 微球蛋白）组成的异源二聚体，在免疫系统中发挥核心作用	* 08：01、* 39：01	与没有携带 * 08：01 或 * 39：01 等位基因的患者相比，携带 1 个或 2 个 * 08：01 或 * 39：01 等位基因的患者在使用英夫利昔单抗治疗时，发生药物性肝损伤的风险可能增加
FCGR2A	Fc γ 受体 Ⅱ a，编码免疫球蛋白 Fc 受体基因家族的成员，参与吞噬和清除免疫复合物的过程	rs1801274	与 GG、GA 基因型患者相比，AA 基因型类风湿关节炎患者在使用英夫利昔单抗治疗时的反应可能增加

5. 临床用药指导。①指导临床用药的基因检测：根据相关基因与英夫利西单抗治疗效果及不良反应的关系，考虑证据级别较低，暂无可用于指导临床用药的基因检测相关建议。②指导临床用药的血药浓度监测：建议在维持治疗期定期监测谷浓度，如果谷浓度未达标，调整剂量 2 周后再次测定谷浓度。③药物相互作用对治疗效果和安全性的影响：英夫利西单抗用药前，应评估合并用药的风险，避免与阿那白滞素或巴西普、托珠单抗、活疫苗或治疗用感染性制剂合用；与细胞色素 P450 底物（如华法林、环孢素、茶碱等）合用时，需要监测这些药物的疗效或血药浓度，并根据监测结果调整药物的剂量。

(二)阿达木单抗

1. 药物特点：阿达木单抗(adalimumab)可与肿瘤坏死因子特异性结合，通过阻断肿瘤坏死因子与 p55 和 p75 细胞表面肿瘤坏死因子受体的相互作用来消除其生物学功能。单剂量 40mg 皮下注射后，阿达木单抗吸收和分布缓慢，在给药后 5 日达到血清峰浓度。阿达木单抗的绝对生物利用度平均为 64%，稳态表观分布容积为 5～6L，半衰期约为 2 周，随患者体重增加清除率升高。其妊娠分级为 C 级，哺乳分级为 L3 级。

2. 药物相互作用：①阿达木单抗与甲氨蝶呤合用，可减少抗体的产生，增强阿达木单抗的疗效。②阿达木单抗与阿那白滞素或阿巴西普合用，可能会增加严重感染发生的风险，但未显示临床获益增加。

3. 不良反应：具体如下。①感染及侵染类疾病：如呼吸道感染、全身性感染。②血液及淋巴系统疾病：如白细胞减少、贫血、血小板减少。③胃肠道系统反应：如腹痛、腹泻、恶心、呕吐、胃肠道出血、消化不良。④免疫系统：如超敏反应、过敏、结节病。⑤神经、精神系统：如头痛、眩晕、头晕、失眠、抑郁、嗜睡、焦虑。⑥其他：如皮肤癌、血脂升高、视觉受损、耳鸣、心动过速、呼吸困难、低血压、骨骼肌疼痛、肝功能异常等。

4. 药物治疗浓度监测。

(1)监测指征：药物谷浓度与临床疗效相关；低浓度时，会产生相应抗体，且抗体滴度较高，需要结合抗体滴度优化治疗方案。

(2)检测方法：放射免疫分析、酶联免疫吸附测定等。

(3)监测方法：具体如下。①采血时间点：于下一次给药前抽血检测。②采血类型：静脉血 3～5mL。③监测频率：用药后，每 2 周测定谷浓度。

5. 药物基因组学：目前研究发现与阿达木单抗相关的基因主要有 *ATG5*、*ATG16L1*、*CRP*、*FCGR2A*、*FCGR3A* 和 *KLRC1* 等。主要相关基因多态性对阿达木单抗疗效或不良反应的影响详见表 8-30。

表 8-30　主要相关基因多态性对阿达木单抗疗效或不良反应的影响

基因	主要作用	SNP 位点	临床相关性
FCGR2A	Fcγ 受体Ⅱa，编码免疫球蛋白 Fc 受体基因家族的成员，参与吞噬和清除免疫复合物的过程	rs1801274	与 GG 基因型患者相比，AA 基因型类风湿关节炎患者在使用阿达木单抗治疗时的反应可能增加
FCGR3A	Fcγ 受体Ⅲa，编码免疫球蛋白 G Fc 部分的受体，参与从循环中去除抗原-抗体复合物	rs396991	与 AC 或 CC 基因型患者相比，AA 基因型银屑病患者对抗肿瘤坏死因子治疗的反应可能较差

6. 临床用药指导。①指导临床用药的基因检测：根据相关基因与阿达木单抗治疗效果及不良反应的关系，考虑证据级别较低，暂无可用于指导临床用药的基因检测相关建议。②指导临床用药的血药浓度监测：建议用药后每 2 周测定谷浓度，根据测定结果调整治疗方案。③药物相互作用对治疗效果和安全性的影响：阿达木单抗用药前，

应评估合并用药的风险，避免与阿那白滞素或阿巴西普联用。

（三）利妥昔单抗

1. 药物特点：利妥昔单抗（rituximab）为人鼠嵌合性单克隆抗体，能特异性地与跨膜抗原 CD20 结合，启动介导 B 细胞溶解的免疫反应。连续 4 周利妥昔单抗 375mg/m² 静脉输注给药，第 4 次输注后的平均最大血药浓度为 486μg/mL，半衰期约为 22 天。利妥昔单抗的妊娠分级为 C 级，哺乳分级为 L4 级。

2. 药物相互作用：①利妥昔单抗与阿巴西普合用，可能会增加后者的不良反应。②利妥昔单抗与阿昔洛韦、顺铂等肾毒性药物合用，会增加肾功能损伤的风险。③利妥昔单抗与环磷酰胺合用，会影响药物的代谢。

3. 不良反应：具体如下。①感染及侵染类疾病：如细菌感染、病毒感染、真菌感染。②血液及淋巴系统疾病：如中性粒细胞减少症、白细胞减少症、贫血、血小板减少症。③胃肠道系统：如恶心、呕吐、吞咽困难、口腔黏膜炎、腹痛、腹泻、胃肠道出血、消化不良。④免疫系统：如血管性水肿、超敏反应。⑤神经系统：如感觉异常、感觉迟钝、失眠、血管紧张、头晕、焦虑。⑥其他：如皮肤瘙痒、皮疹、高血糖、体重减轻、发热、寒战、肌痛、关节痛、耳鸣等。

4. 药物基因组学：目前研究发现与利妥昔单抗相关的基因主要有 *FCGR3A*、*MS4A1*、*IL2*、*CXCL12*、*ABCB1* 及 *TGFB1* 等。主要相关基因多态性对利妥昔单抗疗效或不良反应的影响详见表 8-31。

表 8-31　主要相关基因多态性对利妥昔单抗疗效或不良反应的影响

基因	主要作用	SNP 位点	临床相关性
FCGR3A	Fcγ 受体Ⅲa，编码免疫球蛋白 Fc 受体基因家族的成员，参与吞噬和清除免疫复合物的过程	rs396991	与 AC 或 CC 基因型淋巴瘤患者相比，AA 基因型淋巴瘤患者接受利妥昔单抗治疗时，肿瘤缩小的可能性更小
MS4A1	跨膜 4 域亚家族 A 成员 1，为 CD20 编码基因	—	利妥昔单抗可靶向诱导表达 CD20 的 B 细胞的崩解

5. 临床用药指导。①指导临床用药的基因检测：根据相关基因与利妥昔单抗治疗效果及不良反应的关系，建议用药前检测外周血中 *FCGR3A* 相关基因型，必要时可检测肿瘤组织中 *MS4A1* 基因的表达情况。②药物相互作用对治疗效果和安全性的影响：利妥昔单抗有降压效果叠加作用，会增加低血压的发生风险，建议使用前 12 小时停用托拉塞米、特拉唑嗪、缬沙坦及维拉帕米等降压药物；利妥昔单抗与顺铂等肾毒性药物联用，可能会导致严重的肾损伤，应避免使用。

（四）曲妥珠单抗

1. 药物特点：曲妥珠单抗（trastuzumab）为重组人源化单克隆抗体，可特异性地作用于人表皮生长因子受体2(HER2)的细胞外部位，从而抑制人表皮生长因子受体2过度表达的肿瘤细胞的增殖。皮下注射给药后，曲妥珠单抗的生物利用度约为77%，第8周期接近稳态浓度，线性消除清除率为0.111L/d。曲妥珠单抗的妊娠分级为D级，哺乳分级为L4级。

2. 药物相互作用：①曲妥珠单抗与阿昔洛韦等肾毒性药物合用，会增加肾功能损伤的风险。②曲妥珠单抗与丙酸睾酮等肝毒性药物合用，会增加肝功能损伤的风险。

3. 不良反应：具体如下。①感染及侵染类疾病：如鼻咽炎、流感、中性粒细胞减少性脓毒症、咽炎、鼻窦炎。②血液及淋巴系统疾病：如贫血、血小板减少症、发热性中性粒细胞减少症、白细胞计数减少。③胃肠道系统：如恶心、呕吐、腹泻、腹痛、消化不良、便秘、口腔炎。④免疫系统：如超敏反应。⑤神经系统：如头晕、头痛、感觉异常、感觉减退、味觉障碍、嗜睡。⑥其他：如肝功能损伤、肾功能损伤、多泪、结膜炎、耳鸣、射血分数下降、淋巴水肿、呼吸困难、皮疹、红斑、发热、寒战、肌痛、关节痛等。

4. 药物基因组学：目前研究发现与曲妥珠单抗相关的基因主要有 *ERBB2*、*ERBB3*、*FCGR2A*、*FCGR3A*、*RNF8* 及 *BARD1*。主要相关基因多态性对曲妥珠单抗疗效或不良反应的影响详见表8-32。

表8-32　主要相关基因多态性对曲妥珠单抗疗效或不良反应的影响

基因	主要作用	SNP位点	临床相关性
ERBB2	即HER2，为erb-b2受体酪氨酸激酶2，表皮生长因子受体(EG-FR)家族成员之一	rs1136201	与AA基因型患者相比，AG基因型乳腺癌患者发生心脏毒性的风险增加，GG基因型患者未发现心脏毒性
FCGR2A	IgG Fc片段低亲和力Ⅱa受体，编码表达于免疫细胞膜上的Fc片段受体，其多态性可以改变FcγRⅡa与IgG的结合力	rs1801274	与AG或GG基因型患者相比，AA基因型乳腺癌患者的应答更好，无进展生存期更长
FCGR3A	Fcγ受体Ⅲa，编码免疫球蛋白Fc受体基因家族的成员，参与吞噬和清除免疫复合物的过程	rs396991	与AC或AA基因型患者相比，CC基因型乳腺癌患者的应答更好，无进展生存期更长

5. 临床用药指导。①指导临床用药的基因检测：根据相关基因与曲妥珠单抗治疗效果及不良反应的关系，建议用药前检测 *ERBB2*、*FCGR2A* 及 *FCGR3A* 相关基因型。FDA说明书提示，在应用曲妥珠单抗治疗人表皮生长因子受体2过度表达乳腺癌和人表皮生长因子受体2过度表达转移性胃或胃食管交接处腺癌时，需检测肿瘤组织中人表皮生长因子受体2受体是否为阳性。②药物相互作用对治疗效果和安全性的影响：

曲妥珠单抗用药前，应评估合并用药的风险，避免与肾毒性及肝毒性药物联用。

（五）恩美曲妥珠单抗

1. 药物特点：恩美曲妥珠单抗（trastuzumab emtansine）为靶向人表皮生长因子受体 2 的抗体药物偶联物，由恩美曲妥珠单抗和小分子微管抑制剂 DM1 偶联而成，可产生协同抗癌作用。每 3 周 1 次静脉给药后，恩美曲妥珠单抗的平均达峰浓度为（72.6±24.3）μg/mL，中央室分布容积为 3.13L。恩美曲妥珠单抗通过细胞溶酶体中的蛋白水解进行分解代谢，小分子成分主要经过 CYP3A4 代谢，半衰期约为 4 天。其妊娠分级为 D 级，哺乳期患者应慎用。

2. 药物相互作用：恩美曲妥珠单抗与酮康唑、伊曲康唑等 CYP3A4 抑制剂合用，会增加恩美曲妥珠单抗的暴露量和毒性。

3. 不良反应：具体如下。①感染及侵染类疾病：如尿路感染。②血液及淋巴系统：如贫血、血小板减少症、中性粒细胞减少症、白细胞减少症。③胃肠道系统：如口腔黏膜炎、腹痛、腹泻、恶心、呕吐、便秘、口干、消化不良。④免疫系统：如血管性水肿、超敏反应。⑤神经系统：如周围神经病、头痛、头晕、味觉倒错、记忆受损。⑥呼吸系统：如鼻出血、咳嗽、呼吸困难。⑦其他：如药物性超敏反应、皮肤瘙痒、皮疹、低钾血症、转氨酶升高、肌痛、关节痛、发热、乏力等。

4. 药物基因组学：目前研究发现与恩美曲妥珠单抗相关的基因为 *ERBB2*。主要相关基因多态性对恩美曲妥珠单抗疗效或不良反应的影响详见表 8-33。

表 8-33 主要相关基因多态性对恩美曲妥珠单抗疗效或不良反应的影响

基因	主要作用	SNP 位点	临床相关性
ERBB2	即 HER2，为 erb-b2 受体酪氨酸激酶 2，表皮生长因子受体（EGFR）家族成员之一，为原癌基因 *erbB-2* 编码的 185kD 的细胞膜受体	—	恩美曲妥珠单抗为靶向人表皮生长因子受体 2 的抗体药物偶联物，适用于人表皮生长因子受体 2 阳性乳腺癌患者

5. 临床用药指导。①指导临床用药的基因检测：根据相关基因与恩美曲妥珠单抗疗效及不良反应的关系，建议用药前检测肿瘤组织中人表皮生长因子受体 2 是否为阳性。②药物相互作用对治疗效果和安全性的影响：恩美曲妥珠单抗用药前，应评估合并用药的风险，避免与 CYP3A4 抑制剂合用，以免增加恩美曲妥珠单抗的暴露量和毒性。

（六）西妥昔单抗

1. 药物特点：西妥昔单抗（cetuximab）是针对表皮生长因子受体（EGFR）的 IgG$_1$ 单克隆抗体，两者特异性结合后，通过对与 EGFR 结合的酪氨酸激酶的抑制作用来阻断细胞内信号转导途径，从而抑制癌细胞的增殖，诱导癌细胞的凋亡，减少基质金属蛋白酶和血管内皮生长因子的产生。单药治疗 3 周后，西妥昔单抗的血清浓度达稳态水平，峰浓度为 155.8ug/mL，抗体代谢受多种途径影响，半衰期为 70～100 小时。西妥昔单抗的妊娠分级为 C 级，哺乳分级为 L4 级。

2. 药物相互作用：尚无相关研究资料。

3. 不良反应：具体如下。①代谢及营养类疾病：如低镁血症、低钙血症、食欲减退、体重减轻。②神经系统：如头痛、无菌性脑膜炎。③眼器官疾病：如结膜炎、角膜炎、眼睑炎。④消化系统：如腹泻、恶心、呕吐、肝酶水平升高。⑤其他：如皮肤反应、皮肤损伤、轻至中度的输液反应等。

4. 药物基因组学：目前研究发现与西妥昔单抗相关的基因主要有 *EGFR*、*KRAS*、*AREG*、*CCND1*、*RASSF1*、*MGAT4A*、*FCGR2A*、*FCGR3A* 及 *EGF*。主要相关基因多态性对西妥昔单抗疗效或不良反应的影响见表 8-34。

表 8-34 主要相关基因多态性对西妥昔单抗疗效或不良反应的影响

基因	主要作用	SNP 位点	临床相关性
EGF	表皮生长因子，编码表皮生长因子超家族的成员，该基因的失调与某些癌症的生长和进展有关	rs4444903	AA 基因型结肠癌患者对西妥昔单抗的应答最好，疗效最佳；AC 基因型患者次之；CC 基因型患者最差
FCGR3A	IgG Fc 片段低亲和力Ⅲa 受体，编码表达于免疫细胞膜上的 Fc 片段受体，其多态性可以改变 FcγRⅢa 与 IgG 的结合力	rs396991	GG 基因型患者对西妥昔单抗的应答最好，疗效最佳；AG 基因型患者次之；AA 基因型患者最差
KRAS/NRAS	K-Ras 基因是 ras 基因中对人类肿瘤影响最大的基因	rs112445441	FDA 说明书不建议对密码子 13 突变的患者进行西妥昔单抗治疗

5. 临床用药指导：根据相关基因与西妥昔单抗治疗效果及不良反应的关系，建议用药前应检测外周血中 *FCGR3A* 和 *EGR* 相关基因型，以及肿瘤组织中 *KRAS* 有无突变、*EGFR* 有无表达。

（袁海玲）

参考文献

［1］ 王辰，姚树坤．精准医学：药物治疗纲要［M］.2 版．北京：人民卫生出版社，2021.

［2］　陈新谦，金有豫，汤光. 新编药物学［M］. 18 版. 北京：人民卫生出版社，2018.

［3］　魏秋红，刘晓月，王盼，等. 抗肿瘤药物的分类和药效学研究进展［J］. 医学综述，2020，26(18)：3707 - 3711，3716.

［4］　张相林. 治疗药物监测临床应用手册［M］. 北京：人民卫生出版社，2020.

［5］　宋再伟，刘爽，赵荣生，等.《中国大剂量甲氨蝶呤循证用药指南》解读［J］. 中国药房，2022(16)：2032 - 2039.

［6］　陈伟，王燕婷，王宇，等. 紫杉类抗肿瘤药物药学服务中国专家共识［J］. 中国医院用药评价与分析，2022(12)：1409 - 1427.

［7］　侯丹，董梅. 紫杉烷类抗肿瘤药物剂量个体化研究进展［J］. 现代肿瘤医学，2022(9)：1695 - 1698.

第九章　消化系统疾病的精准药学服务

消化系统主要由胃肠道、肝脏、胰腺和胆囊等器官组成，通过神经和激素体液系统的双重整合调控达到对其分泌、吸收和运动的调节。消化系统的主要功能包括摄入、容纳和消化食物、吸收营养、排出废物。消化系统的常见疾病包括消化器官的器质性和功能性疾病，常见表现有腹泻、便秘、恶心、呕吐、消化不良、消化性溃疡等。消化系统疾病的常用药物包括治疗消化性溃疡和胃食管反流病药物、胃肠解痉药、助消化药、促胃肠动力药、止吐药和催吐药、泻药和止泻药、肝胆疾病用药等。目前，消化系统疾病使用药物中关于药物基因组学研究较多的主要为胃酸分泌抑制剂(如质子泵抑制剂、H_2受体拮抗剂)和止吐药(如5-羟色胺受体拮抗剂、多巴胺D_2受体阻滞药)。

第一节　胃酸分泌抑制剂

胃酸分泌抑制剂又称抑酸药，可通过各种机制抑制胃酸的分泌，为治疗消化性溃疡的首选药物。根据作用机制不同，这类药物可分为以下几种。①H_2受体拮抗剂：可选择性抑制H_2受体，减少胃酸分泌，降低胃酸和胃蛋白酶活性。②质子泵抑制剂：可特异性作用于胃黏膜壁细胞，降低细胞中H^+-K^+-ATP酶的活性，从而抑制胃酸分泌。③选择性抗胆碱药物：对胃壁细胞的毒蕈碱性受体有高度亲和性，可选择性抑制胃酸分泌。④胃泌素受体拮抗剂：有竞争性拮抗胃泌素作用，抑制胃酸分泌。

一、H_2受体拮抗剂

(一)药物特点

H_2受体拮抗剂在临床上常用于治疗消化性溃疡、上消化道出血、胃反流性食管炎等。常用的H_2受体拮抗剂有西咪替丁(cimetidine)、雷尼替丁(ranitidine)、法莫替丁(famotidine)、尼扎替丁(nizatidine)等。目前，关于H_2受体拮抗剂类药物的相关基因多态性研究主要是雷尼替丁和法莫替丁两种药物的相关报告，本节主要介绍这两种药物。二者的药物特点详见表9-1。

(二)药物相互作用

1. H_2受体拮抗剂与酪氨酸激酶抑制药(如吉非替尼、达沙替尼等)合用，可能会降低酪氨酸激酶抑制药的血药浓度和药理作用。

表 9-1 H₂受体拮抗剂的特点

药物特点	药物名称	
	雷尼替丁	法莫替丁
生物利用度	50%～60%	40%～45%
峰浓度	—	—
达峰时间	1～3 小时	1～3 小时
血浆蛋白结合率	15%	15%～20%
表观分布容积	1.4L/kg	1.0～1.3L/kg
半衰期	2.5～3 小时；3～4 小时(肾功能不全老年患者)	2.5～3.5 小时
清除率	约 410mL/min(肾脏)；约 600mL/min(血浆)	250～450L/h
代谢	肝脏	肝脏
排泄	主要经肾脏	肾脏
妊娠分级	B	B
哺乳分级	L2	L1

2. H₂受体拮抗剂与唑类抗真菌药(如酮康唑、伊曲康唑等)联合使用，可能会降低唑类抗真菌药的口服生物利用度，使其抗真菌作用减弱。此外，酮康唑可增加雷尼替丁的口服生物利用度，伊曲康唑可增加西咪替丁的 AUC。

3. H₂受体拮抗剂与喹诺酮类药物合用，可减少喹诺酮类药物的胃肠道吸收，减弱其抗菌效果。

(三)不良反应

H₂受体拮抗剂的不良反应发生率较低，以轻微腹泻、便秘、眩晕、乏力、肌肉痛、皮疹、皮肤干燥、脱发为主；中枢神经系统反应较为少见，可出现嗜睡、焦虑、幻觉、谵妄、语速加快、定向障碍等。

(四)药物基因组学

目前研究发现与 H₂受体拮抗剂雷尼替丁相关的基因主要有 *SLC22A1*、*ABCB1*、*CD3EAP*、*CYP2C8*、*ERCC1*；与法莫替丁相关的基因为 *CYP2C19*。H₂受体拮抗剂的相关基因信息详见表 9-2。

(五)临床用药指导

1. 指导临床用药的基因检测：H₂受体拮抗剂雷尼替丁、法莫替丁目前尚无可用于指导临床用药的基因检测。

2. 药物相互作用对治疗效果和安全性的影响：H₂受体拮抗剂雷尼替丁、法莫替丁应避免与酪氨酸激酶抑制药、唑类抗真菌药及喹诺酮类药物合用，以免使药效降低。

表9-2　H₂受体拮抗剂的相关基因信息

基因	主要作用	SNP位点	临床相关性
SLC22A1	一种蛋白质编码基因，可作为金属运输溶质的载体	rs34130495	与携带等位基因G的患者相比，携带等位基因A的患者与雷尼替丁转运减少有关
		rs12208357	与携带等位基因C的患者相比，携带等位基因T的患者与雷尼替丁转运减少有关
CYP2C19	细胞色素P450第二亚家族成员，是人体重要的药物代谢酶	＊1、＊2、＊3	与携带CYP2C19 ＊2/＊2、＊2/＊3、＊3/＊3的患者相比，携带CYP2C19 ＊1/＊1、＊1/＊2、＊1/＊3的患者与健康人对法莫替丁的反应降低有关

二、质子泵抑制剂

质子泵抑制剂为强效抑酸药，主要用于治疗胃酸分泌过多引起的酸相关性疾病。临床常用的质子泵抑制剂有奥美拉唑（omeprazole）、兰索拉唑（lansoprazole）、雷贝拉唑（rabeprazole）、泮托拉唑（pantoprazole）、艾司奥美拉唑（esomeprazole）等。

（一）药物特点

质子泵抑制剂是临床最常用的抑酸药物，临床常用的质子泵抑制剂的特点详见表9-3。

表9-3　质子泵抑制剂的特点

药物特点	药物名称				
	奥美拉唑	兰索拉唑	雷贝拉唑	泮托拉唑	艾司奥美拉唑
生物利用度	30％～40％	85％	52％	0.77％	64％
峰浓度	—	—	—	2.5μg/mL	—
达峰时间	0.5～3.5小时（口服）	1.7小时（口服）	2.5小时（口服）	2～3小时（口服）	1.5小时（口服）
血浆蛋白结合率	95％	97％	96.3％	98％	97％
表观分布容积	0.3L/kg	0.4L/kg	—	11.0～23.6L/kg	16L
半衰期	0.5～1小时	(1.5±1.0)小时	1～2小时	1小时	1～1.5小时
清除率	500～600mL/min	400～650mL/min	—	7.6～14.0L/h	—
代谢	肝脏	肝脏	肝脏	肝脏	肝脏

药物特点	药物名称				
	奥美拉唑	兰索拉唑	雷贝拉唑	泮托拉唑	艾司奥美拉唑
排泄	主要经肾脏	肾脏、胆汁	主要经肾脏	肾脏、胆汁	主要经肾脏
妊娠分级	C	B	C	C	C
哺乳分级	L2	L2	L3	L1	L2

(二)药物相互作用

1. 质子泵抑制剂与肝药酶 CYP2C19 代谢有关的药物合用，会影响这类药物的代谢或消除，影响药物的疗效。

2. 质子泵抑制剂与利福平合用，由于利福平可诱导 CYP2C19 活性，因此会显著加快奥美拉唑等质子泵抑制剂的代谢，影响抑酸效果。

3. 质子泵抑制剂与铁剂合用，由于质子泵抑制剂可抑制胃酸，因此会影响铁剂的吸收，降低疗效。

4. 质子泵抑制剂与华法林合用，可引起患者国际标准化比值和凝血酶原时间增加，可能导致异常出血，甚至死亡。

5. 质子泵抑制剂与甲氨蝶呤合用，可能会升高甲氨蝶呤的血药浓度，导致甲氨蝶呤毒性发生。

6. 质子泵抑制剂与 HIV 蛋白酶抑制药合用，可使 HIV 蛋白酶抑制药(如阿扎那韦、茚地那韦等)的血药浓度降低、疗效下降。

7. 质子泵抑制剂与茶碱合用，可降低茶碱的浓度；开始或停止联用时，个别患者可能需调整茶碱的剂量。

(三)不良反应

1. 神经系统：最常见的不良反应为头痛，偶见头晕、感觉异常和嗜睡等。

2. 消化系统：常见便秘、腹泻、腹部疼痛、胃肠胀气和恶心、呕吐等，口干、口腔黏膜炎和胃肠念珠菌病较为罕见。

3. 皮肤及组织：偶见皮炎、荨麻疹、皮疹和皮肤瘙痒症等。

4. 其他：如心动过缓、肝酶升高、血小板减少等。

(四)药物基因组学

目前已经发现的与 CYP2C19 基因相关的质子泵抑制剂有奥美拉唑、兰索拉唑、雷贝拉唑、泮托拉唑、艾司奥美拉唑等。CYP2C19 基因不同代谢型对质子泵抑制剂的影响详见表 9-4。此外，研究发现与质子泵抑制剂相关的基因有 CYP1A2、IL1B、ABCB1、TNF 和 AHR。主要相关基因对质子泵抑制剂疗效或不良反应的影响详见表9-5。

表 9 - 4　*CYP2C19* 基因不同代谢型对质子泵抑制剂的影响

基因	主要作用	双倍型	代谢型	临床相关性
CYP2C19	细胞色素 P450 第二亚家族成员，是人体重要的药物代谢酶	＊17/＊17	超快代谢型	超快代谢型患者暂无与奥美拉唑/雷贝拉唑/泮托拉唑/艾司奥美拉唑疗效的相关证据；相对于正常代谢型患者，超快代谢型患者对兰索拉唑的代谢更快；中间代谢型患者比慢代谢型患者对兰索拉唑的代谢快、治疗应答差，但比正常代谢型患者代谢慢、应答好；中间代谢型患者对奥美拉唑/雷贝拉唑/泮托拉唑的治疗应答比正常代谢型患者好，比慢代谢型患者差；中间代谢型幽门螺杆菌感染患者用奥美拉唑/兰索拉唑（联用克拉霉素和阿莫西林）时，细菌根除率低于慢代谢型患者，高于正常代谢型患者；中间代谢型幽门螺杆菌感染患者用雷贝拉唑后，体内代谢比慢代谢型患者快，比正常代谢型患者慢；相对于正常代谢型患者，中间代谢型患者对艾司奥美拉唑的疗效更好
		＊1/＊17	快代谢型	
		＊1/＊1	正常代谢型	
		＊1/＊2、＊1/＊3、＊2/＊17	中间代谢型	
		＊2/＊2、＊2/＊3、＊3/＊3	慢代谢型	

表 9 - 5　主要相关基因对质子泵抑制剂疗效或不良反应的影响

基因	主要作用	SNP 位点	临床相关性
ABCB1	三磷酸腺苷结合盒转运子 B 亚家族成员 1，编码的蛋白是一种 ATP 依懒性药物外排泵，适用于具有广泛底物特异性的外源性化合物	rs1045642	与 AG 和 GG 基因型患者相比，AA 基因型患者和胃食管反流患者对奥美拉唑的吸收率和反应可能增加
			与 AA 基因型患者相比，GG 基因型患者与兰索拉唑的代谢增加有关
IL1B	一种关键的促炎细胞因子，参与多种自身免疫性炎症反应和多种细胞活动	rs16944	与 AA 或 AG 基因型患者相比，感染幽门螺杆菌的 GG 基因型患者在接受奥美拉唑/兰索拉唑/雷贝拉唑治疗时，根除失败的概率可能增加
STAT6	转录激活因子 6，为 STAT 家族成员，可促进肿瘤发展	rs1059513	与 TT 基因型患者相比，CT、CC 基因型患者与嗜酸性粒细胞性食管炎患者对艾司奥美拉唑的反应增加有关

(五)临床用药指导

1. 指导临床用药的基因检测：根据相关基因与药物剂量及疗效的关系等因素，建议检测 CYP2C19 基因代谢型，以指导奥美拉唑、兰索拉唑、雷贝拉唑、泮托拉唑、艾司奥美拉唑的精准治疗。

2. 指导临床用药的给药方法调整：①基于 CYP2C19 基因的不同代谢型，对于携带超快代谢型基因的幽门螺杆菌患者，采用奥美拉唑/艾司奥美拉唑治疗时的药物剂量需增加 50%～100%，采用兰索拉唑治疗时的药物剂量需增加 200%，采用泮托拉唑治疗时的药物剂量需增加 400%；对于携带超快代谢型基因的其他疾病患者，采用奥美拉唑/艾司奥美拉唑治疗效果不佳时可考虑将剂量增加 50%～100%，采用兰索拉唑治疗效果不佳时可考虑将剂量增加 200%，采用泮托拉唑治疗效果不佳时可考虑将剂量增加 400%。②携带正常代谢型基因的患者采用奥美拉唑、兰索拉唑、泮托拉唑、艾司奥美拉唑治疗时，按照药物说明书正常剂量给药。③携带中间代谢型、慢代谢型基因的患者采用奥美拉唑、兰索拉唑、泮托拉唑、艾司奥美拉唑治疗时，目前暂无剂量调整建议。

3. 药物相互作用对治疗效果和安全性的影响：①氯吡格雷用于预防动脉粥样硬化血栓形成，为前体药物，在体内需要经过 CYP2C19 酶转化为活性产物发挥作用；奥美拉唑等质子泵抑制剂为 CYP2C19 代谢酶的抑制剂，可抑制其活性，影响氯吡格雷转化为活性产物而降低疗效，因此应避免奥美拉唑与氯吡格雷联合使用。②质子泵抑制剂与吸收依赖胃液 pH 的药物地高辛、阿扎那韦、酮康唑等联合使用，可能会产生相互作用，降低疗效，因此应避免联合使用。③兰索拉唑/雷贝拉唑/艾司奥美拉唑会升高甲氨蝶呤和/或其代谢产物的血药浓度，延长甲氨蝶呤高血药浓度的持续时间，从而导致甲氨蝶呤毒性的发生，因此考虑使用高剂量甲氨蝶呤时应暂停使用兰索拉唑/雷贝拉唑/艾司奥美拉唑。④兰索拉唑与茶碱联用，可降低茶碱的浓度；开始或停止联用时，个别患者可能需调整茶碱的剂量。

第二节　止吐药

呕吐是一种复杂的反射活动，可由多种因素引起，属于保护性反应。止吐药物是一类通过影响呕吐反射的不同环节而起止吐作用的药物，包括 5-羟色胺受体拮抗剂、多巴胺 D_2 受体拮抗剂等。

一、5-羟色胺受体拮抗剂

(一)药物特点

5-羟色胺受体拮抗剂可选择性地抑制外周神经系统突触前和呕吐中枢的 5-HT$_3$ 受

体，阻断呕吐反射，对肿瘤放疗和化疗导致的呕吐有较好作用，止吐作用迅速、强大、持久。5-羟色胺受体拮抗剂的代表药有昂丹司琼（ondansetron）、帕洛诺司琼（palono-setron）、阿洛司琼（alosetron）等。昂丹司琼可抑制由化疗和放疗引起的恶心、呕吐，适用于预防或治疗由化疗药（如顺铂）和放疗引起的恶心、呕吐，也可用于预防和治疗手术后引起的恶心、呕吐。口服昂丹司琼 8mg 后，其生物利用度为 56%～60%，表观分布容积为 160L，血浆蛋白结合率为 73%；19～40 岁正常人的峰浓度为 102ng/mL，半衰期为 3.5 小时，清除率为 0.381L/(h·kg)；61～74 岁正常人的峰浓度为 106ng/mL，半衰期为 4.7 小时，清除率为 0.319L/(h·kg)；≥75 岁正常人的峰浓度为 170ng/mL，半衰期为 5.5 小时，清除率为 0.262L/(h·kg)。昂丹司琼是人体肝细胞色素 P450（包括 CYP1A2、CYP2D6 和 CYP3A4）酶的底物，在人体广泛代谢，主要代谢途径是在吲哚环上羟基化，随后与葡糖苷酸或硫酸盐结合。昂丹司琼的妊娠分级为 B 级，哺乳分级为 L2 级。

（二）药物相互作用

1. 5-羟色胺受体拮抗剂与阿扑吗啡合用，可能会出现严重低血压及意识丧失，应禁止合用。

2. 5-HT$_3$ 受体拮抗剂可能会与其他经由细胞色素 P450 代谢的药物发生相互作用，影响疗效。

3. 5-羟色胺受体拮抗剂与其他可致 QT 间期延长的药物（如水合氯醛、索他洛尔、胺碘酮、红霉素等）联用，可能会增加发生心脏毒性的风险。

（三）不良反应

1. 神经系统：如头痛、头晕。

2. 消化系统：如腹泻、便秘、呃逆。

3. 全身反应：如不适/疲劳、过敏、缺氧、发热。

4. 呼吸系统：如支气管痉挛。

5. 心血管系统：如心动过速、心悸、心律失常、心绞痛、低钾血症。

6. 皮肤：如瘙痒。

7. 泌尿系统：如尿潴留。

（四）药物基因组学

目前，关于 5-HT$_3$ 受体拮抗剂相关基因多态性研究的药物有昂丹司琼和帕洛诺司琼。研究发现，与昂丹司琼相关的基因有 CYP2D6、ABCB1、CYP3A5、SLC6A4；与帕洛诺司琼相关的基因有 CYP2D6 和 ERCC1。CYP2D6 基因不同代谢型对昂丹司琼的影响详见表 9-6。其他主要相关基因对 5-HT$_3$ 受体拮抗剂和不良反应的影响详见表9-7。

表 9-6　*CYP2D6* 基因不同代谢型对昂丹司琼的影响

基因	主要作用	双倍型	代谢型	临床相关性
CYP2D6	细胞色素 P450 第二亚家族成员，可影响多种药物代谢	$*1/*1/\times N$、$*1/*2\times N$、$*2/*2\times N$	超快代谢型	超快代谢型患者对昂丹司琼代谢更快，疗效减弱，可选择不由 CYP2D6 代谢的药物替代治疗；正常代谢型患者按照说明书推荐的正常剂量用药；中间代谢型、慢代谢型患者可能对昂丹司琼的应答反应更敏感，但因证据不充分，推荐正常剂量用药，密切监护
		$*1/*1$、$*1/*2$、$*1/*4$、$*1/*9$、$*1/*41$、$*2/*2$、$*41/*41$	正常代谢型	
		$*1/*5$、$*4/*10$、$*4/*41$、$*5/*9$	中间代谢型	
		$*3/*4$、$*4/*4$、$*5/*5$、$*5/*6$	慢代谢型	

注：N 表示等位基因的拷贝数。

表 9-7　主要相关基因对 5-HT$_3$ 受体拮抗剂和不良反应的影响

基因	主要作用	SNP 位点	临床相关性
ABCB1	三磷酸腺苷结合盒转运子 B 亚家族成员 1，编码的蛋白是一种 ATP 依懒性药物外排泵，适用于具有广泛底物特异性的外源性化合物	rs1045642	AA 基因型患者与 AG 或 GG 基因型患者相比，接受昂丹司琼治疗后不久恶心和呕吐的可能性可能降低
		rs2032582	与 AC、AT、CC、CT 或 TT 基因型患者相比，AA 基因型患者接受昂丹司琼治疗后不久出现恶心和呕吐的可能性可能降低
CYP3A5	细胞色素 P450 家族成员，可催化药物代谢	rs776746	与 CT 或 TT 基因型患者相比，CC 基因型患者昂丹司琼的代谢可能降低
SLC6A4	溶质载体家族成员，编码一种完整的膜蛋白	rs1042173	与 AC 或 CC 基因型患者相比，接受昂丹司琼治疗的 AA 基因型患者在携带 SLC6A4 启动子长度多态性长/长基因型的患者中的治疗反应可能增加
ERCC1	切除修复交叉互补基因 1，编码的蛋白在核苷酸切除修复途径中起到调控作用	rs3212986	与 AA 基因型患者相比，接受帕洛诺司琼治疗的 AC、CC 基因型患者和癌症患者在顺铂给药后的最初 24 小时内可能具有更好的反应和呕吐反应减少

(五)临床用药指导

1. 指导临床用药的基因检测：根据相关基因与药物疗效、不良反应的关系并考虑证据级别，建议检测 *CYP2D6* 基因型，以指导昂丹司琼的精准治疗；对于帕洛诺司琼，建议必要时检测 *ERCC1* 基因型，以指导帕洛诺司琼的精准治疗。

2. 指导临床用药的选择：基于 CYP2D6 表型的昂丹司琼的治疗建议，超快代谢型患者避免使用昂丹司琼，选用其他不由 CYP2D6 代谢的药物替代；正常代谢型、中间代谢型、慢代谢型患者按照说明书正常剂量用药。静脉注射昂丹司琼的药代动力学在 CYP2D6 慢代谢型患者和正常代谢型患者之间没有显著差异，进一步支持 CYP2D6 在昂丹司琼体内代谢的作用有限。

3. 药物相互作用对治疗效果和安全性的影响：禁止 $5-HT_3$ 受体拮抗剂与阿扑吗啡合用，以免出现严重低血压及意识丧失。$5-HT_3$ 受体拮抗剂应避免与其他可致 QT 间期延长的药物合用，以免增加发生心脏毒性的风险。

二、多巴胺 D_2 受体拮抗剂

(一)药物特点

多巴胺 D_2 受体拮抗剂具有较好的止吐作用。其代表药物有甲氧氯普胺(metoclo-pramide)、多潘立酮(domperidone)和伊托必利(itopride)等。甲氧氯普胺适用于常规治疗无效的成人胃食管反流病患者，对晕动病所致的呕吐无效。其口服生物利用度为 $80\%\pm15.5\%$，表观分布容积为 3.5L/kg，血浆蛋白结合率约为 30%，半衰期为 $5\sim6$ 小时，清除率为 0.7L/(h·kg)。鼻饲给药后，甲氧氯普胺的生物利用度为 47%，达峰时间为 1.25 小时，峰浓度为 41ng/mL。甲氧氯普胺的代谢过程因人而异，包括氧化，以及葡糖醛酸和硫酸盐结合反应，由肝脏中的细胞色素 P450 代谢。其妊娠分级为 B级，哺乳分级为 L2 级。

(二)药物相互作用

1. 甲氧氯普胺与溴隐亭合用，会减弱溴隐亭抗帕金森病的活性，增加 5-羟色胺综合征和恶性综合征的风险。

2. 甲氧氯普胺与氟西汀合用，会使甲氧氯普胺的代谢减慢。

3. 甲氧氯普胺与抗精神病药物合用，可增加发生锥体外系反应的风险。

4. 甲氧氯普胺与抗胆碱药合用，抗胆碱药会减弱甲氧氯普胺的疗效。

(三)不良反应

1. 神经系统：如躁动、嗜睡和疲倦。

2. 心血管系统：如高血压、室上性心动过速、心动过缓、急性充血性心力衰竭等。

3. 消化系统：如腹泻、恶心、肠功能紊乱。

4. 血液系统：如中性粒细胞减少、白细胞减少或粒细胞缺乏症。

5. 生殖系统：如溢乳、闭经、男性乳房发育。

6. 锥体外系反应：如急性肌张力障碍、迟发性运动障碍、帕金森样症状。

7. 泌尿系统：如尿频、尿失禁。

8. 肝脏：如黄疸和肝功能异常。

(四)药物基因组学

目前研究发现与甲氧氯普胺相关的基因主要有 *CYP2D6*、*CYB5R1*、*CYB5R2*、*CYB5R3* 和 *CYB5R4*，其中 *CYB5R1*、*CYB5R2*、*CYB5R3* 和 *CYB5R4* 基因编码 NADH -细胞色素 b5 还原酶，PharmGKB 注释和 FDA 批准的甲氧氯普胺药物说明书指出，NADH -细胞色素 b5 还原酶缺乏症患者在接受甲氧氯普胺治疗时发生中脑血红蛋白血症和/或磺胺血红蛋白血症的风险会增加，但无 *CYB5R* 系列基因多态性证据。CYP2D6 为细胞色素 P450 第二亚家族成员，可影响多种药物代谢，与 CYP2D6 中间代谢型、广泛或超快速代谢型患者相比，CYP2D6 代谢不良的患者甲氧氯普胺的消除可能会减慢，可能会增加其患肌张力障碍和其他不良反应的风险，需减少 CYP2D6 代谢较差患者的甲氧氯普胺剂量。

(五)临床用药指导

1. 指导临床用药的基因检测：根据相关基因与药物不良反应相关性，对于首次使用甲氧氯普胺的患者，特别是新生儿，建议检测 NADH -细胞色素 b5 还原酶活性或 *CYB5R1*、*CYB5R2*、*CYB5R3* 和 *CYB5R4* 基因；若其缺乏或缺陷者，建议使用其他药物替代治疗。

2. 药物相互作用对治疗效果和安全性的影响：甲氧氯普胺应避免与溴隐亭、氟西汀及抗精神病药物（如阿立哌唑、奥氮平、奋乃静、利培酮等）合用，以免增加不良反应。

（田春艳）

参考文献

[1] 陈新谦，金有豫，汤光．新编药物学[M].18 版．北京：人民卫生出版社，2018.
[2] 王辰，姚树坤．精准医学：药物治疗纲要[M].2 版．北京：人民卫生出版社，2021.

第十章 其他疾病的精准药学服务

第一节 泌尿生殖系统用药

一、西地那非

(一)药物特点

西地那非(sildenafil)为选择性磷酸二酯酶(phosphodiesterase - 5，PDE5)抑制剂，通过抑制血管平滑肌上的磷酸二酯酶，提高局部环鸟苷酸(cGMP)水平，松弛、扩张血管平滑肌和呼吸道平滑肌，广泛用于勃起功能障碍和肺动脉高压的治疗。西地那非口服后迅速吸收，平均绝对生物利用度为41%。空腹状态下，口服西地那非30~120分钟后达到血浆峰浓度。西地那非主要通过肝脏 CYP3A4 和 CYP2C9 消除，消除过程中生成的活性代谢产物主要经粪便排泄，仅有小部分经尿液排泄，消除半衰期为3~5小时。西地那非的澳大利亚妊娠用药分级为 B1 级，哺乳分级为 L3 级。

(二)药物相互作用

1. 西地那非与 CYP3A4 抑制药(如酮康唑、伊曲康唑、红霉素)或 CYP 非特异性抑制药(如西咪替丁)合用，西地那非的血浆水平会升高。

2. 西地那非与 CYP3A4 诱导药(如利福平)合用，可能会降低西地那非的血药水平。

3. 高血压患者同时服用西地那非和氨氯地平，可导致仰卧位收缩压及舒张压进一步降低。

4. 西地那非与 α 受体阻滞药(如多沙唑嗪)合用，可能会导致低血压发生。

5. 西地那非与硝酸酯类药物(如硝酸甘油等)合用，可能会导致血压极度下降。

(三)不良反应

1. 心血管系统：如心绞痛、房室传导阻滞、低血压、心悸、偏头痛、脑血栓形成、心力衰竭、心脏骤停等。

2. 消化系统：如口干、呕吐、吞咽困难、舌炎、齿龈炎、口腔炎、食管炎、胃炎、结肠炎、肝功能异常、直肠出血等。

3. 代谢/内分泌系统：如痛风、血糖升高、周围性水肿、高尿酸血症、低血糖反应、高钠血症等。

4. 中枢神经系统：如头痛、眩晕、感觉异常、多梦、反射迟缓、感觉迟钝等。

5. 其他：如面部潮红、皮疹、眼部烧灼感、肌肉痛、耳鸣、耳聋、呼吸困难、膀胱炎、多尿等。

(四)药物基因组学

目前研究发现与西地那非相关的基因有 *CYP3A4*、*CYP2C9*、*CYP3A5*、*ACE*、*GNB3*、*VEGFA* 及 *NOS3*，其中研究较多、证据较充分的基因主要有 *CYP3A4*、*CYP2C9* 及 *GNB3*。主要相关基因对西地那非疗效或不良反应的影响详见表 10-1。

表 10-1　主要相关基因对西地那非疗效或不良反应的影响

基因	主要作用	SNP 位点	临床相关性
CYP3A4	人体重要的药物代谢酶，是细胞色素 P450 第三亚家族中的重要成员	＊1/＊1、＊1/＊22	主要与药物相互作用有关；与携带＊1/＊22基因型的患者相比，携带＊1/＊1基因型心力衰竭患者的西地那非血药浓度可能降低
CYP2C9	人体重要的药物代谢酶，是细胞色素 P450 第二亚家族中的重要成员	—	主要与药物相互作用有关
GNB3	鸟嘌呤核苷酸结合蛋白(G 蛋白)，β 多肽，为重要的第二信使，是鸟嘌呤核苷酸结合蛋白的重要组成部分	rs5443	与 CC 或 CT 基因型患者相比，TT 基因型患者对西地那非的反应更好

(五)临床用药指导

1. 指导临床用药的基因检测：根据相关基因与西地那非疗效的关系及其在我国人群中的分布频率，建议在使用西地那非前检测 *GNB3* 基因型。

2. 指导临床用药的剂量调整：EMA 说明书提示，西地那非与红霉素或强效 CYP3A4 抑制剂联合使用时，西地那非的用药剂量需降低，起始剂量以 25mg 为宜。

3. 药物相互作用对治疗效果和安全性的影响：西地那非与硝酸酯类药物合用时，由于西地那非可抑制磷酸二酯酶，影响 cGMP 的降解，可能导致血压极度下降，因此应禁止合用；谨慎与氨氯地平、α 受体阻滞药联用。

二、伐地那非

(一)药物特点

伐地那非(vardenafil)为高选择性磷酸二酯酶抑制剂，通过特异性抑制血管平滑肌上的磷酸二酯酶发挥治疗作用，主要用于勃起功能障碍的治疗。伐地那非口服后吸收迅速，但由于存在明显的首过效应，因此平均绝对生物利用度仅为15％。禁食状态下，伐地那非口服30～120分钟后达到血浆峰浓度，稳态时平均分布容积为208L。伐地那非及其主要活性代谢物与血浆蛋白的结合率为95％，主要通过肝脏CYP3A4代谢，小部分通过CYP3A5和CYP2C9代谢，代谢过程中生成的活性代谢产物主要经粪便排泄，仅有小部分经尿液排泄，消除半衰期为4～5小时。伐地那非的FDA妊娠分级为B级，哺乳期用药尚无资料。

(二)药物相互作用

1. 目前尚无资料证实伐地那非与硝酸盐类药物合用具有潜在降压作用，应禁止合用。

2. 尼可地尔为含有硝酸盐成分的钾通道开放剂，与伐地那非合用时，有潜在的严重相互作用。

3. 伐地那非与CYP3A4抑制药(如酮康唑、红霉素)及HIV蛋白酶抑制剂(如利托那韦、茚地那韦)合用时，可明显增加伐地那非的AUC及$C_{\max}$。

4. 伐地那非与α受体阻滞药合用，可能会导致低血压发生。

5. 伐地那非与胺碘酮合用，可能会引起QT间期延长。

(三)不良反应

1. 神经系统：如头痛、头晕、感觉异常、感觉减退、嗜睡等。

2. 心血管系统：如血管扩张、低血压、心悸、心动过速、心绞痛、心肌梗死。

3. 消化系统：如消化不良、恶心、口干、腹痛、腹泻、胃炎。

4. 呼吸系统：如鼻部充血、呼吸困难、鼻窦充血。

5. 其他：如视觉障碍、畏光、耳鸣、皮疹、肌肉痛、感觉不适等。

(四)药物基因组学

目前发现与伐地那非相关的基因有*CYP3A4*、*CYP3A5*。主要相关基因对伐地那非疗效或不良反应的影响详见表10-2。

表10-2　主要相关基因对伐地那非疗效或不良反应的影响

基因	主要作用	SNP位点	临床相关性
CYP3A4	细胞色素P450第三亚家族中的重要成员，为人体重要的药物代谢酶	—	主要与药物相互作用有关；伐地那非主要由CYP3A4代谢，禁止与CYP3A4抑制剂同时使用，或在使用中度CYP3A4抑制剂时应进行剂量调整
CYP3A5	细胞色素P450第三亚家族中的重要成员，为人体重要的药物代谢酶	rs776746	与CC或CT基因型患者相比，TT基因型男性患者对伐地那非的清除率增加

(五)临床用药指导

1. 指导临床用药的基因检测：根据相关基因与伐地那非疗效的关系及其在我国人群中的分布频率，建议在使用伐地那非前可检测 CYP3A5(rs776746)基因型。

2. 药物相互作用对治疗效果和安全性的影响：由于伐地那非与 CYP3A4 抑制药及 HIV 蛋白酶抑制剂之间存在严重的药物相互作用，因此禁止伐地那非与 CYP3A4 抑制药及 HIV 蛋白酶抑制剂联用。

三、托特罗定

(一)药物特点

托特罗定(tolterodine)为竞争性 M 胆碱受体阻滞剂，对 M 胆碱受体具有高度特异性，可抑制膀胱收缩，提高膀胱余尿量，降低逼尿肌压力，用于缓解膀胱过度兴奋所致的尿频、尿急和紧迫性尿失禁症状。托特罗定口服后吸收迅速，经肝脏 CYP2D6 催化首过代谢，绝对生物利用度在强代谢患者为 17%，在弱代谢患者为 65%。托特罗定口服后约 2.5 小时达血药峰浓度，血浆蛋白结合率约为 96%，表观分布容积为(113±26.7)L，消除半衰期为 2~3 小时，主要经尿液排泄，少部分经粪便排泄。托特罗定的 FDA 妊娠分级为 C 级，哺乳分级为 L3 级。

(二)药物相互作用

1. 在 CYP2D6 强代谢者中，托特罗定与强效 CYP2D6 酶抑制剂(如氟西汀)联用，虽然氟西汀会显著抑制托特罗定代谢，导致托特罗定的 AUC 增大，但由于托特罗定及其 CYP2D6 相关代谢产物 5-羟甲基衍生物是等效的，因此不会产生临床意义上的显著相互作用。

2. 托特罗定与强效 CYP3A4 酶抑制剂(如酮康唑)联用，会导致托特罗定血药浓度显著增加，存在导致药物过量的风险。

(三)不良反应

1. 消化系统：如口干、消化不良、便秘、胃肠胀气、腹痛、腹泻。

2. 神经系统：如头痛、头晕、嗜睡、感觉错乱、记忆力减退。

3. 泌尿系统：如排尿困难、尿潴留。

4. 其他：如眼干、视觉异常、疲劳、外周水肿、鼻窦炎等。

(四)药物基因组学

目前发现与托特罗定相关的基因有 CYP2D6、CYP2C9、CYP3A4、CYP2C19、CYP1A2 等，其中对 CYP2D6 的相关研究较多、证据较充分。主要相关基因对托特罗定疗效或不良反应的影响详见表 10-3。

表 10-3　主要相关基因对托特罗定疗效或不良反应的影响

基因	主要作用	代谢型	临床相关性
CYP2D6	细胞色素 P450 第二亚家族 D 成员 6，为人体重要的药物代谢酶	超快代谢型	目前暂无超快代谢型患者的相关证据数据；与正常代谢型患者相比，中间代谢型、慢代谢型患者对托特罗定的代谢或清除减慢，托特罗定及其活性代谢产物在体内的含量更高
		正常代谢型	
		中间代谢型	
		慢代谢型	
CYP3A4	细胞色素 P450 第三亚家族 A 成员 4，为人体重要的药物代谢酶	—	可影响托特罗定的代谢过程

(五)临床用药指导

1. 指导临床用药的基因检测：虽然 CYP2D6 代谢型影响托特罗定在体内的代谢，但其代谢产物与托特罗定具有相似的药理作用，对药物疗效及不良反应影响较小。因此，FDA、日本药品和医疗器械管理局(PMDA)及 HCSC 不推荐使用托特罗定前检测 CYP2D6 基因型。

2. 药物相互作用对治疗效果和安全性的影响：①虽然在 CYP2D6 强代谢者中氟西汀会显著降低托特罗定的代谢，但对临床疗效影响不大，因此两者联合使用时无须调整药物剂量。②托特罗定与强效 CYP3A4 酶抑制剂联用会导致托特罗定血药浓度显著增加，如需联用，应降低托特罗定的给药剂量。

四、阿比特龙

(一)药物特点

阿比特龙(abiraterone)为一种雄激素生物合成抑制剂，可抑制 17α-羟化酶/C17，20-裂解酶(CYP17)。CYP17 是雄激素生物合成所必需的酶，并且在睾丸、肾上腺和前列腺肿瘤组织中表达。阿比特龙与波尼松联用，可治疗转移性去势抵抗性前列腺癌。醋酸阿比特龙在体内吸收后，迅速转化为阿比特龙，发挥治疗作用，达峰时间为 2 小时，与食物同时服用会增加药物在体内的全身暴露量，血浆蛋白结合率大于 99%，稳态表观分布容积为 (19669 ± 13358)L。阿比特龙在体内可能经酯酶代谢为无活性的代谢产物，主要经粪便排泄，少部分经尿液排泄。阿比特龙的 FDA 妊娠分级为 X 级，不适用于女性，哺乳期妇女慎用。

(二)药物相互作用

1. 阿比特龙与强效 CYP3A4 诱导剂(如卡马西平、利福平等)联用，阿比特龙的血药浓度会明显下降。

2. 阿比特龙与经 CYP2D6 活化或代谢的药物(如利培酮、文拉法辛等)联合使用时,会增加后者的药物暴露量,引起药物毒性反应。

3. 阿比特龙与经 CYP2C8 代谢的药物(如瑞格列奈、吡格列酮等)联合使用时,会增加后者的药物暴露量,引起药物毒性反应。

4. 阿比特龙与可延长 QT 间期的药物或可诱导尖端扭转型室性心动过速的药物联合使用时,会增加 QT 间期延长的风险。

5. 由于螺内酯可与雄激素受体结合,并可能增加前列腺特异性抗原水平,因此不推荐螺内酯与阿比特龙联合使用。

(三)不良反应

1. 常见不良反应:如外周水肿、低钾血症、高血压及尿路感染。

2. 其他重要不良反应:如心脏疾病、肝脏毒性、骨折及过敏性肺泡炎。

(四)药物基因组学

目前发现与阿比特龙相关的基因有 *SRD5A2*、*TSPYL1*、*YBX1*、*AKR1C3*、*SLCO2B1*、*CYP2D6*、*CYP2C9*、*CYP3A4*、*CYP2C19*、*CYP1A2*、*CYP17A1*、*CYP3A5*、*CYP2C8*、*SULT2A1*。主要相关基因对阿比特龙疗效或不良反应的影响详见表 10-4。

表 10-4 主要相关基因对阿比特龙疗效或不良反应的影响

基因	主要作用	SNP 位点	临床相关性
SRD5A2	类固醇 5α 还原酶 2,编码在雄激素敏感组织(如前列腺)中高水平表达的微粒体蛋白	rs523349	与 CG、GG 基因型患者相比,CC 基因型前列腺癌患者对阿比特龙的反应可能增加
CYP3A4	细胞色素 P450 第三亚家族 A 成员 4,为人体重要的药物代谢酶	—	可影响阿比特龙的代谢过程
TSPYL1	该基因编码的蛋白质存在于核仁中,类似于 Y 染色体上的基因家族	rs3828743	在前列腺肿瘤患者中使用阿比特龙和泼尼松龙治疗时,与 GG 基因型相比,AA 基因型与无进展生存期降低有关

(五)临床用药指导

1. 指导临床用药的基因检测:目前尚无可用于指导阿比特龙精准治疗的基因检测。

2. 药物相互作用对治疗效果和安全性的影响:由于强效 CYP3A4 诱导剂可能会降低阿比特龙的血药浓度,因此应尽量避免两种药物联合使用;如确需联用,应增加阿比特龙的给药剂量。

第二节 其他系统用药

一、地氯雷他定

(一)药物特点

地氯雷他定(desloratadine)为氯雷他定的活性代谢物，通过选择性阻断外周 H_1 受体来缓解组胺引起的临床症状，具有选择性高、无镇静及抗胆碱作用、中枢神经系统不良反应少等特点。地氯雷他定口服后约 3 小时达最高血药浓度，消除半衰期约为 27 小时，血浆蛋白结合率为 $83\% \sim 87\%$。目前尚无地氯雷他定代谢对酶依赖性研究的资料。地氯雷他定的 FDA 妊娠分级为 C 级，哺乳分级为 L2 级。

(二)药物相互作用

1. 地氯雷他定与呋塞米等具有耳毒性的药物合用，可增加耳毒性，易出现耳鸣、头晕、眩晕等。

2. 地氯雷他定与胺碘酮合用，可能会增加 QT 间期延长和尖端扭转型室速发生的风险。

(三)不良反应

1. 常见不良反应：如疲倦、口干、头痛。

2. 罕见不良反应：如幻觉、头晕、嗜睡、失眠、癫痫发作、心动过速、腹痛、恶心等。

(四)药物基因组学

目前发现与地氯雷他定相关的基因有 *FCER1A*、*HRH1*、*HDC*、*ORAI1*。主要相关基因对地氯雷他定疗效或不良反应的影响详见表 10-5。

表 10-5 主要相关基因对地氯雷他定疗效或不良反应的影响

基因	主要作用	SNP 位点	临床相关性
FCER1A	IgE 的 Fc 片段受体 1a，可启动过敏反应	rs2298805	与 AG、GG 基因型患者相比，AA 基因型患者对地氯雷他定有较好的应答

(五)临床用药指导

1. 指导临床用药的基因检测：根据相关基因与地氯雷他定疗效的关系，建议必要时检测 *FCER1A*(rs2298805)基因型，以指导地氯雷他定的精准治疗。

2. 药物相互作用对治疗效果和安全性的影响：地氯雷他定应避免与呋塞米、胺碘酮合用，以免增加药物不良反应的发生风险。

二、噻吗洛尔

(一)药物特点

噻吗洛尔(timolol)为非选择性β肾上腺素受体阻滞药，没有明显的内源性拟交感活性及抑制心肌作用，可通过减少房水生成而具有明显的降低眼压作用；临床可用于原发性高血压、心绞痛或心肌梗死后的治疗，以及预防偏头痛，其滴眼液主要用于原发性开角型青光眼或眼内高压的治疗。噻吗洛尔口服后的吸收率约为90%，服药后1~2小时达峰浓度，部分在肝脏代谢，半衰期为4小时，药物及代谢产物均由肾脏排泄。噻吗洛尔滴眼液用药后30分钟在房水及血中出现药物峰浓度，半衰期为1.5小时。噻吗洛尔的FDA妊娠分级为C/D级，哺乳期妇女应慎用。

(二)药物相互作用

1. 噻吗洛尔与钙离子拮抗剂合用，会增加低血压、房室传导阻滞及左心功能不全的发生风险。

2. 噻吗洛尔与维拉帕米、洋地黄等联用，有延长房室传导阻滞的作用。

3. 噻吗洛尔与CYP2D6抑制剂联合使用，可能会增强β受体的抑制作用。

(三)不良反应

噻吗洛尔的主要不良反应有乏力、心动过缓、支气管痉挛、低血压、房室传导阻滞等。

(四)药物基因组学

目前发现与噻吗洛尔相关的基因有 *ADRB1* 及 *CYP2D6*。主要相关基因对噻吗洛尔疗效或不良反应的影响详见表10-6。

表10-6　主要相关基因对噻吗洛尔疗效或不良反应的影响

基因	主要作用	SNP位点	临床相关性
CYP2D6	细胞色素P450第二亚家族中的重要成员，为人体重要的药物代谢酶	*1/*1、*3/*3、*3/*4、*4/*4、*5/*4	与携带 *1/*1 等位基因的患者相比，携带 *3/*3、*3/*4、*4/*4、*5/*4 等位基因的患者在使用噻吗洛尔时发生全身不良反应事件的可能性升高
ADRB1	肾上腺素受体β₁，可介导激素肾上腺素和神经递质去甲肾上腺素的生理作用	rs1801252	与AG、GG基因型患者相比，AA基因型患者更容易出现收缩压和舒张压的增高

(五)临床用药指导

1. 指导临床用药的基因检测：根据相关基因与噻吗洛尔疗效及不良反应的关系，建议必要时检测 CYP2D6 相关代谢型及 rs1801252 基因型，以指导噻吗洛尔的精准治疗。

2. 药物相互作用对治疗效果和安全性的影响：噻吗洛尔与 CYP2D6 抑制剂（如奎尼丁）联合使用时，可能会引起心率减慢，应避免联用。

三、维生素 C

(一)药物特点

维生素 C(vitamin C)为水溶性维生素，主要用于坏血病、慢性铁中毒、特发性高铁血红蛋白血症等的治疗，还可以治疗肝硬化、急(慢)性肝炎等中毒时肝脏的损害，以及用于各种急(慢)性传染性疾病、紫癜等的辅助治疗。维生素 C 口服后主要在空肠吸收，蛋白结合率低，在肝脏内代谢，极少量以原型或代谢产物经肾脏排泄。维生素 C 的哺乳分级为 L1 级。

(二)药物相互作用

1. 大剂量的维生素 C 与抗凝药合用，可干扰抗凝药物的抗凝效果。

2. 维生素 C 与巴比妥或扑米酮、水杨酸类药物合用，可导致维生素 C 的排泄增加。

3. 长期或大量使用维生素 C 时，能干扰双硫仑对乙醇的作用。

(三)不良反应

1. 长期每日服用 2～3g 维生素 C，可引起停药后坏血病，故应逐渐减量停药。

2. 长期应用大量维生素 C 可导致尿酸盐、半胱氨酸盐或草酸盐结石。

3. 每日过量服用维生素 C(1g 以上)，可导致腹泻、头痛、恶心、呕吐、胃痉挛、尿频、皮肤红且发亮等。

(四)药物基因组学

目前发现与维生素 C 相关的基因为 *G6PD*。主要相关基因对维生素 C 疗效或不良反应的影响详见表 10-7。

表 10-7　主要相关基因对维生素 C 疗效或不良反应的影响

基因	主要作用	SNP 位点	临床相关性
G6PD	葡萄糖-6-磷酸脱氢酶，为人体红细胞内协助葡萄糖进行新陈代谢的酵素，在代谢过程中产生还原型烟酰胺腺嘌呤二核苷酸磷酸(NADPH)，可保护红细胞免受氧化物质的破坏	—	体内缺乏 G6PD 的患者服用维生素 C 后，可能会出现红细胞破裂，引起溶血、贫血等严重不良反应

(五)临床用药指导

1. 指导临床用药的基因检测：根据相关基因与维生素 C 疗效及不良反应的关系，

建议必要时检测 *G6PD* 基因是否缺陷，以指导维生素 C 的精准治疗。

2. 药物相互作用对治疗效果和安全性的影响：大剂量维生素 C 应避免与抗凝药、巴比妥、水杨酸类药物合用，以免增加不良反应的发生风险；长期或大量使用维生素 C 时，应避免饮酒。

四、亚硝酸钠

(一)药物特点

亚硝酸钠(sodium nitrite)通过与血红蛋白反应形成高铁血红蛋白发挥治疗作用，配合硫代硫酸钠使用，主要用于氰化物中毒的解毒治疗。亚硝酸钠静脉注射后立即起作用，目前尚缺乏游离亚硝酸钠在人体中的药代动力学研究资料。亚硝酸钠为强氧化剂，能够与血红蛋白迅速反应，形成高铁血红蛋白，后者与氰化物优先结合，形成无毒的氰基高铁血红蛋白。高铁血红蛋白从细胞色素氧化酶中置换氰化物，从而恢复细胞色素氧化酶的活性。大约 40% 的亚硝酸钠在尿液中经原形排出，剩余的 60% 被代谢成氨和相关的小分子。目前尚无亚硝酸钠妊娠及哺乳患者的用药研究资料。

(二)药物相互作用

1. 亚硝酸钠与阿片类镇痛药物合用，可增加直立性低血压发生的风险。

2. 亚硝酸钠与硫代硫酸钠合用，会增加血压降低的风险。

(三)不良反应

1. 常见不良反应：如晕厥、低血压、心动过速、心悸、心律失常、高铁血红蛋白血症、头痛、头晕、视物模糊、恶心、呕吐、腹痛、呼吸困难、乏力、虚弱等。

2. 严重不良反应：没有危及生命的氰化物中毒患者会出现严重低血压、心律不齐、高铁血红蛋白血症、昏迷、死亡。

(四)药物基因组学

目前发现与亚硝酸钠相关的基因为 *G6PD*。主要相关基因对亚硝酸钠疗效或不良反应的影响详见表 10 - 8。

表 10 - 8　主要相关基因对亚硝酸钠疗效或不良反应的影响

基因	主要作用	SNP 位点	临床相关性
G6PD	葡萄糖-6-磷酸脱氢酶，为人体红细胞内协助葡萄糖进行新陈代谢的酶，在代谢过程中可产生 NADPH，保护红细胞免受氧化物质的破坏	—	体内缺乏 G6PD 的患者使用亚硝酸钠后，可能会导致溶血性贫血等不良反应的发生

(五)临床用药指导

1. 指导临床用药的基因检测：根据相关基因与亚硝酸钠疗效及不良反应的关系，

建议使用亚硝酸钠前检测 $G6PD$ 基因是否缺陷。FDA 和 HCSC 说明书提示，对于 G6PD 缺乏症患者，应考虑换用其他药物治疗，如需使用亚硝酸钠，应监测血细胞比容是否出现急剧下降。

2. 药物相互作用对治疗效果和安全性的影响：亚硝酸钠应避免与阿片类镇痛药物及硫代硫酸钠合用，以免发生直立性低血压。

五、屈螺酮炔雌醇

(一)药物特点

屈螺酮炔雌醇(drospirenone and ethinyl estradiol)为一种复方口服避孕药。屈螺酮是人工合成的孕激素，具有抗雄激素及抗盐皮质激素活性的作用，其中抗盐皮质激素活性可以对抗雌激素相关的钠潴留。炔雌醇为甾体激素类口服避孕药，通过抑制排卵和改变宫颈黏液性状发挥作用。屈螺酮炔雌醇口服后，屈螺酮的绝对生物利用度大约为 76%，炔雌醇的绝对生物利用度大约为 40%，给药后 1～2 小时血清浓度达峰值。屈螺酮的表观分布容积约为 4L/kg，炔雌醇的表观分布容积为 4～5L/kg，两种成分血浆蛋白结合率均较高(>97%)。屈螺酮通过 CYP3A4 催化氧化代谢，炔雌醇及其氧化代谢产物主要通过与葡萄糖醛酸苷或硫酸盐共轭结合而代谢。屈螺酮的半衰期大约为 30 小时，主要通过粪便排泄；炔雌醇的半衰期大约为 24 小时，存在肠肝循环。屈螺酮炔雌醇的 FDA 妊娠分级为 X 级，哺乳分级为 L3 级。

(二)药物相互作用

1. 屈螺酮炔雌醇与 CYP3A4 诱导药(如利福平、卡马西平等)合用，可能会降低屈螺酮炔雌醇的药效。

2. 屈螺酮炔雌醇与 CYP3A43 抑制药(如酮康唑、伊曲康唑、红霉素等)合用，屈螺酮炔雌醇的血药水平会升高。

3. 屈螺酮炔雌醇与蛋白酶抑制剂合用，会影响屈螺酮炔雌醇的血药浓度。

4. 屈螺酮炔雌醇与拉莫三嗪合用，会显著降低后者的血浆浓度。

5. 屈螺酮炔雌醇与其他可升高血钾浓度的药物合用，有增加血钾浓度升高的风险。

(三)不良反应

1. 严重不良反应：如心血管事件、肝病等。

2. 常见不良反应：如不规则子宫出血、恶心、乳房触痛、头痛等。

(四)药物基因组学

目前发现与屈螺酮炔雌醇相关的基因有 $CYP2C19$、$PROC$、$PROS1$、$F5$ 和 $SER-PINC1$。主要相关基因对屈螺酮炔雌醇疗效或不良反应的影响详见表 10 - 9。

表 10-9　主要相关基因对屈螺酮炔雌醇疗效或不良反应的影响

基因	主要作用	SNP 位点	临床相关性
F5	凝血因子 V（促凝血球蛋白原），为先天性血栓易感因素	—	凝血因子 V 莱顿突变患者在接受屈螺酮炔雌醇治疗时，发生动脉血栓或静脉血栓的风险增加
PROC	蛋白 C，编码凝血因子 V a 和Ⅷa 抑制剂	—	*PROC* 基因缺乏患者在接受屈螺酮炔雌醇治疗时，发生动脉血栓或静脉血栓的风险增加
PROS1	蛋白 S1，编码维生素 K 依赖性血浆蛋白	—	*PROS1* 基因缺乏患者在接受屈螺酮炔雌醇治疗时，发生动脉血栓或静脉血栓的风险增加
SERPINC1	丝氨酸蛋白酶抑制剂家族成员 1，编码抗凝血酶Ⅲ，抑制凝血酶	—	*SERPINC1* 基因突变患者在接受屈螺酮炔雌醇治疗时，发生动脉血栓或静脉血栓的风险增加

（五）临床用药指导

1. 指导临床用药的基因检测：根据相关基因与屈螺酮炔雌醇疗效及不良反应的关系，建议必要时可检测 *PROC*、*PROS1*、*F5* 和 *SERPINC1* 基因型，以指导屈螺酮炔雌醇的精准用药。

2. 药物相互作用对治疗效果和安全性的影响：屈螺酮炔雌醇应避免与 CYP3A4 强诱导剂或抑制剂联用，以免影响屈螺酮炔雌醇的药效或增加不良反应的发生风险；与其他可升高血钾浓度的药物合用时，应监测血钾水平。

（袁海玲）

参考文献

［1］姜辉，戴玉田，邓春华，等．枸橼酸西地那非(万艾可)20 周年临床应用中国专家共识［J］．中国性科学，2019(7)：5-14.

［2］王辰，姚树坤．精准医学：药物治疗纲要［M］.2 版．北京：人民卫生出版社，2021.

［3］中国中西医结合学会皮肤性病专业委员会环境与职业性皮肤病学组，北京中西医结合学会环境与健康专业委员会皮炎学组，中国中药协会皮肤病药物研究专业委员会湿疹学组．抗组胺药治疗皮炎湿疹类皮肤病临床应用专家共识［J］．中华全科医学，2021(5)：709-712.

［4］ 中华医学会变态反应学分会儿童过敏和哮喘学组，中华医学会儿科学分会呼吸学组哮喘协作组．抗组胺 H_1 受体药在儿童常见过敏性疾病中应用的专家共识［J］．中国实用儿科杂志，2018（3）：161－170.

［5］ 复方口服避孕药临床应用中国专家共识专家组．复方口服避孕药临床应用中国专家共识［J］．中华妇产科杂志，2015，50（2）：81－91.